SpringerWienNewYork

Marius Nickel

Depressive Erkrankungen

Unter Zusammenarbeit von
Ulrich Förstner,
Moritz Mühlbacher,
Marjeta Simek

SpringerWienNewYork

Univ.-Prof. Dr. med. Oec. med. Marius Nickel

Klinik Bad Aussee, Bad Aussee, Österreich

© 2009 Springer-Verlag/Wien •
SpringerWienNewYork ist ein Unternehmen von
Springer Science+Business Media
springer.at

Layout: Springer-Verlag, Wien
Textkonvertierung und Umbruch: Grafik Rödl, Pottendorf

Gedruckt auf säurefreiem, chlorfrei gebleichtem Papier – TCF
SPIN: 12026883

Bibliografische Information der Deutschen Nationalbibliothek
Die Deutsche Nationalbibliothek verzeichnet diese Publikation in der Deutschen Nationalbibliografie;
detaillierte bibliografische Daten sind im Internet über http://dnb.d-nb.de abrufbar.

ISBN 978-3-211-79276-6 SpringerWienNewYork

Vorwort

Die Jahresprävalenz der Depression wird mit bis zu 15% angegeben, wobei der Anteil der Frauen deutlich höher ist als der Anteil der Männer und dabei jedoch in ihrer klinischen Bedeutung und in ihrer Schwere oft immer noch unterschätzt. Depressive Erkrankungen sind keine Bagatellerkrankungen. Zum einen beeinträchtigen sie, anders als beispielsweise Hypertonie ihrem Wesen nach unmittelbar die Lebensqualität der Betroffenen. Zum anderen führen sie, bei hoher Prävalenz und steigender Tendenz zu erheblichen sozialmedizinischen Konsequenzen.

Hinsichtlich ihrer psychopathologischen Gestalt wie auch hinsichtlich der Verläufe stellen depressive Erkrankungen eine heterogene Krankheitsgruppe dar, für die jedoch ein ausgereiftes und differenziertes Behandlungsangebot zur Verfügung steht. Die wirkenden Ärzte und Therapeuten aller Versorgungsebenen haben als gemeinsame Aufgabe sicherzustellen, dass die Patienten der nach den jeweiligen aktuellen Erfordernissen richtigen Behandlung zugewiesen werden und dass, nicht zuletzt wegen häufiger Notwendigkeit einer Langzeitbehandlung, eine enge und lebendige Kooperation innerhalb des multimodalen Behandlungssystems gewährleistet ist.

Ich danke herzlich Herrn Dr. Ulrich Förstner, Herrn Dr. Moritz Mühlbacher und Frau Dr. Marjeta Simek für ihre kompetente Arbeit, die sie bei Entstehung dieses Buches geleistet haben, sowie meinen Assistentinnen Frau Rosemarie Bruckthaler und Frau Birgit Gottschmann für ihre unermüdliche Unterstützung bei der Erstellung des Manuskriptes.

Marius Nickel
Bad Aussee, August 2008

Die Autoren

Univ.-Prof. Dr. med. Oec. med. Marius Nickel

Ärztlicher Direktor, Facharzt für Psychiatrie und Psychotherapie, Facharzt für Psychosomatische Medizin und Psychotherapie

Psychoanalytiker (DGPT)

Klinik Bad Aussee für Psychosomatik und Psychotherapie an der Medizinischen Universität Graz,

Sommersbergseestraße 395, 8990 Bad Aussee

Dr. med. Ulrich Förstner

Oberarzt, Facharzt für Psychiatrie und Psychotherapie

Klinik Bad Aussee für Psychosomatik und Psychotherapie an der Medizinischen Universität Graz,

Sommersbergseestraße 395, 8990 Bad Aussee

Dr. med. Moritz Mühlbacher

Christian-Doppler-Klinik, Universitätsklinik für Psychiatrie I der Paracelsus Medizinischen Universität

Ignaz-Harrer-Straße 79, 5020 Salzburg

Dr. med. Marjeta Simek

Oberärztin, Fachärztin für Psychosomatische Medizin und Psychotherapie

Klinik Bad Aussee für Psychosomatik und Psychotherapie an der Medizinischen Universität Graz,

Sommersbergseestraße 395, 8990 Bad Aussee

Inhalt

1. Diverse Aspekte des Auftretens von depressiven Erkrankungen

Zur Ätiologie der Depression gibt es einerseits zahlreiche Untersuchungen, die auf bestimmte Faktoren, die die Anfälligkeit, an einer Depression zu erkranken, erhöhen, sog. Risikofaktoren, schließen lassen, andererseits aber auch viele Theorien, die aus unterschiedlichen psychologischen Richtungen stammen. Heutzutage wird bei der Entstehung der Depression von einem multifaktoriellen Geschehen ausgegangen.

1.1 Genetik

Die Genetik kann auf die Vulnerabilität, an einer Depression zu erkranken, einwirken. Der Einfluss genetischer Faktoren soll bei rezidivierenden depressiven Störungen und Dysthymien mit frühem Erkrankungsbeginn stärker ausgeprägt sein als bei Depressionen mit späterem Erkrankungsbeginn. Die Genetik scheint eine größere Rolle bei bipolaren als bei unipolaren affektiven Störungen zu spielen. Dabei soll es sich nicht um ein hauptverantwortliches Gen handeln, sondern um mehrere Gene, die vermutlich untereinander, aber auch mit äußeren Einflüssen in Wechselwirkung stehen. Eine Studie von Kendler et al. (1995) belegt die Interaktion zwischen Genetik und stressreichen Lebensereignissen bei der Entstehung depressiver Störungen. Das Ausmaß der genetischen Belastung erhöhte das mit belastenden Lebensereignissen verbundene Erkrankungsrisiko. Ein funktioneller Polymorphismus in der Promotorregion des Serotonintransportergens (5-HTTPR) soll den Einfluss von belasten-den Lebensereignissen auf das Auftreten einer depressiven Episode ermöglichen. Caspi et al. (2003) konnten zeigen, dass bei Personen mit einer oder zwei Kopien des kurzen Allels des 5-HTTPR unter Stress eher eine Depression entsteht als bei Personen, die homozygot für das lange Allel sind. Patienten mit kurzem Allel leiden bei zunehmender Anzahl belastender Lebensereignisse unter häufigeren depressiven Episoden im Gegensatz zu Personen mit langem Allel (Kendler et al., 2005). Eine Variante des Serotonintransportergens (Polymorphismus 5-HTTLPR) in der Promotorregion SCL6A$_4$ führt zu einer Zunahme der Amygdalaaktivität, wie ein Versuch bei gesunden Probanden mit experimentell erzeugter Belastung (Bedrohung) zeigte. Das weist darauf hin, dass eine genetische Variante eine Anfälligkeit für affektive Störungen erzeugen kann, indem unter Belastung das Amygdala empfindlicher ist und (über)aktiv reagiert (Hariri et al., 2005; Hautzinger, 2006).

1.2 Familiäre Belastung

Familiäre Belastung ist ein wichtiger Risikofaktor für die Entstehung einer Depression (Angst et al., 2003). Nach Schumacher et al. (2002) beträgt das Erkrankungsrisiko für affektive Störungen bei Angehörigen unipolar depressiver Patienten 15–20% und bei Angehörigen von Patienten mit einer bipolar-affektiven Störung 25–30%. Die Erblichkeit für bipolar affektive Erkrankungen wird auf 85% geschätzt (McGuffin et al., 2003).

1.3 Geschlecht

Frauen haben fast ein doppelt so hohes Erkrankungsrisiko für unipolare Depressionen wie Männer (Kühner, 2003; Kessler, 2003). Das Erkrankungsrisiko scheint sich für Mädchen und junge Frauen in der Lebensspanne früher zu befinden und im Jugendalter bzw. im frühen Erwachsenenalter steiler anzusteigen als für junge Männer (Nolen-Hoeksema, 2002; Cyranowski et al., 2000; Keenan und Hipwell, 2005; Kessler et al., 2001; Hautzinger, 2006). Im Laufe des Lebens verändern sich diese Geschlechtsunterschiede, doch die Erkrankungshäufigkeit bleibt bei Frauen bis ins hohe Alter höher als bei Männern (Kessler, 2003; Jacobi et al., 2004; Ostbye et al., 2005). Außerdem weisen Frauen eine höhere Rückfallneigung für depressive Episoden auf. Bei den bipolaren affektiven Störungen scheint es keine wesentlichen Geschlechtsunterschiede zu geben (Kessler et al., 2005a).

1.4 Lebensalter

In jedem Lebensalter können Depressionen auftreten (Albright, 1999; Hautzinger, 2000; Jacobi et al., 2004; Ostbye et al., 2005). Der Ersterkrankungsgipfel scheint sich in den letzten Jahrzehnten vorverlagert zu haben. Früheren Studien zufolge lag dieser Altersgipfel zwischen dem 30. und 40. Lebensjahr und nun wird die höchste Rate an Ersterkrankungen zwischen dem 20. und 30. Lebensjahr gemessen (Hagnell et al., 1982; Kessler et al., 2005a). Die Erkrankungsrate der Dysthymia steigt in der ersten Lebenshälfte zunächst stetig, beginnt dann ab dem 30. Lebensjahr allmählich zu fallen, um nach dem 65. Lebensjahr eine deutliche Abnahme zu zeigen. Der typische Ersterkrankungsgipfel für bipolare affektive Störungen befindet sich im frühen Erwachsenenalter (16–25 Jahre) (Hautzinger, 2006).

1.5 Postpartale Zeitperiode

Nach der Geburt eines Kindes besteht für Frauen ein erhöhtes Risiko an einer Depression zu erkranken (Eberhard-Gran et al., 2002; Rubertsson et al., 2005). Daran scheinen maßgeblich belastende Lebensereignisse unmittelbar vor der Schwangerschaft, Depression in der Vorgeschichte, unbefriedigende Beziehung zum Partner, Arbeitslosigkeit und fremde Muttersprache beteiligt.

1.6 Sozioökonomische Faktoren

Sozioökonomische Faktoren können einerseits einen Risikofaktor in der Depressionsentstehung darstellen und andererseits sich protektiv auswirken. Die Anfälligkeit an einer Depression zu erkranken, wird durch einen Mangel an einer positiven und unterstützenden Sozialbeziehung, nach Trennung oder Scheidung, aufgrund von ausschließlicher Hausfrauentätigkeit, durch drei oder mehr kleine Kinder im Haushalt, durch den Verlust der Mutter bzw. Eltern in der Kindheit und durch die Zugehörigkeit zur unteren sozialen Schicht erhöht (Brown und Harris, 1978; Hautzinger, 1979; Joiner, 2002; Jacobi et al., 2004;

Hautzinger, 2006). Schützende Auswirkungen scheinen positive Sozialbeziehungen, eine höhere Bildung, eine sichere berufliche Anstellung, sowie ein Wohn- und Lebensraum in ländlich-kleinstädtischer Umgebung zu haben (Brown und Harris, 1989; Hahlweg, 1991; Hautzinger, 1998; Kessler et al., 2005b). Sozioökonomische Faktoren scheinen bipolar affektive Störungen weniger zu beeinflussen.

1.7 Belastende bzw. traumatisierende Lebensereignisse

Zahlreiche Untersuchungen belegen, dass sich in der Vorgeschichte depressiver Störungen gehäuft belastende (z.B. Partnerschaftskonflikte, Arbeitsplatzverlust, finanzielle Krise usw.) bzw. traumatisierende Lebensereignisse finden lassen (Hautzinger, 1979; Kessler, 1997; Brown und Harris, 1989; Goodman, 2002; Allen und Badcock, 2003; Batten et al., 2004; Jaffee et al., 2004). Besonders kritisch sei es, wenn belastende Ereignisse aufeinander folgten ohne Erholungsphasen dazwischen (Kessler, 2003). Frauen mit Gewalt- und Missbrauchserfahrungen in der Kindheit zeigen ein erhöhtes Risiko für depressive Störungen (Nelson et al., 2002). Anscheinend haben belastende Lebensereignisse indirekt Einfluss auf das erstmalige bzw. wiederholte Auftreten einer bipolaren affektiven Störung, indem sie den Schlaf-Wach-Rhythmus stören und damit zur neurobiologischen Destabilisierung des Organismus führen (Ehlers et al., 1988; Judd et al., 2003; Meyer und Hautzinger, 2004; Hautzinger, 2006).

1.8 Interpersonelle Abhängigkeit und Neurotizismus

Die interpersonelle Abhängigkeit (Dependenz) stellt einen Risikofaktor in der Depressionsentstehung dar (Marneros und Philipp, 1992; Clark und Watson, 1999; Klein, 1999; Klein et al., 2002; Joiner, 2002) und ist durch große Bedürftigkeit nach inniger Zweierbeziehung sowie emotionaler Präsenz und Zuwendung durch andere gekennzeichnet. Trennungen, Verluste und Zurückweisungen lösen starke Angst aus (Hautzinger, 2006). Auch Neurotizismus, also eine inadäquate emotionale Reagibilität auf Reize, spielt eine Rolle in der Entwicklung einer Depression (Angst et al., 1989; Hirschfeld et al., 1989, Marneros und Philipp, 1992; Clark und Watson, 1999; Klein, 1999; Klein et al., 2002; Joiner, 2002). Bei bipolaren affektiven Störungen konnte kein wesentlicher Einfluss von prämorbiden Persönlichkeitszügen gefunden werden (Clayton et al., 1994).

1.9 Immunologische Faktoren

Gold und Irwin (2006) konnten in ihren Studien zeigen, dass Zytokine an der Entstehung depressiver Symptome beteiligt sind. Sie postulieren, dass Immunität und Depression teilweise in Wechselwirkung stehen, dass also nicht nur immunologische Faktoren eine Depression bedingen können, sondern auch eine Depression auf immunologische Prozesse Einfluss nehmen kann. Den zuletzt genannten Sachverhalt untersuchten Cruess et al. (2003). Sie fanden, dass eine Depression durch Einfluss auf CD8+ T Lymphozyten und Natural Killer-Zellen für eine Progression der HIV-Erkrankung mitverantwortlich scheint.

1.10 Neurobiologie

Nach Hegerl und Rupprecht (2006) betreffen die neurochemischen Dysfunktionen besonders die Neuromodulatoren im zentralen Nervensystem. Dabei handelt es sich um Funktionsstörungen im serotonergen, noradrenergen, dopaminergen und cholinergen System. Es kann nicht von einer isolierten Dysfunktion eines Systems ausgegangen werden, da jedes System in sich komplex ist und zudem die Systeme mannigfaltig untereinander interagieren. Das zentrale Serotoninsystem übt eine tonisch modulierende Funktion auf den Großteil des zentralen Nervensystems aus. Zahlreiche Studien belegen die antidepressive Wirksamkeit von Serotoninwiederaufnahmehemmern und Serotoninagonisten, die beide zu einer Zunahme der extrazellulären Serotoninkonzentration führen. Das noradrenerge System hat vermutlich eine Funktion im Rahmen von „Arousal-Reaktionen". Spezifische Noradrenalinwiederaufnahmehemmer zeigen antidepressive Wirksamkeit. Es gibt jedoch keine direkten Beweise weder bezüglich der Dysfunktion im Serotoninsystem noch dem Noradrenalinsystem für

deren Existenz im Rahmen einer Depression. Es wird angenommen, dass die mesokortikolimbischen Bahnen des dopaminergen Systems eine Rolle bei Depressionen spielen könnten, da deren Dysfunktion zu Anhedonie und psychomotorischer Hemmung beiträgt. Lediglich indirekte Hinweise lassen eine Beteiligung des cholinergen Systems bei der Depressionsentstehung vermuten. Auch ein Neurokinin namens Substanz P könnte in der Pathogenese der Depression bedeutsam sein, da sich dessen Rezeptoren vor allem auch in Teilen des zentralen Nervensystems mit Bedeutung für affektives Verhalten und Stressreaktionen sowie hoher serotonerger bzw. noradrenerger Innervation finden lassen (Hegerl und Rupprecht, 2006).

Die neuroendokrinologischen Dysfunktionen betreffen das hypothalamisch-hypophysär-adrenale (HHA-) System, das hypothalamisch-hypophysär-thyreoidale (HHT-) System, das hypothalamisch-hypophysär-somatotrope (HHS-) System und das hypothalamisch-hypophysär-gonadale (HHG-) System (Hegerl und Rupprecht, 2006).

Das HHA-System ist von größter Bedeutung in der Anpassung an innere und äußere Stressoren. Über die Hälfte der Patienten mit Depressionen zeigen eine veränderte Sekretion des Kortikotropin-Releasing-Hormons (CRH) des Hypothalamus, des Adrenokortikotropins (ACTH) der Hypophyse oder des Kortisols der Nebennierenrinde. Bei Depressiven wurden erhöhte Kortisolspiegel (Holsboer und Barden, 1996), eine funktionelle Hyperplasie der Nebennierenrinde (Holsboer und Barden, 1996), erhöhte Frequenz der ACTH-Peaks im 24-Stunden-Profil (Linkowski et al., 1987) und erhöhte CRH-Spiegel im Liquor cerebrospinalis (Nemeroff et al., 1984) festgestellt. Es wird vermutet, dass der erhöhte CRH-Spiegel mit dem Erscheinen der depressiven Symptomatik verbunden ist, da unter einer Einnahme von Antidepressiva oder unter Elektrokrampftherapie der CRH-Spiegel auf Normalwerte zurücksinkt.

Bezüglich der Veränderungen im HHT-System bei Depressiven fällt primär eine erniedrigte Trijodthyronin (T3)-Konzentration auf (Rupprecht und Lesch, 1989). Hierauf beruht die Wirksamkeit der Augmentationstherapie mit T3 im Rahmen einer Depressionsbehandlung, welche auch mittels Studien belegt wurde (Earle, 1970; Rupprecht und Lesch, 1989; Sullivan et al., 1997).

Es gibt Hinweise darauf, dass bei depressiven Patienten das HHS-System eine verminderte Stimulierbarkeit von Wachstumshormonen nach Gabe von Wachstumshormon-Releasing-Hormon (GHRH) aufweist (Lesch und Rupprecht, 1989). GHRH fördert den Tiefschlaf. Da Depressive oft einen verkürzten Tiefschlaf haben und CRH den Tiefschlaf unterdrückt, könnte eine Unterfunktion des HHS-Systems und eine Überfunktion des HHA-Systems vorliegen. So könnte die Schlafstörung depressiver Patienten mit einem gestörten Gleichgewicht zwischen der Aktivität des HHS- und HHA-Systems erklärt werden (Hegerl und Rupprecht, 2006).

Zum HHG-System bei depressiven Patienten gibt es nur wenige Studien und diese zeigen keine groben Auffälligkeiten (Rupprecht und Lesch, 1989). Doch das häufige Auftreten von Depressionen in der Postpartalzeit, das zeitlich mit dem raschen Abfall der Östrogen- und Progesteronspiegel übereinstimmt, gibt Hinweise, dass der schnelle Abfall gonadaler Steroide eine Rolle in der Depressionsentstehung spielen könnte. Dies würde auch eine Studie von Gregoire et al. (1996) bestätigen, in der 17β-Östradiol als Augmentationstherapie wirksam bei postpartaler Depression angewandt wurde.

Neuroplastizität kann man sich als ein grundlegendes prozesshaftes Geschehen vorstellen, im Sinne einer flexiblen Antwort bzw. Anpassung des zentralen Nervensystems an die aktuellen Erfordernisse aus der Umwelt und veränderte biologische Grundlagen. Die Untersuchungen in Bezug auf depressive Störungen haben dabei ihr Augenmerk auf den Hippocampus gerichtet. Der Hippocampus steht in Wechselwirkung mit dem HHA-System, dem Serotonin-System und dem limbischen System, das letzte spielt eine wichtige Rolle bei der Affektregulation. Es wurde festgestellt, dass in einem bestimmten Bereich des Hippocampus sogar eine Neubildung von Neuronen durch Zellteilung den Großteil des Lebens stattfindet (Hegerl und Rupprecht, 2006).

Bei Patienten mit Depressionen konnte eine Verminderung des Gesamtvolumens oder der grauen Substanz des Hippocampus gezeigt werden (Sheline et al., 1996, 1999). Interessanterweise konnte diese Veränderung auch bei ersterkrankten depressiven Patienten festgestellt werden

(Frodl et al., 2002), sodass es noch zu erforschen gilt, ob es sich dabei um eine Ursache oder eine Folge der Depression handelt (Hegerl und Rupprecht, 2006). Für die Neuroplastizität sind sogenannte neurotrophe Faktoren bedeutsam. Ein Vertreter ist der Faktor BDNF (brain-derived neurotrophic factor), der die Differenzierung, die Funktionsfähigkeit und das Überleben von Neuronen reguliert. Duman et al. (2000) konnten mittels Stress eine Reduktion der BDNF-Expression und mittels Antidepressiva eine Verstärkung der BDNF-Expression im Hippocampus herbeiführen.

Im Rahmen von Depressionen können an bestimmten Hirnregionen, nämlich dem präfrontalen Kortex (PFC), dem anterioren zingulären Kortex (ACC), dem Hippocampus und der Amygdala Veränderungen festgestellt werden (Mayberg, 1997; Soares und Mann, 1997; Drevets, 1998, 2000, 2001; Davidson et al., 2002a; Hautzinger, 2006).

Der präfrontale Kortex hat eine Kontrollfunktion über Emotionen und eine dementsprechende handlungssteuernde Funktion inne. Die Art der Verarbeitung hängt allerdings davon ab, ob die linke oder die rechte Hemisphäre des PFC aktiviert ist. Die linke Hälfte des PFC steht für die als positiv empfundenen Ziele und Gefühle sowie aufsuchendes Verhalten; die rechte Hälfte des PFC für negative Ziele und Gefühle sowie vermeidendes Verhalten (Hautzinger, 2006). Gewöhnlich ist bei einem Menschen immer dieselbe Seite stärker bzw. schneller aktiviert und führt so dazu, dass bei diesem anlagebedingt

eher positive bzw. eher negative Gefühle ausgelöst und erlebt werden. Diese Lateralisierung besteht von Kindheit an und bildet beim Erwachsenen ein stabiles Persönlichkeitsmerkmal (Miller und Cohen, 2001). Studien weisen darauf hin, dass der linke PFC bei Depressionen eine verminderte Aktivität zeigt (Debener et al., 2000; Brody et al., 2001; Nolan et al., 2002). Dieser Befund entspricht dem Verlust an positiven Gefühlen und der reduzierten Handlungsbereitschaft depressiver Menschen. Die präfrontale Hypoaktivität ist mit einer Volumenminderung des PFC verbunden (Drevets et al., 1997; Öngyr et al., 1998). Es ist fraglich, ob die verringerte Aktivität bzw. die Volumenreduktion der PFC einen Risikofaktor in der Depressionsentstehung bedeutet, oder, ob sie eine Folge der Depression ist (Hautzinger, 2006).

Der anteriore zinguläre Kortex (ACC) enthält eine affektive, vegetative und kognitive Region. Die affektive Region scheint für die Beurteilung und Bewertung von Handlungen sowie von Belohnung und Bestrafung zuständig zu sein. Die vegetative Region reguliert autonome Funktionen. Die kognitive Region steuert unter anderem Aufgaben gerichteter Aufmerksamkeit und kann alternative bzw. inkompatible Prozesse hemmen und so einen Belohnungsaufschub ermöglichen. Der ACC ist also aktiviert bei Auseinandersetzungen mit kognitiv und motivational widersprüchlichen, gleichzeitig ablaufenden Prozessen und kann Ressourcen zu deren Verarbeitung mobilisieren (Hautzinger, 2006). Drevets et al. (1997) haben festgestellt, dass bei depressiven Menschen der ACC ständig unteraktiviert ist. Dies würde sich nach Remission wieder normalisieren (Buchsbaum et al., 1997; Brody et al., 2001; Goldapple et al., 2004). In manischen Episoden soll der ACC eine erhöhte Aktivität aufzeigen (Blumberg et al., 2000, 2003).

Der Hippocampus hat, vereinfacht gesagt, mehrere Funktionen in der Gedächtnisleistung und ist wichtig für die Regulation der Stressachse (ACTH-Sekretion) (Hautzinger, 2006). Bei Depressionen, aber auch bipolar affektiven Störungen und posttraumatischen Belastungsstörungen, ist der Hippocampus in seinem Volumen reduziert (Bremner et al., 2000; Sapolsky, 2000; Noga et al., 2001; Jatzko et al., 2005). Die Verminderung des Hippocampus scheint bei allen diesen Störungen aufgrund von traumatischen Erfahrungen und langanhaltendem Stress entstanden zu sein (Sapolsky, 2000; McEwen, 2005). Bei Depressionen soll es sich vor allem um unkontrollierbaren, psychosozialen Stress handeln (Karten et al., 2005). Eine Erklärung dafür mag sein, dass sich im Hippocampus Glukokortikoidrezeptoren in hoher Dichte befinden und er dadurch besonders anfällig wird bei einer lang anhaltenden Erhöhung des Stresshormons Kortisol. Eine solche dauerhafte Erhöhung des Kortisolniveaus soll bei Depressionen vorliegen und ihren Ursprung in einer gestörten, über den Hippocampus vermittelten Rückkopplungsschleife haben (Pariante und Miller, 2001; Hautzinger, 2006).

Die Amygdala nimmt bei der Produktion und Steuerung von Emotionen eine wichtige Rolle ein. Sie wird durch emotional-motivational wichtige (z.b. bedrohliche) Reize aktiviert und führt in der Folge zu kortikaler Erregungssteigerung mit motorischer Reaktion (z.b. Flucht) und negativem Affekt (LeDoux, 2000; Davidson, 2002a). Bei depressiven Menschen ist die Amygdala meist hyperaktiv und vergrößert (Drevets, 2001), doch kann auch eine verkleinerte Amygdala vorliegen (Drevets et al., 2004). Man nimmt an, dass eine chronische Hyperaktivität eine Atrophie bewirken könnte (Siegle et al., 2003). Vermutlich kann eine Überaktivität der Amygdala zu einer Bereitschaft für negative Affekte führen (Hautzinger, 2006).

1.11 Schlafregulation

Ein Großteil der schwer depressiven Patienten leidet unter einer Schlafstörung mit typischer Veränderung der Schlafarchitektur, wie Verringerung des Tiefschlafs und Zunahme des REM-Schlafs (Benca et al., 1992). Die REM- Dichte kann als valider Parameter für das Vorliegen einer Depression als auch als prädiktiver Marker für einen rekurrenten Verlauf der Depression herangenommen werden (Hatzinger et al., 2004). Das Schlafmuster kann auf den Langzeitverlauf einer depressiven Erkrankung in soweit hinweisen, dass vermutlich ein geringer Ausmaß an Tiefschlaf und eine relativ hohe REM-Dichte, auf steigende Häufigkeit von depressiven Phasen im prospektiven Langzeitverlauf hindeutet.

1.12 Psychobiologisches Modell

In dem psychobiologischen Phasenmodell der Entwicklung affektiver Störungen von Aldenhoff (1997) finden sich neurobiologische und entwicklungspsychologische Aspekte vereint. Das Modell geht von einem „frühen Trauma" aus, welches sowohl im psychologischen (z.B. bei frühkindlicher Vernachlässigung, Missbrauch usw.) als auch im biologischen Bereich (Veränderungen der Rezeptorenstruktur durch Virusinfektionen, Genetik usw.) liegen kann. Mittels eines „biologischen Priming" passt sich das Individuum an diese „Traumen" an. Das „biologische Priming" umfasst vorwiegend Veränderungen in den neuronalen Strukturen im Sinne von veränderten Transmissionen, Rezeptorstrukturen, Second-Messenger-Kaskaden usw. Dieser Anpassungszustand wird als erste Latenzphase bezeichnet, da er über Jahre unbemerkt bestehen kann. In dieser Zeit ist der Betroffene allerdings empfindlich für depressionsauslösende Bedingungen. Bestimmte psychologische und/oder biologische Auslöser bewirken eine Reaktivierung. Psychologische Faktoren können Verluste, Misserfolge usw. sein, biologische Faktoren sind Operation(en), Infektion(en), ein Unfall usw. Die Reaktivierung kann eine subsyndromale depressive Reaktion zur Folge haben, die nach inadäquater Bewältigung und Verarbeitung in eine zweite Latenzphase übergeht. Der Betroffene ist jetzt allerdings noch anfälliger für Auslöser, da er sich in einem Zustand der „psychobiologischen Stressreaktion" befindet, d.h., der Körper hat sich durch bestimmte Veränderungen wie CRH-Overdrive, Kortisolanstieg, Zunahme der Beta-Rezeptoren auf den Stress eingestellt. In diesem Zustand können auch nur geringfügige Ereignisse eine Depression auslösen.

1.13 Psychoanalytische, psychodynamische Entstehungstheorie

Es existiert eine Vielzahl von psychoanalytischen Theorien zur Entstehung der Depression.

Will (1998) hebt vor allem drei wesentliche Entstehungsmechanismen hervor. Bei einem steht das Erleben einer „bösen" Mutter in der frühen Kindheit im Vordergrund. Man geht davon aus, dass die Betroffenen zu einem ganz frühen Zeitpunkt in der Entwicklung die Liebe der Mutter erfahren haben müssen, und dass sie diese aber dann verloren haben. Das ist die zentrale Frustration. Dadurch entwickeln sie eine starke Liebessehnsucht verbunden mit einer starken Angst vor Liebesverlust. Diese Sehnsucht nach der verlorenen liebevollen Verbundenheit mit der Mutter lässt die Betroffenen aber die ungeheure Enttäuschung und Wut über diesen Verlust gegenüber der gleichzeitig auch „bösen" Mutter nicht nach außen ausdrücken, wo es hätte verarbeitet werden können, sondern diese Aggressionen werden verdrängt. Damit bildet sich der depressive Ambivalenzkonflikt zwischen Liebe und Hass.

1. Diverse Aspekte des Auftretens von depressiven Erkrankungen

Die zweite Entstehungstheorie, die „tote" Mutter, stammt von Green (1983). Dabei geht es um das Erleben einer zwar körperlich anwesenden, aber psychisch und emotional abwesenden Mutter (z.B. durch eine Depression). Es kann aber auch eine tatsächliche räumliche Trennung von der Mutter stattgefunden haben. Grundsätzlich bedeutet „tote" Mutter: „die in wichtigen Entwicklungsphasen nicht antwortende Mutter". Daraufhin zieht sich das Kind innerlich von der Mutter zurück. Dieser Rückzug führt nun aber in einer Zeit der psychischen Entwicklung zur Ausbildung von „psychischen Löchern". Diese werden als innere Leere und Einsamkeit empfunden und sind für ein Kind nicht zu ertragen. Deswegen kommt es dann im zweiten Schritt doch zu einer Ausformung des Mutterbildes und das wäre das Bild der „bösen" Mutter, das leichter zu ertragen sei.

Den Dritten wesentlichen Aspekt in der Entstehung einer Depression könnte die „doppelte Enttäuschung" nach Abraham (1924) spielen. Das Kind versucht, sich nach der Enttäuschung durch die Mutter dem Vater zuzuwenden und die ersehnte Liebe zu erlangen, wird jedoch wiederum enttäuscht. Dies könnte durch eine lange Abwesenheit des Vaters bedingt sein aber auch durch andere Faktoren, die es dem Vater unmöglich machten, auf die Bedürfnisse des Kindes zu antworten. Letztendlich wird beim Kind das Gefühl des Verlassenseins verstärkt.

Durch die grundlegende Enttäuschung durch die Eltern und die Erfahrung, die Befriedigung der eigenen wichtigen Bedürfnisse nicht erwirken zu können, entsteht ein generelles Gefühl der Hilflosigkeit. Die verdrängten Aggressionen führen zur Ausbildung eines strengen Über-Ichs, das die Betroffenen immer wieder mit Schuldgefühlen und Selbstvorwürfen quält (Will, 1998).

Aus dem bisher Angeführten ergibt sich für das Erwachsenenalter, dass die Betroffenen in der Sehnsucht nach einer idealen Zweierbeziehung leben, aber gleichzeitig die Beziehung unter dem Einfluss des ungelösten Ambivalenzkonfliktes zwischen Liebe und Hass steht. Manche Autoren bezeichnen diesen Ambivalenzkonflikt als depressiven Grundkonflikt. Diese Ausgangsposition kann von den Betroffenen auf unterschiedliche Weise verarbeitet werden und zum Tragen kommen.

Eine orale Verarbeitung kann sich im passiven oder aktiven Modus zeigen. Im passiven Modus stehen die Wünsche nach Versorgung und Geborgenheit im Vordergrund, diese sind dabei so übergroß, dass sie nicht erfüllbar sind. Dadurch sehen sich die Betroffenen von der für sie wichtigen Person immer wieder enttäuscht. Dennoch wird an dieser Person festgehalten. Dies kann dazu führen, dass die damit verbundene Wut und Hass so intensiv werden, dass sie nicht länger verdrängt, sondern für den Betroffenen spürbar werden. Manchmal wird daraus eine intensive Abhängigkeitsbeziehung, in der die Aggression sadistisch ausgelebt wird. Häufig wird Befriedigung in süchtigem Konsum von Alkohol oder Medikamenten aber auch Essen gesucht. Im aktiven Modus zeigen sich die Betroffenen vordergründig autark, sie brauchen die anderen nicht, sie sind aber bereit, für die anderen da zu sein und das sogar im hohen Maß. In diesem Altruismus gegenüber anderen gelingt es den Betroffenen, die verdrängten Versorgungswünsche doch zu leben und ihnen eine Befriedigung, zwar verschoben auf den anderen, zukommen zu lassen.

Es kann aber auch in Form eines Selbstwertkonfliktes verarbeitet werden. Oft glauben sie, es nicht wert zu sein, geliebt zu werden. Sie plagen sich mit Selbstwertzweifeln und Kleinheitsgefühlen und richten überhöhte Ansprüche an sich selbst, die zwangsläufig zum Versagen führen.

Eine weitere Form der Verarbeitung des Ambivalenzkonfliktes kann durch Wendung der Aggression, die eigentlich dem anderen gilt, gegen das eigene Selbst geschehen. Dies kann sich in Form eines strengen Über-Ichs zeigen, dass das Ich mit Schuldgefühlen, Selbstkritik und Selbstvorwürfen quält.

Einige Autoren haben die Persönlichkeit Depressiver in unterschiedliche Typen unterteilt (Schauenburg, 2006). So unterteilen Arieti und Bemporad (1983) die Depressiven in solche, die sich an dominanten anderen und solche, die sich an einem dominanten Ideal orientieren. Blatt (1979) unterscheidet Depressive vom anaklitischen, d.h. anklammernden Typus und von einem introjektiven, d.h. durch hohe Selbstanforderungen geprägten Typus. Beck (1987) beschreibt einerseits soziotrope, d.h. beziehungsorientierte, und andererseits betont autonome Persönlichkeiten. Der depressive Grundkonflikt wird nach

Rudolf (1994) von einem Teil regressiv und vom anderen Teil eher narzisstisch verarbeitet. Bei allen aufgeführten Typologien depressiver Störungen fällt eine Bipolarität von „Objektnähe" bzw. „Objektferne" auf (Schauenburg, 2006).

Auslöser einer Depression könnte vor allem ein Verlusterleben sein. Dabei muss es sich nicht um den Verlust oder die Trennung von wichtigen Mitmenschen handeln, „eigene Fähigkeiten, Gesundheit oder die körperliche Integrität können ebenso verloren gehen wie Werte, Ideale, Ziele, Freiheit, Heimat, Arbeitsplatz, materieller Besitz" (Will, 1998).

1.14 Verhaltenstherapeutische Theorien

Ähnlich wie die psychoanalytische Theorie sieht auch die Verhaltenstherapie einen wichtigen Aspekt bei der Entstehung der Depression in der Hilflosigkeit. Seligmann (1975) geht davon aus, dass Hilflosigkeit erlernt wird, wobei es vorrangig auf der subjektiven Bewertung beruht, scheinbar keine Wirkung auf die Umgebung zu haben. Dieses Erleben der eigenen Hilflosigkeit würde sich auf der motivationalen, der emotionalen, der kognitiven und der Verhaltensebene äußern.

Die operante Lerntheorie sieht im Verstärkerverlust einen wesentlichen Aspekt bei der Entstehung der Depression. Dieser Theorie von Ferster (1973) zufolge würde sich durch den Wegfall der positiven Verstärkung bestimmter Verhaltensweisen das aktive Verhaltensrepertoire verkleinern. Zu einem solchen Verstärkerverlust könne es nach der Trennung bzw. dem Tod eines Partners oder durch andere soziale und berufliche Veränderungen kommen. Dies führe dazu, dass etliche Verhaltensweisen des Alltags nicht mehr durchgeführt werden, mit der langfristigen Folge des sozialen Rückzugs und der Verarmung von sozialen Fähigkeiten. Letztendlich könnte das eine depressive Symptomatik nach sich ziehen.

Die kognitive Theorie der Depression, vertreten durch A. T. Beck (1979), befindet eine Störung der Informationsverarbeitung, eine Art Denkstörung, als zentral. Aufgrund von Denkfehlern komme es zu einer verzerrten Sicht der Wirklichkeit. Beck fasste die Denkfehler mit der Bezeichnung „kognitive Triade" zusammen, welche sich auf eine negative Sicht auf sich selbst, eine negative Sicht auf die Umwelt und eine negative Sicht auf die Zukunft bezieht. Zahlreiche Studien bestätigen den Zusammenhang zwischen depressiven Störungen und dysfunktionalen Denkstilen (Ehlers und Luer, 1996; Gotlib, 1997; Williams et al., 1997; Rusting, 1998; Alloy et al., 2000).

Hautzinger (2003) entwickelte ein Modell zur unipolaren Depression, das zur Grundlage der kognitiv-verhaltenstherapeutischen Depressionsbehandlung gehört. Am Anfang dieses Modells stehen aktuelle bzw. chronische Belastungen oder anderweitige kritische Auslöser. Das Individuum reagiert nun möglicherweise vor dem Hintergrund von schwierigen persönlichen, sozialen und kulturellen Bedingungen auf diese Situation. Dabei könnten ungünstige kognitive Prozesse, Defizite im Verhalten bzw. Mangel an Kompetenzen und wenig positiv verstärkende Aktivitäten und Erfahrungen die Problembewältigung erschweren, so dass es zu einer depressiven Entwicklung kommt, die ihrerseits diese Ausgangsbedingungen negativ beeinflusst und sich so eine depressive Spirale ausbildet.

1.15 Interpersonelle Theorie

Die interpersonelle Theorie (Klerman et al., 1984) geht zwar ebenfalls von einem multifaktoriellen Geschehen aus, setzt jedoch einen klaren Schwerpunkt auf den zwischenmenschlichen Kontext. Auslöser, d.h. belastende Ereignisse, im zwischenmenschlichen Bereich, können zu einer Depression führen. Aber auch die Depression selbst kann sich auf die interpersonellen Beziehungen negativ auswirken. Zentral ist diese Wechselwirkung zwischen interpersonellen Belastungen und der Depression.

1.16 Organische Erkrankungen

Körperliche Erkrankungen können an der Entstehung einer Depression ursächlich sein. Dabei kann es sich unter anderem um Infekte, endokrinologische Erkrankungen, entzündliche Systemerkrankungen, schwere Herzerkrankungen oder onkologische Erkrankungen, aber auch um Parkinson-Erkrankungen, Hirntumore, multiple Sklerose und demenzielle Erkrankungen handeln.

2. Behandlungsmethoden

2.1 Psychopharmakotherapie

Die Entdeckung, dass manche Medikamente antidepressive Wirkungen entfalten, ist dem Zufall zu verdanken. Die erste Beschreibung eines stimmungsaufhellenden Effekts einer Substanz stammt aus den späten 1950er Jahren von Forschern, die das Medikament Iproniazid zur Therapie der Tuberkulose testeten und von einer merkbar verbesserten Laune der behandelten Patienten berichteten. Nachdem der Wirkmechanismus der Testsubstanz als Monoaminooxidase-Hemmer identifiziert war, ergaben sich Anhaltspunkte zur Entwicklung der ersten biologischen Entstehungsmodelle für depressive Erkrankungen. Auch die zufällige Entdeckung der trizyklischen Antidepressiva, die wenig später erfolgte, passte gut in das Modell der Depression als Zustand gestörter monoaminerger Funktion: Imipramin, das ursprünglich wegen seiner strukturchemischen Verwandtschaft zu Antipsychotika an schizophrenen Patienten getestet wurde, erwies sich als antidepressiv wirksamer Serotonin- und Noradrenalin-Wiederaufnahmehemmer. Verschiedene Symptome der Depression können durch Medikamente gelindert werden, die über unterschiedliche Mechanismen die Konzentration der Monoamine Serotonin und Noradrenalin erhöhen. Umgekehrt wurden unter Therapie mit dem Antihypertonikum Reserpin, das zu einer Monoamindepletion an Nervenzellen führt, depressive Episoden berichtet. Diese Erkenntnisse führten zur Entwicklung der Monoamintheorie der Depression in den späten 1950er und 1960er Jahren. Sie postuliert, dass die der Depression zugrunde liegende biologische und neuroanatomische Ursache eine Störung der zentralen noradrenergen und/oder serotoninergen Funktion ist und Medikamente, die dieses Defizit ausgleichen, antidepressive Wirksamkeit entfalten. Viele Erkenntnisse unterstützen diese Annahme. Eine gestörte serotoninerge Funktion und erniedrigte Spiegel von Serotoninmetaboliten wurde bei verschiedenen Formen der Depression wiederholt nachgewiesen. Allerdings waren die Befunde oft widersprüchlich und ließen Zweifel an einem direkten Zusammenhang eines erniedrigten Serotoninspiegels und der Entstehung von Depressionen aufkommen. (Muller-Oerlinghausen et al., 2004; Roggenbach et al., 2002) Die Funktion noradrenerger und serotoninerger Bahnen im ZNS ist eng miteinander verbunden, sodass Veränderungen in einem System Rückwirkungen auf das andere haben. Auch die Rolle von Noradrenalin in der Entstehung der Depression ist schon länger bekannt. So findet man erhöhte Spiegel des NA-Abbauprodukts MPHG und Abnormalitäten an verschiedenen NA-Rezeptoren bei depressiven Patienten. Die Verabreichung vieler Antidepressiva, darunter auch der SSRI, führt nach einigen Wochen nachweisbar zu Veränderungen im noradrenergen System, nämlich zu einer „Downregulierung" von postsynaptischen β-Rezeptoren. Diese Veränderungen gehen zeitlich in etwa mit dem Beginn des antidepressiven Effekts einher. Viele Symptome der Depression stehen möglicherweise enger in Zusammenhang mit gestörter noradrenerger als serotoninerger Funktion. Fatigue, Anhedonie, Hypersomnie und motorische Verlangsamung sind vermutlich typische Folgen bei gestörtem Noradrenalinmetabolismus (Brunello et al., 2002; Montgomery, 1999). Schließlich fand auch die Rolle des dopaminergen Sysmtems in der Pathophysiologie der Depression in den letzten Jahren zunehmend Beachtung (Dunlop et al., 2007). In Zusammenschau führten die neuen Erkenntnisse zu einer Überarbeitung der Monoamintheorie, die in ihrer ursprünglichen Form als zu stark vereinfacht zu betrachten ist. Man geht heute davon aus, dass die biologische Grundlage depressiver Erkrankungen nicht etwa primäre Monoamin-Mangelzustände sind, sondern komplexe Veränderungen in verschiedenen Transmittersystemen auf Rezeptor-, Signaltransduktions- und genetischer Ebene bestehen. Die Monoamine scheinen hier modulierende Funktionen zu übernehmen, sind aber möglicherweise nicht die ursprünglich der Depression zugrunde liegenden Faktoren.

Neben den Monoaminen scheinen zahlreiche andere Neurotransmitter eine Rolle bei der Entstehung der Depression zu spielen. Angenommen wird eine solche Rolle für das glutamaterge System, das GABAerge System sowie verschiedene neuroaktive Steroide und Peptide. Insbesondere pathologische Veränderungen an der Hypothalamus-Hypophysen-Achse und an nachgeordneten Organen wie Schilddrüse und Nebenniere sind bereits längere Zeit Gegenstand von Untersuchungen in der Depressionsforschung. Ursache und Wirkung lassen sich allerdings bei der Interpretation von pathologischen Veränderungen in diesem Bereich nicht immer trennen. Sicher ist, dass noch viele Optionen für das Verständnis von depressiven Verstimmungen offen sind und damit auch Möglichkeiten zur Entwicklung von Medikamenten mit neuen Wirkansätzen bestehen. Trotz der enormen Verbesserungen der neueren Antidepressiva im Hinblick auf Sicherheit in der Anwendung und geringeres Nebenwirkungspotential, fehlen zum heutigen Zeitpunkt noch signifikante Erfolge bezüglich einer Verbesserung der Effektivität und einer Verminderung der üblichen Ansprechdauer von 2 bis 3 Wochen auf antidepressive Medikation. Wie auch bei älteren Substanzen, zeigt kaum ein neueres Antidepressivum in klinischen Studien Ansprechraten von mehr als 50–65 Prozent. Auch die Dauer bis zum Wirkungseintritt konnte bisher durch keine neue Substanz verlässlich und signifikant verkürzt werden. Neuere Untersuchungen weisen auf eine deutlich geringere Wirksamkeit von antidepressiver Medikation bei leicht- und mittelgradigen Depressionen als bei schwerer Depression hin, was zu Verunsicherung über die grundsätzliche Effektivität von Antidepressiva geführt hat. In vielen Zulassungsstudien für Antidepressiva werden Patienten mit klinisch sehr leichtgradiger Depression eingeschlossen, sodass hier ein deutlicher Effizienzvorteil gegenüber Placebo schon primär kaum zu erwarten ist. Es besteht jedoch kein Zweifel an der Wirksamkeit bei klinisch schweren Depressionen aus der typischen psychiatrischen Praxis. Die Pharmakotherapie ist heute eine unentbehrliche Stütze in der Therapie depressiver Erkrankungen, muss jedoch immer als Teil eines Gesamtbehandlungskonzepts gesehen werden.

2.2 Psychotherapie

2.2.1 Psychoanalyse und psychodynamische Psychotherapie

Psychoanalyse als Wissenschaft, die das Erleben und Verhalten als Zusammenwirken von bewussten und unbewussten Prozessen erforscht, wurde Ende des 19. und Anfang des 20. Jahrhunderts vom Wiener Neurologen Sigmund Freud entwickelt. Seitdem wurden in der Psychoanalyse unterschiedliche Theorien zur Entstehung von psychischer Gesundheit bzw. Krankheit formuliert, die als psychoanalytische Persönlichkeitslehre bzw. psychoanalytische Krankheitslehre bezeichnet werden (Ermann, 2007).

Die Psychoanalyse hat als psychoanalytische Behandlungsmethode zum Ziel, die an der Symptomatik als ursächlich erkannten, unbewussten Konflikte aufzulösen bzw. im Falle von ursächlichen Entwicklungsdefiziten eine Nachreifung der Persönlichkeit zu bewirken. Der Patient soll die meist unbewussten Zusammenhänge zwischen seinem Symptom und seiner bisherigen Entwicklung zusammen mit dem Analytiker entdecken und auflösend bearbeiten. Um dies zu erreichen, wird die psychoanalytische Methode angewandt, d.h. die freie Assoziation von Seiten des Analysanden, die gleichschwe-bende Aufmerksamkeit und ständige Analyse der Übertragung und Gegenübertragung auf Seiten des Analytikers (Senf und Broda, 2007). Der Analysand, der auf einer Couch bequem liegt, wird vom Analytiker aufgefordert, alles zu sagen, was ihm gerade einfällt, er soll nichts auslassen, es gibt keine tabuisierten Inhalte. Dies wird als freie Assoziation bezeichnet. Der Analytiker, der meist hinter der Couch, außerhalb des Blickfeldes des Patienten sitzt, soll sich stets in der so genannten Haltung der gleichschwebenden Aufmerksamkeit befinden und die durch den Analysanden während des therapeutischen Prozesses offenbarten Inhalte „deuten". Deutungen sind Hypothesen des Analytikers zu den unbewussten Wünschen, Emotionen und Motiven des Patienten, die sich hinter seinem manifesten Erleben und Verhalten verbergen. Den Inhalt und Zeitpunkt wählt der Analytiker seiner Erfahrung nach selbst aus. Für den Analytiker ist es wesentlich, die Beziehung des Analysanden zu ihm zu betrachten, denn in dieser spiegeln sich mittels des Phänomens der Übertragung typische emotionale Beziehungsmuster des Analysanden wieder. Diesen Mustern zugrunde liegende Defizite sollen vom Analytiker gefunden und im Kontext der analytischen Beziehung interpretiert werden. Letztendlich gewinnt der Patient auf diese Weise Einsicht in die unbewussten Hintergründe seines Leidens. Die Gegenübertragung des Analytikers, d.h. alle Gefühle, die in der Interaktion mit dem Patienten entstehen, spielt ebenfalls eine wichtige Rolle. Ein entscheidender Bestandteil der psychoanalytischen Behandlung ist ihre überaus beachtliche Dauer und Frequenz: sie findet über einige Jahre zwei- bis fünf Mal wöchentlich statt.

Aus der Psychoanalyse haben sich die psychodynamischen Psychotherapien entwickelt. Oft aus der Notwendigkeit heraus, die Behandlungstechnik an die gegebenen klinischen Anforderungen anzupassen und damit auch Patienten behandeln zu können, für die das psychoanalytische Setting nicht geeignet ist (Rüger und Reimer, 2006). Diese gründen ihren theoretischen Hintergrund ebenfalls auf der Persönlichkeits- und Krankheitslehre der Psychoanalyse, verfolgen ebenso das Ziel, Gesundung oder zumindest Symptomreduktion über Einsicht und eine positive Beziehungserfahrung zu erreichen. Unterschiede bestehen im äußeren Rahmen und der Behandlungstechnik. Patient und Therapeut treffen sich ein- bis zweimal wöchentlich und sitzen sich gegenüber. Die Therapiedauer ist zeitlich begrenzt. Der Therapeut ist deutlich aktiver, kann nichtdeutende Interventionen anwenden und versucht, die Übertragung gering zu halten und die Behandlung auf die aktuellen Konflikte des Patienten zu fokussieren (Ermann, 2007).

Ob bei einer depressiven Störung ein psychoanalytisches Verfahren angewandt wird, bei dem durch das regressionsfördernde Setting ein intensives Nacherleben emotionaler Vorgänge in der therapeutischen Beziehung möglich wird, oder ein psychodynamisches mit stärkerer Fokussierung auf aktuelle Konflikte, hängt vor allem von der Aktualität bzw. Chronizität der Störung und der charakterlichen Eingebundenheit der depressiven Verstimmung ab. Patienten mit einer chronischen bzw. rezidivierenden Depression und der entsprechenden Persönlichkeitsdisposition werden eher von einer hoch frequenten und langfristigen psychoanalytischen Behandlung profitieren. Dahingegen wird man ein psychodynamisches Verfahren bevorzugen, wenn zu erwarten ist, dass die Lösung bzw. Bearbeitung des aktuell wirksamen Konfliktes allein bereits zu einer anhaltenden Besserung führt (Schauenburg, 2006).

In der psychotherapeutischen Behandlung Depressiver ist es grundsätzlich wichtig, dass sich der Therapeut dem Patienten als verlässlich zeigt und ihm beim Wahrnehmen und Zulassen von Gefühlen hilfreich zur Seite steht. Indem der Patient auch schwierige Gefühle wie Traurigkeit und Ärger bei sich erleben kann, kann er sich der eigenen Bedürftigkeit bewusst werden. Im weiteren Verlauf sind dann vielleicht ein Betrauern von Entbehrungen und unwiederbringlichen Verlusten sowie ein Aussöhnen mit den erlebten und weiter bestehenden Begrenzungen möglich. Auch ist es eine Aufgabe des Therapeuten, sich gegen die Selbstentwertungen des Patienten zu stellen. Doch zentral ist die Analyse ungünstiger Verhaltens- und Interaktionsmuster. Diesen liegt ein basales Beziehungsmuster zu Grunde, das am besten durch das Beachten der Übertragung und Gegenübertragung in der therapeutischen Beziehung erkannt und bearbeitet werden kann (Schauenburg, 2006).

Von der Art wie der depressive Grundkonflikt vom Einzelnen verarbeitet wird, wird das therapeutische Vorgehen bestimmt. Bei der so genannten regressiven Verarbeitung, auch als anaklitische und soziotrope Depressionstypen (siehe Kapitel 1.13) bezeichnet, werden Ambivalenz, Abhängigkeit, gehemmte Aggressivität und (Pseudo-)Altruismus des Patienten im Vordergrund stehen. Die Übertragungs-Gegenübertragungs-Konstellation ist meistens durch das gleichzeitige Bestehen bzw. Aufeinanderfolgen von Idealisierung und unterschwelliger Kritik und Enttäuschung am Therapeuten gekennzeichnet. Durch die überhöhten Erwartungen des Patienten werden sich meistens zwei unterschiedliche Gegenübertragungen einstellen. Einmal könnte sich der Therapeut genauso fühlen wie der Patient, nämlich überfordert und voller Schuldgefühle oder der Therapeut distanziert sich innerlich, schafft dann aber damit eine sich wiederholende Beziehungserfahrung für den Patienten. Durch Schuldgefühle könnte der Therapeut verleitet sein, die Therapiestrategie öfter vorschnell zu wechseln. Es ist eher empfehlenswert, den Patienten gelassen zu begleiten, denn ein therapeutischer Wirkmechanismus könnte in der Identifikation eines Depressiven mit der Gelassenheit des Therapeuten liegen. Die Ambivalenz der Depressiven, die in jeder wichtigen, so auch der therapeutischen Beziehung zu finden ist, sollte sehr vorsichtig und zunächst nicht in Bezug auf den Therapeuten thematisiert werden. Es geht darum, die entgegengesetzten Gefühle wie z.B. Zuneigung und gleichzeitig Enttäu-schung und Verärgerung, in den Beziehungen herauszuarbeiten und anzuerkennen. Bezüglich des Themas Abhängigkeit ist es wichtig, die Patienten in ihrem expansiven Streben zu bestärken und zu zeigen, dass deren Befürchtung, dass durch das Verwirklichen eigener Interessen und das Austragen von Auseinandersetzungen es zur Abwendung von wichtigen Bezugspersonen kommt, nicht eintritt (Schauenburg, 2006).

Bei der „progressiven" narzisstischen Verarbeitung, die dem autonomen Typ und zum Teil auch dem introjektiven Typ (siehe Kapitel 1.13) entspricht, stehen Scham, Selbstzweifel, Kränkbarkeit, Idealisierung und Entwertung im Vordergrund. Dieser Typ Depressiver wähnt sich unabhängig und wehrt seine Bedürftigkeit ab, auch gegenüber dem Therapeuten und verhält sich eher ablehnend. Dies kann dazu führen, dass der Therapeut in seiner Gegenübertragung Verärgerung, Distanz oder Sorge um die eigene Kompetenz spürt. Die Selbstentwertungen dieser Depressiver sind weniger darauf ausgerichtet, ein verstärktes Bemühen von der Umwelt zu erreichen, sondern sind Ausdruck eines Gefühls von Wertlosigkeit und der Überzeugung, dass es für sie keine Hilfe gibt, auch nicht durch den Therapeuten. Wichtig ist, dass sich der Therapeut durch seine Gegenübertragung nicht dazu verleiten lässt, dieses Welt- und Menschenbild des Patienten zu bestätigen. Scham und Selbstzweifel des Patienten sind Folge seiner überhöhten Ideale. Durch diese wiederum könnte der Patient zu früheren Bezugpersonen entweder durch Identifizierung in Verbindung stehen oder sich von diesen dadurch eher abgrenzen. Therapeutische Ziele könnten sein, eine Entidealisierung und ein Aushalten von Mittelmäßigkeit, Ertragen von Angewiesensein und Verbundenheit und Verzicht auf Entwertung und Kontaktabbruch (Schauenburg, 2006).

Das Beenden der Therapie bei depressiven Patienten kann sich je nach Verarbeitungstyp als schwierig erweisen. Die regressiv-abhängigen Depressiven werden das Ende eher vermeiden und die Therapie hinausziehen wollen, wohingegen die autonomen Depressiven eher Gefahr laufen, die Behandlung zu früh, zu schnell zu beenden. Beide Varianten sollten früh in der Therapie besprochen werden (Schauenburg, 2006).

2.2.2 Die Interpersonelle Psychotherapie

Die Interpersonelle Psychotherapie (Klerman et al., 1984) ist ein Psychotherapieverfahren, das von Klerman, Weissman, Rounsaville und Chevron speziell zur Behandlung von Depressionen entwickelt wurde. Sie kann keiner bestimmten Therapieschule zugeordnet werden, sondern besteht aus Elementen und Techniken verschiedener Schulrichtungen. Sie beruht großteils auf den Ideen der Interpersonellen Schule, sieht also den zwischenmenschlichen Kontext bei der Depressionsentstehung und -behandlung als zentral an.

Dabei handelt es sich um eine Kurztherapie, die 10 bis 20 wöchentliche Einzelsitzungen umfasst. Das Therapieverfahren kann alleine oder in Kombination mit Antidepressiva angewandt werden. Die Interpersonelle Psychotherapie (IPT) als Monotherapie ist bei leichten bis mittelschweren Depressionen indiziert, schwer depressiv gestörte Patienten sollten zusätzlich mit antidepressiver Medikation behandelt werden. Die ursprüngliche Indikation der Interpersonellen Psychotherapie bezog sich auf ambulante, nicht-psychotische, unipolar depressive Patienten, wobei sie inzwischen auch im stationären Rahmen angewandt wird. Die Vorgehensweise in der IPT ist relativ flexibel. Sowohl Patienten mit gut ausgebildeten Problemlösestrategien als auch die stärker kognitiv beeinträchtigten Patienten können sehr individuell je nach Introspektionsfähigkeit behandelt werden.

Nach Schramm (1998) ist für die Behandlungsstrategie der IPT die Annahme zentral, dass die Depression immer in einem psychosozialen und interpersonellen Kontext steht. Psychosozialer Kontext bedeutet hier die soziale Rolle des Patienten wie Ehefrau, Mutter, Berufstätiger oder Ehrenamtlicher. Der interpersonelle Kontext beinhaltet die zwischenmenschlichen Interaktionsmuster und das Kommunikationsverhalten. „Zwischenmenschliche Beziehungen und Geschehnisse wie beispielsweise ein Ehekonflikt, der Verlust einer nahe stehenden Person oder ein Arbeitsplatzwechsel nehmen Einfluss darauf, wie sich eine Depression entwickelt, verläuft und auf eine Behandlung anspricht." Indem man die auslösenden und aufrechterhaltenden Faktoren erkennt und verändert, kann die Depression vermindert und möglicherweise verhindert werden.

Die Durchführung der IPT geschieht in drei Phasen mit unterschiedlichen Schwerpunkten. In den ersten ca. drei Sitzungen wird die so genannte initiale Phase durchgeführt, mit dem Ziel die depressive Symptomatik zu reduzieren. In dieser Phase soll sowohl der Patient als auch der Therapeut die für die Therapie wichtigen Informationen gewinnen. Der Abschluss dieser Phase geschieht in der Definierung des Hauptproblems und der Zielsetzung für die Behandlung.

Zwischen der ca. vierten und der ca. dreizehnten therapeutischen Sitzung, in der sogenannten mittleren Behandlungsphase, wird die Krankenrolle des Patienten reduziert, es wird von ihm verlangt immer aktiver im therapeutischen Geschehen mitzuwirken. Je nach Problemfeld werden zwischenmenschliche Konflikte erkannt und Lösungsstrategien erarbeitet, Defizite im sozialen Leben bearbeitet, bzw. die aktuellen Verluste, wie der Verlust einer bestimmten sozialen Rolle oder der Verlust einer nahe stehenden Person betrauert. Sehr wichtig in dieser Phase ist die Entwicklung von angemessenen Bewältigungsstrategien und alternativen Verhaltensmodi. Die therapeutische Haltung ist dabei vor allem unterstützend und ermutigend. Der Therapeut darf den Bedürfnissen des Patienten entsprechend entweder klärungs- oder problemlöseorientiert vorgehen. Die mittlere Phase der Therapie ist anfangs vorwiegend durch Klärung, sowohl auf kognitiver als auch emotionaler Ebene, geprägt. Erst später in dieser Phase geht es darum, den Patienten aktiv beim Aufbau neuer Verhaltensweisen zu unterstützen, die ihm den Umgang mit interpersonellen Problemen erleichtern sollen.

Die letzten Sitzungen, die so genannte Schlussphase, dienen dem Abschluss der Therapie und als Abschiedsprozess. Wichtig ist das Thematisieren der Empfindungen des Patienten im Kontext der baldigen Verabschiedung vom Therapeuten. Typischerweise wird es sich hier um Traurigkeit und Ängste, aber auch Wut handeln. Grundsätzlich soll der Therapeut seine weitere Erreichbarkeit für den Patienten im Ernstfall signalisieren.

2.2.3 Die Verhaltenstherapie

Die Verhaltenstherapie geht davon aus, dass psychische Störungen auf fehlgeleiteten Lernprozessen beruhen und gründet damit ihr Erklärungs- und Behandlungsmodell auf lerntheoretischen Grundlagen. Dabei sind anfangs das Modell des klassischen Konditionierens von Pawlow (1927) und das Modell des instrumentellen/operanten Konditionierens von Skinner (1953) ausschlaggebend gewesen. Das Modell des klassischen Konditionierens besagt im Wesentlichen, dass ein zunächst neutraler Reiz, der gleichzeitig mit einer außerordentlichen Belastung auftritt, mit dieser verknüpft wird, so dass in späterer Folge nur dieser Reiz ausreicht, um eine emotionale Reaktion auszulösen. Bei der Lerntheorie Skinners sind die Konsequenzen, die einem Verhalten folgen, für die weitere Steuerung des Verhaltens entscheidend.

Es geht also um das Prinzip der Verhaltensänderung durch Belohnung bzw. Bestrafung. Ein weiterer Grundstein der Verhaltenstherapie ist das Modelllernen von Bandura (1979). Demnach können sogar komplexe Verhaltensweisen durch Beobachtung und Nachahmung eines Vorbilds erworben werden. Auch die Attribution, aus der Sozialpsychologie stammend, nimmt einen wichtigen Platz ein. Durch Attributionen werden bestimmten (unkontrollierbaren, Angst auslösenden etc.) Ereignissen bestimmte Ursachen und Erklärungen zugeschrieben, mit dem Ziel, ein Gefühl der subjektiven Kontrolle darüber zu erlangen. Im Zuge der sogenannten kognitiven Wende rückten kognitive Modelle in den Vordergrund von Entstehungstheorien psychischer Störungen und Behandlungsstrategien. Die wichtigsten drei Vertreter dieser kognitiv-verhaltenstherapeutischen Richtung sind Ellis mit der „Rational-Emotiven-Therapie", die irrationale Bewertungen als zentral sieht, Beck mit der „Kognitiven Therapie", ursprünglich speziell auf Depressionen ausgerichtet, die ihm zufolge in der „kognitiven Triade" ihren Ursprung haben, und Meichenbaum mit der „Kognitiven Verhaltenstherapie", der die Fähigkeit zur Selbstverbalisation in der Verhaltenssteuerung als zentral sieht. Heute sind in der „Kognitiv-Behavioralen Therapie" sowohl die klassisch verhaltenstherapeutischen als auch die kognitiven Erklärungs- und Therapiemodelle einander ergänzend zusammengeführt worden.

Es gibt mehrere Möglichkeiten, den verhaltenstherapeutischen Therapieprozess zu gestalten. Kanfer et al. (1996) schlagen ein 7-Phasen-Modell vor. Die erste bzw. Eingangsphase dient der Schaffung günstiger Ausgangsbedingungen. Die zweite Phase dem Aufbau einer Änderungsmotivation und einer vorläufigen Auswahl von Änderungsbereichen. Die dritte Phase beinhaltet eine Verhaltensanalyse und ein funktionales Bedingungsmodell. In einer Verhaltensanalyse werden die Probleme des Patienten in Abhängigkeit zu ihren aufrechterhaltenden Bedingungen und im Hinblick auf ihre Konsequenzen untersucht. Zentral dabei ist das Bedingungsmodell nach Kanfer (1975), das sogenannte SORKC-Modell. Die Buchstaben stehen für:

S: Reize, Situationen

O: Organismus (Kognitionen und biologisch-somatische Bedingungen)

R: Reaktionen, Verhalten

K: Kontingenzen, (regelhafte Zusammenhänge zwischen Situationen, Verhalten und Konsequenzen)

C: Konsequenzen

Inzwischen steht in der Verhaltenstherapie die Bezeichnung Verhalten nicht nur für die äußerlich beobachtbaren Verhaltensweisen, sondern umfasst auch kognitive, emotionale und physiologische Prozesse. Nach der Erfassung der Problematik werden in der nächsten Phase die therapeutischen Ziele vereinbart. In der fünften Phase geht es um die Planung, Auswahl und Durchführung spezieller Methoden. Grundsätzlich kann man sagen wenn man auf die Variable S des Bedingungsmodells Einfluss nehmen will, werden Konfrontations- und Bewältigungsverfahren angewandt, bei der Variable O kommen kognitive Verfahren zum Tragen, die Variable R wird durch Modelllernen verändert und die Variable C durch operante Methoden. In der darauf folgenden Phase werden die therapeutischen Fortschritte evaluiert. In der letzten bzw. Endphase widmet sich der Therapeut der Erfolgsoptimierung und dem Abschluss der Therapie. Der therapeutische Prozess sollte individuell an die Problematik und die Persönlichkeit des Patienten angepasst sein, dabei dient dem Therapeuten das 7-Phasenmodell nur als Orientierung.

Die sogenannte Kognitive Verhaltenstherapie (KVT) ermöglicht eine problemorientierte und strukturierte Behandlung depressiver Störungen. Zentral dabei ist die Annahme, dass Denken (Kognitionen), Fühlen (Stimmung) und Handeln (Verhalten) in einer Wechselwirkung zueinander stehen. Wie ein negativer Gedanke die Stimmung und das Handeln negativ beeinflussen kann, so kann sich eine gedrückte Stimmung auf die Gedanken und Handlungen negativ auswirken und letztendlich kann auch ein bestimmtes Verhalten die Gedanken und die Gefühle bedrücken. Nach Hautzinger (2003) hat es sich die Kognitive Verhaltenstherapie zur Aufgabe gemacht, diese depressive Spirale aufzuhalten und eine konstruktive Entwicklung in Gang zu bringen. Hautzinger (2003) gliedert die Kognitive Verhaltenstherapie bei Depressionen in sechs Behandlungsphasen. In der ersten Phase geht es darum, die Hauptprobleme herauszuarbeiten und sie nach Wichtigkeit,

Dringlichkeit und Veränderbarkeit zu ordnen. Eine zentrale Aufgabe dieser Phase ist, zwischen dem Patienten und Therapeuten eine vertrauensvolle und tragfähige therapeutische Beziehung zu etablieren. Es wird auch allgemeines Wissen über Depressionen vermittelt. Der Schwerpunkt der zweiten Phase ist es, die Depressionsentstehung individuell beim Patienten zu erarbeiten, d.h. ihm das therapeutische Modell in Anlehnung an seine eigenen Gedanken, Gefühle und Verhalten vorzustellen. Es wird auch ein Therapieplan erstellt. In der dritten Phase steht der Aktivitätsaufbau im Mittelpunkt. Beim Aktivitätsaufbau geht es um eine Erhöhung angenehmer und den Abbau negativer, belastender Aktivitäten. Die vierte Phase ist durch den Aufbau und die Verbesserung von sozialen Fertigkeiten geprägt, dabei soll der Patient eine positive Veränderung seines Kontaktes, der Kommunikation und der Problembewältigung im Alltag innerhalb der Familie sowie bei sonstigen sozialen Begegnungen erfahren. In der fünften Phase sind kognitive Techniken zentral. Negative Gedanken und Einstellungen sollen erkannt werden, das Zusammenspiel von negativen Gedanken, Gefühlen und Verhalten deutlich werden und immer wieder auf ihren Realitätsgehalt und ihre Adäquatheit überprüft werden. Schließlich soll ein Entkatastrophisieren und kognitives Neubenennen erfolgen. Die letzte Phase ist dem Transfer des Gelernten in den Alltag, dem Besprechen von Krisen und Frühsymptomen und Notfall- und Krisenplanung gewidmet.

2.3 Lichttherapie

Im Rahmen einer Lichttherapie werden Patienten für die Dauer einer halben Stunde täglich künstlichem Tageslicht ausgesetzt. Diese Therapieform wird vor allem zur Behandlung der saisonalen Depression („seasonal affective disorder", SAD) und bei subsyndromalen Syndromen einer SAD eingesetzt. Darüber hinaus findet sie aber auch als adjuvante Methode bei medikamentös behandelten Patienten mit nichtsaisonalen depressiven Episoden Anwendung und kann auch dort eingesetzt werden, wo entweder antidepressive Medikation vom Patienten nicht erwünscht oder aus medizinischen Gründen kontraindiziert ist. Als nebenwirkungsarme Methode wird sie auch von einigen Patientinnen in der Schwangerschaft und Stillzeit gegenüber anderen Therapieoptionen bevorzugt. Einige klinische Studien zeigten auch positive Effekte bei dementen Patienten mit Schlaf- und Verhaltenstörungen, bei Patientinnen mit Menstruationsbeschwerden sowie bei erwachsenem ADHS und Morbus Parkinson (Barron, 2007; Forbes et al., 2004; Willis et al., 2007). Der genaue Wirkmechanismus ist nicht bekannt. Frühere Theorien gingen von einem positiven Effekt auf chronobiologische Rhythmen durch Normalisierung einer pathologisch veränderten Melatoninsekretion aus, während heute auch direkte Effekte über das Auge und den Tractus retinohypothalamicus angenommen werden. Als Lichtquelle dient eine Lampe, die das volle sichtbare Tageslichtspektrum in einer Intensität von 10.000 Lux ohne Ultraviolett- und Infrarotbereich abstrahlt. Die Patienten werden vorzugsweise morgens für eine halbe Stunde dem Licht exponiert und dazu angeleitet, etwa einmal in der Minute kurz direkt in die Lichtquelle zu schauen. Die ersten stimmungsaufhellenden Effekte zeigen sich oft nach einer Wirklatenz von drei bis sieben Tagen. Als positive Prädiktoren für ein gutes Ansprechen auf Lichttherapie gelten Symptome einer atypischen Depression mit Hypersomnie und Appetitsteigerung, sowie psychische Angstsymptome. Im Gegensatz dazu scheinen Patienten mit vorwiegend körperlichen Angstsymptomen eher geringer von einer Lichttherapie zu profitieren (MacKenzie und Levitan, 2005). Insgesamt ist die Lichttherapie nebenwirkungsarm. Gelegentlich treten Augenbrennen und Kopfschmerzen auf, die in aller Regel mild und transient sind. Bei bipolar-depressiven Patienten wurde Lichttherapie zum Teil erfolgreich eingesetzt, jedoch ist auf ein potentielles Risiko zur Auslösung hypomanischer oder manischer Episoden zu achten (Benedetti et al., 2005b). Einige Psychopharmaka, darunter Trizyklische AD, können in sehr seltenen Fällen photosensibilisierende Effekte aufweisen und so bei Lichtexposition zu Exanthemen führen. Unter gleichzeitiger Therapie mit Lithium oder Trizyklischen Antidepressiva werden für Lichttherapie-Patienten begleitende augenärztliche Kontrollen empfohlen. In den letzten Jahren gab es vermehrt Bemühungen, die Effekte der Lichttherapie durch Veränderung der Applikationszeit und -länge sowie durch Kombinationen mit anderen Therapieformen zu optimieren. Die morgendliche Applikation scheint zwar den schnellsten Wirkungseintritt zu erzielen, aber in der Effektgröße anderen Applikationszeiten vergleichbar zu sein. Eine Abwandlung der klassischen Lichttherapie ist die Dämmerungssimulation („dawn simulation"), bei der die natürliche Morgendämmerung mit langsam ansteigernder Lichtintensität durch Kunstlicht nachgeahmt wird. Sie zeigte in einigen Studien vergleichbare Effektstärken wie die klassische Lichttherapie (Avery et al., 1992, 2001; Terman und Terman, 2006). Für den therapeutischen Effekt scheinen vor allem kurze Wellenlängen (blau) verantwortlich zu sein, die auch mit neuartigen Lichttherapiegeräten mit Hilfe von Leuchtdioden appliziert werden können (Desan et al., 2007; Glickman et al., 2006). Die Kombination von Lichttherapie mit anderen chronobiologisch wirksamen Verfahren, insbesondere mit Schlafentzugstherapie zeigte zum Teil ermutigende Ergebnisse (Benedetti et al., 2005a; Guducu et al., 2005). Auch eine Kombination mit sportlicher Betätigung und Anreicherung der Raumluft mit negativ geladenen Ionen scheinen günstige Effekte zu haben (Goel et al., 2006; Leppamaki et al., 2003; Terman et al., 1998).

2.4 Schlafentzugstherapie

Die engen Zusammenhänge zwischen Schlaf und affektiven Störungen wurden schon früh erkannt und beschrieben. Depressive Erkrankungen gehen in vielen Fällen mit einer gestörten Schlafarchitektur einher, wobei einerseits oft Ein- und Durchschlafstörungen vorkommen, andererseits auch Hypersomnie und exzessive Tagesmüdigkeit häufige Probleme darstellen. Schlafstörungen können aber auch per se ein Prädilektionsfaktor zur Entwicklung affektiver Erkrankungen sein. Neuere Erkenntnisse zeigen bei chronischem primären Schlafmangel neben anderen biologischen Auswirkungen eine deutliche Desensitivierung der Serotonin 1A-Rezeptoren, die eine zentrale Rolle in der Entstehung von affektiven Erkrankungen spielen (Roman et al., 2005). Auch ein negativer Effekt von chronischem Schlafmangel auf die synaptische Plastizität, Gedächtnisleistung und NMDA-Rezeptorfunktion ist bekannt (Kopp et al., 2006). Umgekehrt zeigt die Schlafentzugstherapie bei zahlreichen Patienten deutliche antidepressive Wirksamkeit. Der genaue Wirkmechanismus ist nicht bekannt. Bei Respondern finden sich nach dem Schlafentzug jedoch einige charakteristische biologische Veränderungen, insbesondere eine erhöhte Renin-Ausschüttung und eine verminderte Aktivität der Hypophysen-Nebennierenachse. Überdies konnte auch eine stimulierende Wirkung auf die Neurogenese im Bereich des Hippocampus gezeigt werden (Grassi et al., 2006; Murck et al., 2006; Voderholzer et al., 2004). Heute wird Schlafentzug vor allem adjuvant zu medikamentöser Therapie eingesetzt. Die klassische Art wird durchgeführt, indem der Patient dazu angeleitet wird, eine volle Nacht und den darauffolgenden Tag hindurch wach zu bleiben. Es ist wichtig, den Patienten darüber aufzuklären, dass auch schon kurze

Schlafperioden während des Schlafentzugs den antidepressiven Effekt aufheben. Begleitende Medikation soll wie gewohnt eingenommen werden, jedoch sollte auf jede sedierende Medikation verzichtet werden. Während der Nacht können alle beliebigen und sinnvollen Tätigkeiten, die vom Schlaf abhalten, durchgeführt werden. Sowohl der Tag vor dem Schlafentzug als auch der Folgetag sollten völlig normal, das heißt insbesondere ohne „Vorschlafen" bzw. „Nachschlafen" verbracht werden. Eine alternative Möglichkeit ist der partielle Schlafentzug in der zweiten Nachthälfte (ab 1 Uhr nachts), der ebenfalls antidepressive Wirksamkeit zeigt, während Schlafentzug in der ersten Nachthälfte keinen günstigen Effekt hat. Eine dritte Möglichkeit stellt die Schlafrhythmusänderung über den Zeitraum einer Woche dar. Dabei wird am ersten Tag ein partieller Schlafentzug ab 1 Uhr nachts durchgeführt. Am nächsten Tag sollte dann acht Stunden zwischen 17 Uhr und 1 Uhr nachts geschlafen werden und in den folgenden Tagen die Schlafzeit um jeweils eine Stunde nach hinten verlegt werden, sodass nach einer Woche wieder von 22 Uhr abends bis 6 Uhr morgens geschlafen wird. In Forschungsabteilungen bzw. Schlaflabors kann auch selektiv ein Entzug der REM-Schlafphasen erfolgen, der therapeutisch wirksam ist. Der erste Schlafentzug sollte nach Möglichkeit nicht alleine stattfinden, sondern in stationärer Umgebung mit Betreuung. Nachdem die Methode vom Patienten erlernt wurde, kann sie eventuell auch zu Hause, alleine oder in Anwesenheit von Angehörigen angewandt werden. Eine Wiederholung ist je nach Verträglichkeit ein- bis zweimal pro Woche möglich. Wichtig ist es, in den Patienten keine übertriebenen Erwartungen zu wecken. Obwohl der klinische Effekt oft deutlich ist, hält er meist nicht lange an. Es kommt sogar häufig am zweiten Tag nach Schlafentzug zu einer Verschlechterung des Befindens. Eine bekannte unerwünschte Wirkung ist eine Verstärkung des Schmerzempfindens am Folgetag, weshalb die Methode bei Schmerzpatienten als vermutlich weniger günstig zu beurteilen ist (Roehrs et al., 2006). Obwohl die Methode auch bei bipolar-depressiven Patienten mit Erfolg eingesetzt werden kann, ist in dieser Patientengruppe auf ein erhöhtes Risiko zur Auslösung manischer Episoden zu achten. Eine Kombination des Schlafentzugs mit weiteren chronobiologisch wirksamen Methoden, insbesondere der Lichttherapie, zeigte in klinischen Studien günstige Effekte.

2.5 Elektrokrampftherapie (EKT)

Die Beobachtung, dass epileptische Anfälle psychotische Symptome verbessern können, wurde 1934 vom ungarischen Neurologen Ladislas Meduna gemacht, der über gute Erfolge nach Auslösung epileptischer Anfälle durch Kampfer berichtete. Später wurde die Methode durch die beiden italienischen Psychiater Cerletti und Bini zur nebenwirkungsärmeren Elektrokonvulsionstherapie (EKT) weiterentwickelt und erfuhr wegen ihres Erfolges rasch weltweite Verbreitung (Fink,

1984). Allerdings war das Erleben des Nativschocks für Betroffene oft sehr negativ, sodass die Methode damals mit Recht kritisiert wurde. Seit den 60er Jahren wird die EKT ausschließlich unter Kurznarkose und medikamentöser Muskelrelaxation durchgeführt. Heute haben sich die Indikationen für eine EKT-Behandlung insbesondere auf das Gebiet der affektiven Erkrankungen erweitert. Bei schweren depressiven Episoden mit Agitiertheit, psychomotorischer Hemmung und/oder psychotischen Symptomen gilt die EKT als zuverlässig wirksame Behandlungsform mit einer Erfolgsrate für ein Ansprechen von 70–90%. Es gibt Hinweise darauf, dass gerade bei schwer depressiven Patienten mit psychotischen Symptomen die höchste Erfolgsquote zu erwarten ist (Petrides et al., 2001). Auch im Rahmen einer unter medikamentösen Behandlung therapieresistenten Depression besteht eine Aussicht auf Remission in etwa 50–75% aller Fälle (Kho et al., 2003). Weiter findet die EKT in der Behandlung von Psychosen aus dem schizophrenen Formenkreis und bei therapierefraktärer Manie Anwendung. Im Falle einer lebensbedrohlichen perniziösen Katatonie ist bei Versagen medikamentöser Behandlungsversuche die EKT vital indiziert und zeigt Erfolgsquoten von bis zu 98%. Fallberichte existieren auch über die Wirksamkeit bei pathologischer Aggression, schweren Zwangstörungen, Angststörungen und Morbus Parkinson. In diesen Indikationen sollte die EKT allerdings nur im Ausnahmefall nach Ausschöpfen aller anderen möglichen therapeutischen Optionen angewandt werden. Die möglichen Indikationen für EKT sind in Tabelle 1 angeführt.

INDIKATIONEN FÜR EKT-BEHANDLUNG NACH WISSENSCHAFTLICHEM EVIDENZGRAD		
Hoher Evidenzgrad	Guter Evidenzgrad	Mögliche Wirksamkeit[1]
Schwere depressive Episoden – insbesondere mit psychotischen Symptomen, Agitiertheit, psychomotorischer Hemmung	Akute Schizophrenie	Pathologische Aggression
	therapieresistente chronische Schizophrenie mit Positivsymptomen	schwere Zwangstörungen
Therapieresistente Depression	Schizoaffektive Erkrankungen	Angststörungen (Mb. Parkinson)
therapieresistente perniziöse Katatonie (vitale Indikation!)[2]	therapierefraktäre Manie	
[1] Einsatz nur in Einzelfällen nach Ausschöpfen aller anderen Therapieoptionen. [2] Vitale Indikation bei Fehlschlagen medikamentöser Behandlungsversuche.		

TABELLE 1

Der Wirkmechanismus der EKT ist zwar gut erforscht, aber nur lückenhaft verstanden. Die antidepressive Wirkung könnte mit einer Verminderung der β1-Rezeptordichte und einer Zunahme von 5HT2-Rezeptoren vor allem im Hippocampus und Kortex assoziiert sein. Die antipsychotische und antimanische Wirkung ist möglicherweise auch mit einem modulierenden Effekt auf Dopaminrezeptoren erklärbar. Jedenfalls zeigen sich unter EKT-Therapie multiple Veränderungen in zahlreichen Neurotransmittersystemen und ein positiver Effekt auf verschiedene neurotrophe Faktoren wie BDNF („brain derived neurotrophic factor"). Die Konzentration verschiedener Neuropeptide wie Neuropeptid Y (NPY), aber auch synaptische Proteine wie Synapsin I und III scheint unter EKT-Therapie ebenfalls beeinflusst zu werden. Neben diesen Veränderungen an Neuronen findet sich auch ein Einfluss auf die Funktion von Gliazellen (Andrade et al., 2008; Anttila et al., 2008; Baghai et al., 2008; Bruce et al., 2008; Elfving et al., 2008; Jinno et al., 2008; Lehtimaki et al., 2008; Okamoto et al., 2008). Die Durchführung der EKT erfolgt immer in Anwesenheit eines Anästhesisten, der die Kurznarkose leitet. Überdies müssen Sicherheitsvorkehrungen getroffen werden, die zumindest die Anwesenheit von Pflegepersonal und die Möglichkeit der Behandlung von Narkosezwischenfällen (Intubation, Beatmung, Defibrillation) umfassen. Die zur Auslösung des Krampfanfalls verwendeten Elektroden werden im Regelfall wegen der geringeren Nebenwirkungen zunächst unilateral an der nicht-dominanten Hemisphäre am Temporal- und Okzipitalpol platziert. Es gibt allerdings Hinweise, dass insbesondere bei älteren Patienten und schizophrenen Psychosen durch eine bitemporale Platzierung bessere Ergebnisse erzielt werden. Auch die bifrontale Anwendung scheint gute Ergebnisse zu liefern, hat aber möglicherweise eine höhere Rate an unerwünschten Wirkungen. Die Behandlungen werden zwei bis dreimal in der Woche an nicht aufeinanderfolgenden Tagen wiederholt. In den meisten Fällen ist eine Gesamtzahl von sechs bis zwölf EKT-Behandlungen für einen ausreichenden Effekt notwendig, bei bipolaren Patienten zeigt sich jedoch oft schon ein früheres Ansprechen. Der Wirkungseintritt ist durchschnittlich am schnellsten bei katatoner Schizophrenie, benötigt etwas länger bei affektiven Erkrankungen und verzögert sich am meisten bei chronischer Schizophrenie. In manchen Fällen kann an die Akutbehandlung eine Erhaltungs-EKT angeschlossen werden, die vor allem dann empfehlenswert ist, wenn es zu einem frühen Wiederauftreten der ursprünglichen Symptomatik kommt, anamnestisch häufig Rückfälle bekannt sind oder ein mangelndes Ansprechen auf medikamentöse Therapie besteht. In diesen Fällen wird für die Dauer von 6 Monaten bis zu einigen Jahren zunächst wöchentlich, später meist monatlich eine weitere EKT-Behandlung angeschlossen. Alle drei Monate sollte jedoch das Weiterbestehen der Indikation im Sinne einer Nutzen-Risiko-Analyse überprüft werden. Die wichtigste mögliche Nebenwirkung der EKT ist ein negativer Einfluss auf kognitive Funktionen. Bei knapp einem Drittel aller Behandlungen zeigen sich kognitive Beeinträchtigungen, die in seltenen Fällen auch schwer ausgeprägt sein können. Die häufigsten Symptome sind antero- und retrograde Amnesien, sowie postiktale Verwirrung und Aufmerksamkeitsstörungen. Selten finden sich auch Aphasien, Agnosien und Apraxien. Die meisten kognitiven Nebenwirkungen sind transient und kurzfristig (Stunden bis wenige Tage). In Einzelfällen können sie aber auch länger bestehen. Bei bilateraler und bifrontaler Elektordenplatzierung kommen kognitive Störungen häufiger vor, als bei unilateraler Stimulation. Die Gefahr der Auslösung hypomanischer oder manischer Phasen ist insgesamt als gering einzustufen. Sie beträgt bei bisher unipolar-depressiv diagnostizierten Patienten maximal zehn Prozent. Bei bipolaren Patienten kommt es oft etwas schneller zur gewünschten Besserung. Da bei Fortführen der EKT-Behandlungen dann in etwa zehn bis dreißig Prozent aller Fälle hypomanische oder manische Phasen ausgelöst werden können, sollte gleich nach Rückbildung der depressiven Symptomatik die EKT-Behandlung abgebrochen werden. Protrahierte Krampfanfälle, im Extremfall auch status epileptici, gehören ebenfalls zu den sehr seltenen Risiken. Ursächlich finden sich dabei oft Therapien mit krampfschwellensenkenden Medikamenten wie Lithium oder Theophyllin oder eine krankhaft erhöhte Neigung zu epileptischen Anfällen. In jedem Falle sollte nach 120 Sekunden Krampfdauer das Anfallsgeschehen medikamentös beendet werden, was in der Regel durch parenterales Verabreichen von Benzodiazepinen gelingt. Seltenere unerwünschte Nebenwirkungen sind vor allem im Zusammenhang mit dem allgemeinen Narkoserisiko zu sehen. So kann es in einzelnen Fällen zu Bradykardie, Aspiration, Verletzungen an Zähnen, Lippen, Kiefer und Gaumen sowie zu Herzrhythmusstörungen kommen. Weder hohes Alter noch Schwangerschaft stellen eine Kontraindikation zur Durchführung einer EKT dar. Vorsicht ist jedoch geboten bei rezentem Myokardinfarkt oder cerebralem Insult, erhöhtem Hirndruck, cerebralen Gefäßmissbildungen, Gerinnungsstörungen, Phäochromozytom und Ablatio retinae.

2.6 Transkranielle Magnetstimulation (TMS)

Die transkranielle Magnetstimulation ist eine nicht-invasive Technologie, bei der mit Hilfe starker Magnetfelder je nach Applikationsmodus verschiedene Bereiche des Gehirns sowohl stimuliert als auch gehemmt werden können. Sie wird in der Therapie zahlreicher neurologischer Erkrankungen (Migräne, Tinnitus, Morbus Parkinson, Rehabilitation nach cerebralem Insult, Dystonien), aber auch bei verschiedenen psychiatrischen Erkrankungen eingesetzt. Am häufigsten wurde TMS in der Therapie der Depression untersucht, es gibt aber Berichte über ihren Einsatz bei zahlreichen anderen Erkrankungen wie Bulimie, Zwangserkrankungen oder ADHS (Lisanby et al., 2002; Walpoth et al., 2008).

Durch die Magnetstimulation kommt es zu einer Auslösung von Aktionspotentialen und Depolarisation an Neuronen, was eine Vielzahl sekundärer Effekte erzeugt. Bei repetitiver Stimulation (rTMS), die bevorzugt in der Therapie affektiver Erkrankungen eingesetzt wird, zeigen sich auch über die Behandlungsdauer hinaus bleibende Effekte an den Neuronen ähnlich einer „long term potentiation (LTP)" oder „long term depression (LTD)". Dabei finden sich unter anderem Veränderungen im regionalen cerebralen Blutfluss und Glukosestoffwechsel, sowie Veränderungen der Expression verschiedener Transkriptionsfaktoren für Neurotrophine und Transmitter (Conca et al., 2002; Hausmann et al., 2000, 2002). Der genaue Wirkmechanismus bleibt jedoch trotz zahlreicher neuer Forschungsergebnisse nur sehr unvollständig verstanden. Überdies gibt es auch Unklarheit über den bestmöglichen Applikationsmodus (Frequenz, Intensität) und Stimulationsort. Durch die derzeit verwendeten TMS-Geräte können nur oberflächliche Regionen des Gehirns erreicht werden. In der Therapie affektiver Erkrankungen ist dies zumeist der präfrontale Kortex. Neuere Geräte erlauben jedoch auch eine Stimulation tiefer gelegener Hirnregionen und befinden sich derzeit in Erprobung. Die Untersuchungen des Effekts von rTMS an depressiven Patienten zeigten recht gemischte Ergebnisse, deren Vergleich wegen der unterschiedlich angewandten Stimulationstechniken überdies schwer fällt. Da es aber durchaus Hinweise für einen gewissen antidepressiven Effekt und positive Berichte über gute Be-

handlungserfolge gibt, wird weiterhin an einer Optimierung und Vereinheitlichung der Stimulationstechniken gearbeitet (Loo und Mitchell, 2005). Mögliche unerwünschte Wirkungen sind selten und in der Regel gering ausgeprägt (Janicak et al., 2008). Neben Kopfschmerzen gibt es auch vereinzelte Berichte über die Auslösung hypomanischer und manischer Episoden oder epileptischer Anfälle (Conca et al., 2000; Hausmann et al., 2004).

2.7 Vagusnervstimulation (VNS)

Die Vagusnervstimulation ist eine Technik, die in der Behandlung der medikamentös nicht ausreichend beherrschbaren Epilepsie eingeführt wurde und auch bei therapieresistenter Depression eingesetzt wird. Durch einen operativen Eingriff wird dabei im Halsbereich ein Schrittmacher am linken Vagusast eingesetzt, der den Nerv in regelmäßigen Abständen stimuliert. Der rechte Ast wird zur Vermeidung von Nebenwirkungen durch seinen stärkeren Einfluss auf die Herzfunktion vermieden. Durch die Erhöhung des Vagotonus zeigen sich im ZNS Veränderungen des regionalen Blutflusses und des noradrenergen und serotoninergen Systems. Ein möglicher Mechanismus dafür ist die Aktivierung von Kerngebieten im Tractus solitarius mit sekundären Projektionen zu limbischen und kortikalen Strukturen, sowie zu wichtigen noradrenergen Zentren (Locus coeruleus) und serotoninergen Zentren (Raphekerne) im Hirnstamm (Nemeroff et al., 2006). Mögliche Nebenwirkungen der VNS sind lokale Irritationen oder Infektionen im Implantationsbereich. Durch den Eingriff kann es in seltenen Fällen auch zu einer Verletzung umgebender Strukturen kommen (Rekurrensparese). Relativ häufig wird über eine Veränderung der Stimmlage, Heiserkeit und Halsschmerzen berichtet. Für die Implantation und Erststimulation sind Herzrhythmusstörungen zu beachten. Sie sind ein zu erwartendes, wenn auch seltenes Phänomen. Insbesondere sind passageres Vorhofflimmern, Bradykardie und Asystolie beschrieben. Die Wirkung der chronischen VNS auf die Variabilität der Herzfrequenz ist jedoch als gering zu betrachten. Es gibt auch Berichte über Gewichtsabnahme und vermindertes Hungergefühl bei chronischer VNS-Therapie (Bodenlos et al., 2007; Pardo et al., 2007). Die Wirksamkeit bei therapieresistenter Depression konnte in vielen klinischen Studien gezeigt werden, was auch zu einer offiziellen Indikation der Therapie durch die nordamerikanische Zulassungsbehörde (FDA) führte. Allerdings zeigte eine placebokontrollierte Studie keine klaren Vorteile in der Erhaltungstherapie, weshalb der Einsatz der VNS durchaus kontrovers diskutiert wird und jedenfalls aus heutiger Sicht wirklich schweren, therapieresistenten Fällen vorbehalten bleiben sollte (Ansari et al., 2007; Ben Menachem, 2001; Carpenter et al., 2003; Daban et al., 2008).

2.8 Tiefe Hirnstimulation („deep brain stimulation", DBS)

Bei der DBS wird über eine stereotaktische Operation eine Sonde in bestimmte Hirnregionen implantiert, die ähnlich einem Herzschrittmacher elektrische Impulse abgibt und so zu einer Modulation der Funktion des betroffenen Gebiets führt. Etablierte Einsatzgebiete sind schwere, therapierefraktäre Fälle von Morbus Parkinson und Dystonien (Alberts et al., 2008; Benabid et al., 2005; Bordini et al., 2007; Castelli et al., 2006), wo die DBS als wirksam und ausreichend sicher gilt. Eine Vielzahl anderer Erkrankungen (Tourette-Syndrom, chronische Schmerzen, Zwangserkrankungen) wurde experimentell ebenfalls mithilfe von DBS behandelt und zeigte häufig therapeutisches Ansprechen (Greenberg et al., 2008; Pereira et al., 2007). Auch für depressive Erkrankungen gibt es Berichte über Behandlungserfolge. Die dabei stimulierten Regionen waren meist das subgenuale Cingulum oder der Nucleus accumbens, aber auch andere Regionen kommen für die DBS bei therapieresistenter Depression in Betracht (Aouizerate et al., 2005; Giacobbe und Kennedy, 2006; Sartorius und Henn, 2007; Schlaepfer und Lieb, 2005; Schlaepfer et al., 2008). Anhand der Erfahrungen mit Parkinsonpatienten kann man davon ausgehen, dass die Veränderungen unter DBS nicht durch Nervenläsionen entstehen, da sie bei Wegfall der Stimulation reversibel sind. Die meisten Patienten konnten durch die Therapie deutlich profitieren und zeigten insgesamt nur wenig Nebenwirkungen. Allerdings sind Wirkmechanismus und auch die neuroanatomischen Grundlagen gerade bei psychiatrischen Erkrankungen zum jetzigen Zeitpunkt nur unvollständig verstanden, und direkte Eingriffe in Regionen des zentralen Nervensystems können unerwartete Auswirkungen mit sich bringen. So gab es beispielsweise bei Parkinsonpatienten nach DBS-Behandlung Berichte über eine möglicherweise erhöhte Suizidrate. Da sich überdies zeigt, dass durch die DBS Empfindungen und Verhalten sehr direkt beeinflusst werden können und mögliche unerwünschte Effekte mangels Vorerfahrungen nicht mit Sicherheit auszuschließen sind, ergeben sich auch zahlreiche ethische Fragen zum Einsatz der DBS.

3. Depressive Episode / Episode einer Major Depression

3.1 Einleitung

Charakteristisch für eine depressive Episode bzw. eine Major Depression ist eine zumindest zweiwöchige Periode von depressiver Stimmung oder Interessensverlust bzw. Verlust von Freude an fast allen Aktivitäten, die bis zum Beginn der Episode gerne ausgeübt wurden. Zusätzlich sollen einige Symptome wie Veränderung des Körpergewichts bzw. des Appetits, Schlafstörungen, Gefühle von Schuld oder eigener Wertlosigkeit, Schwierigkeiten, Entscheidungen zu treffen, sich zu konzentrieren oder zu denken, Beschäftigung mit dem Tod bzw. Suizidabsichten oder Suizidversuche vorhanden sein. Die Symptome sollen die meiste Zeit des Tages anhalten und mit klinisch relevanten Leiden oder Beeinträchtigung im täglichen Leben verbunden sein. Die Patienten beschreiben in der Regel ihre eigene Stimmung als traurig, niedergeschlagen oder hoffnungslos. Es kommt vor, dass Patienten Schwierigkeiten haben, ihre eigenen Empfindungen zu benennen, so dass diese dem nonverbalen Ausdruck z.B. dem Gesichtsausdruck entnommen werden müssen. Oft stehen im Vordergrund des Klagens somatische Beschwerden, so dass die Patienten die Traurigkeit bzw. Hoffnungslosigkeit, wenn überhaupt, dann nur als sekundär erwähnen. Auch Schuldzuweisungen, Reizbarkeit und eine deutlich verminderte Frustrationstoleranz können vordergründig vom Untersucher wahrgenommen werden. Die Angehörigen des Patienten berichten oft vom sozialen Rückzug und Interessensverlust, was sich in der Regel auf Freizeitaktivitäten und Abnahme der Libido bei Betroffenen bezieht. Der Appetit ist in der Regel reduziert, jedoch auch eine beträchtliche Appetitzunahme insbesondere in Bezug auf Süßigkeiten und damit verbundener Gewichtszunahme sind nicht selten. Typischerweise leiden die Patienten unter Durchschlafstörungen oder Früherwachen, was oft der erste Grund zur Kontaktaufnahme zu ihrem Hausarzt darstellt. Energiemangel, psychomotorische Verlangsamung oder Agitiertheit, Müdigkeit, so dass selbst geringe Aufgaben, wenn überhaupt, dann nur mit einer großen Anstrengung zu bewältigen sind, sind ebenfalls meist vorhanden. Selbstvorwürfe, Grübeln, Schuldgefühle und eine permanent negative Selbsteinschätzung ergänzen dieses Bild.

3.2 Besondere Merkmale

Es kommt oft vor, dass die depressive Episode nach bedeutsamen psychosozial belastenden Ereignissen wie z.B. Verlust der Arbeitsstelle, Trennung oder Tod einer nahe stehenden Person auftreten. Eine depressive Episode kann auch in der postpartalen Phase auftreten. Oft berichten Patienten über private und berufliche Schwierigkeiten, die primär aus der Reizbarkeit, Neigung zum sozialen Rückzug, sexuellen Problemen abzuleiten sind. Eine deutlich gestiegene Anzahl von Arztbesuchen und die Neigung zum Substanzenmissbrauch, vorwiegend von Alkohol, gehören ebenfalls zum Krankheitsbild. In vielen Kulturen wird Depression vorwiegend über körperliche Symptomatik zum

Ausdruck gebracht. Patienten aus dem Mittelmeerraum, die im deutschsprachigen Europa eine relevante Gruppe darstellen, klagen überwiegend über Kopf- oder Rückenschmerzen und verbalisieren ihre Traurigkeit, Minderwertigkeitsgefühle bzw. Schuldgefühle kaum. Empirische Daten zeigen, dass eine depressive Episode bedeutsam häufiger bei Frauen als bei Männern diagnostiziert wird. Viele der betroffenen Frauen verspüren eine Symptomverschlechterung kurz vor dem Auftreten der Regelblutung.

3.3 ICD-10-Forschungskriterien für depressive Episode

Es wird angenommen, dass bei der Mehrzahl der depressiven Episoden bestimmte somatische Symptome regelmäßig auftreten, so dass diese Episoden oft als „somatisches Syndrom" beschrieben werden. Die ICD-10-Forschungskriterien lauten (World Health Organisation, 1994):

Somatisches Syndrom

1. deutlicher Interessensverlust oder Verlust der Freude an normalerweise angenehmen Aktivitäten
2. mangelnde Fähigkeit, auf Ereignisse oder Aktivitäten emotional zu reagieren, auf die normalerweise reagiert würde
3. Früherwachen, zwei Stunden oder mehr, vor der gewohnten Zeit
4. Morgentief
5. objektiver Befund einer ausgeprägten psychomotorischen Hemmung oder Agitiertheit (beobachtet oder von anderen berichtet)
6. deutlicher Appetitverlust
7. Gewichtsverlust (5% oder mehr des Körpergewichts im vergangenen Monat)
8. deutlicher Libidoverlust

In den klinischen Beschreibungen und diagnostischen Leitlinien der ICD-10 wird nicht gefordert, das somatische Syndrom bei schweren depressiven Störungen extra zu verschlüsseln, da angenommen wird, dass die Mehrzahl der schweren depressiven Episoden mit einem somatischen Syndrom einhergeht. Für Forschungszwecke kann es aber sinnvoll sein, auch bei schweren depressiven Episoden das Vorliegen eines somatischen Syndroms zu kodieren.

F32.0 Leichte depressive Episode

A. Die allgemeinen Kriterien für eine depressive Episode (F32) sind erfüllt.
B. Mindestens zwei der folgenden drei Symptome liegen vor:
   1. depressive Stimmung, in einem für die Betroffen deutlich ungewöhnlichen Ausmaß, die meiste Zeit des Tages, fast jeden Tag, im Wesentlichen unbeeinflusst von den Umständen und mindestens zwei Wochen anhaltend
   2. Interessen- oder Freudverlust an Aktivitäten, die normalerweise angenehm waren
   3. verminderter Antrieb oder gesteigerte Ermüdbarkeit
C. Ein oder mehr zusätzliche der folgenden Symptome bis zu einer Gesamtzahl

aus B und C von mindestens vier oder von fünf Symptomen:

1. Verlust des Selbstvertrauens oder des Selbstwertgefühles
2. unbegründete Selbstvorwürfe oder ausgeprägte, unangemessene Schuldgefühle
3. wiederkehrende Gedanken an den Tod oder an Suizid oder suizidales Verhalten
4. Klagen über oder Nachweis eines verminderten Denk- oder Konzentrationsvermögens, Unschlüssigkeit oder Unentschlossenheit
5. psychomotorische Agitiertheit oder Hemmung (subjektiv oder objektiv)
6. Schlafstörungen jeder Art
7. Appetitverlust oder gesteigerter Appetit mit entsprechender Gewichtsveränderung.

F32.1 Mittelgradige depressive Episode

A. Die allgemeinen Kriterien für eine depressive Episode (F32) sind erfüllt.
B. Mindestens zwei der drei Symptome von F32.0 B.
C. Zusätzliche Symptome von F32.0 C., bis zu einer Gesamtzahl von mindestens sechs oder von sieben Symptomen.

F32.2 Schwere depressive Episode ohne psychotische Symptome

Beachte: Wenn wichtige Symptome, wie Agitiertheit oder Verlangsamung, sehr deutlich ausgeprägt sind, können oder wollen die Betroffenen möglicherweise nähere Angaben zu weiteren Symptomen nicht machen. Eine Einordnung als schwere depressive Episode kann unter solchen Umständen dennoch gerechtfertigt sein.

A. Die allgemeinen Kriterien für eine depressive Episode (F32) sind erfüllt.
B. Alle drei Symptome von F32.0 B.
C. Zusätzliche Symptome von F32.0 C., so dass eine Gesamtzahl von mindestens acht Symptomen vorliegt.
D. Keine Halluzinationen, Wahn oder depressiver Stupor.

F32.2 Schwere depressive Episode mit psychotischen Symptomen

A. Die allgemeinen Kriterien für F32 (depressive Episode) sind erfüllt.
B. Die Kriterien für eine schwere depressive Episode ohne psychotische Symptome (F32.2) sind, mit Ausnahme von Kriterium D., erfüllt.
C. Die Kriterien für eine Schizophrenie (F20.0–F20.3) oder eine schizodepressive Störung (F25.1) sind nicht erfüllt.
D. Entweder 1. oder 2.:
1. Wahnideen oder Halluzinationen kommen vor, aber andere als die typisch für Schizophrenie unter F20 G1.1.b, c und d aufgelisteten (d.h. die Wahngedanken sind nicht bizarr oder kulturell unangemessen, bei den Halluzinationen handelt es sich nicht um Rede in der dritten Person oder kommentierende Stimmen). Am häufigsten sind depressiver, Schuld-, hypochondrischer, nihilistischer, Beziehungs- oder Verfolgungswahn.
2. Depressiver Stupor.

3.4 Diagnostische Kriterien für Episode einer Major Depression nach DSM IV

Das DSM IV beschreibt Episode einer Major Depression wie folgt (American Psychiatric Association, 1994):

A. Mindestens fünf der folgenden Symptome bestehen während derselben zwei-Wochen Periode und stellen eine Änderung gegenüber der vorher bestehenden Leistungsfähigkeit dar; mindestens eines der Symptome ist entweder (1) Depressive Verstimmung oder (2) Verlust an Interesse oder Freude.

Beachte: Auszuschließen sind Symptome, die eindeutig durch einen medizinischen Krankheitsfaktor, stimmungsinkongruenten Wahn oder Halluzinationen bedingt sind.

1. Depressive Verstimmung an fast allen Tagen, für die meiste Zeit des Tages, vom Betroffenen selbst berichtet (z.b. fühlt sich traurig oder leer) oder von anderen beobachtet (z.b. erscheint den Tränen nahe). (Beachte: kann bei Kindern und Jugendlichen auch reizbare Verstimmung sein).

2. Deutlich vermindertes Interesse oder Freude an allen oder fast allen Aktivitäten, an fast allen Tagen, für die meiste Zeit des Tages (entweder nach subjektivem Ermessen oder von anderen beobachtet).

3. Deutlicher Gewichtsverlust ohne Diät oder Gewichtszunahme (mehr als 5% des Körpergewichtes in einem Monat) oder verminderter oder gesteigerter Appetit an fast allen Tagen. Beachte: Bei Kindern ist das Ausbleiben der zu erwartenden Gewichtszunahme zu berücksichtigen.

4. Schlaflosigkeit oder vermehrter Schlaf an fast allen Tagen.

5. Psychomotorische Unruhe oder Verlangsamung an fast allen Tagen (durch andere beobachtbar, nicht nur das subjektive Gefühl von Rastlosigkeit oder Verlangsamung).

6. Müdigkeit oder Energieverlust an fast allen Tagen.

7. Gefühle von Wertlosigkeit oder übermäßige oder unangemessene Schuldgefühle (die auch wahnhaftes Ausmaß annehmen können) an fast allen Tagen (nicht nur Selbstvorwürfe oder Schuldgefühle wegen des Krankseins).

8. Verminderte Fähigkeit zu denken oder sich zu konzentrieren oder verringerte Entscheidungsfähigkeit an fast allen Tagen (entweder nach subjektivem Ermessen oder von anderen beobachtet).

9. Wiederkehrende Gedanken an den Tod (nicht nur Angst vor dem Sterben), wiederkehrende Suizidvorstellungen ohne genauen Plan, tatsächlicher Suizidversuch oder genaue Planung eines Suizids.

B. Die Symptome erfüllen nicht die Kriterien einer Gemischten Episode.

C. Die Symptome verursachen in klinisch bedeutsamer Weise Leiden oder Beeinträchtigungen in sozialen, beruflichen oder anderen wichtigen Funktionsbereichen.

D. Die Symptome gehen nicht auf die direkte körperliche Wirkung einer Substanz (z.B. Droge, Medikament) oder eines medizinischen Krankheitsfaktors (z.B. Hypothyreose) zurück.

E. Die Symptome können nicht besser durch einfache Trauer erklärt werden, d.h. nach dem Verlust einer geliebten Person dauern die Symptome länger als zwei Monate an oder sie sind durch deutliche Funktionsbeeinträchtigungen, krankhafte Wertlosigkeitsvorstellungen, Suizidgedanken, psychotische Symptome oder psychomotorische Verlangsamung charakterisiert.

3.5 Diagnosestellung nach differentialdiagnostischen Überlegungen

Wenn eine depressive Episode als direkte Folge einer somatischen Erkrankung wie z.B. Hypothyreose auftritt, soll die Diagnose einer depressiven Störung aufgrund eines medizinischen Krankheitsfaktors gestellt werden. Diese Entscheidung stützt sich auf die Ergebnisse der körperlichen Untersuchung. Wenn die körperliche Erkrankung, beispielsweise ein Myocardinfarkt, nicht direkt mit dem Auftreten der depressiven Symptomatik in Verbindung gebracht wird, soll sowohl eine depressive Episode als auch der medizinische Krankheitsfaktor diagnostiziert werden. Zu berücksichtigen ist, dass auch Substanzen wie z.B. Drogen, Medikamente oder Toxine ursächlich für das Auftreten einer depressiven Episode verantwortlich sein können.

Bei Patienten im fortgeschrittenen Alter ist es oft schwierig zu entscheiden, inwieweit die kognitive Beeinträchtigung Teil einer depressiven Episode oder vielleicht Teil einer Demenz ist. Eine detaillierte Anamnese und das Ansprechen auf Behandlungsmaßnahmen können hier wertvolle Hinweise geben. Eine geringe Frustrationstoleranz bzw. psychosomatische Unruhe und Ablenkbarkeit können im Verlauf einer Hyperaktivitätsstörung auftreten und somit soll diese in Betracht gezogen werden. Falls Kriterien für beide Erkrankungen erfüllt werden sollen, wird die Hyperaktivitätsstörung an zweiter Stelle diagnostiziert. Falls die depressive Symptomatik nach psychosozialen Belastungen aufgetreten ist und die Symptome einer Major Depression nicht vollständig erfüllt werden, soll die Diagnose einer Anpassungsstörung erwogen werden. Falls eine Belastung durch den Tod einer nahestehenden Person verursacht wurde, soll primär von einer einfachen Trauerreaktion ausgegangen werden. Erst dann, wenn die Schwere der Symptomatik eine erhebliche Beeinträchtigung im täglichen Leben mit sich bringt oder die Symptome länger als zwei Monate andauern, soll eine depressive Episode als Diagnose gestellt werden.

3.5.1 Atypische Depression

Eine depressive Episode (oder Dysthymia) mit atypischen Merkmalen wird durch Aufhellbarkeit der Stimmung und das Vorhandensein von mindestens zwei der folgenden Symptome: Vermehrter Appetit oder Gewichtszunahme, Hypersomnie,

„Bleierne Schwere" des Körpers oder der Extremitäten und eine lang anhaltende Überempfindlichkeit gegenüber subjektiv empfundenen persönlichen Zurückweisungen, die im letzten Zwei-Wochen-Zeitraum (bzw. bei Dysthymer Störung mindestens Zwei-Jahres-Zeitraum) überwiegend vorhanden sind (American Psychiatric Association, 1994).

3.5.2 Postpartale Depression

Das DSM IV beschreibt eine Episode einer Major Depression wie folgt (American Psychiatric Association, 1994):

„Eine depressive Episode, die innerhalb von 4 Wochen nach einer Entbindung aufgetreten ist, wird als Episode mit postpartalem Beginn, bzw. als postpartale Depression bezeichnet. Die Symptome unterscheiden sich nicht von denen depressiven Episoden, die nicht post partum auftreten, jedoch solche, wie Stimmungsumschwünge, Affektlabilität und starkes Eingenommensein von Gedanken über das Wohl des Kindes, können deutlich häufiger, als sonst beobachtet werden."

3.5.3 Saisonale Depression

Das DSM IV beschreibt eine Episode einer Major Depression wie folgt (American Psychiatric Association, 1994):

„Eine depressive Episode mit saisonalem Muster, bzw. saisonale Depression tritt auf, zumindest in den letzten zwei Jahren zu bestimmten Jahreszeiten, meist im Herbst oder im Winter mit einer darauffolgenden Remission im Frühling und wird oft durch ausgeprägte Energielosigkeit, Hypersomnie, vermehrtes Essen, Gewichtszunahme und Heißhunger auf Süßigkeiten oder Kohlenhydrate gekennzeichnet. In diesem Zeitraum dürfen keine anderen Episoden aufgetreten sein."

3.6 Verlauf

Bevor es zur vollen Ausprägung der Symptomatik einer depressiven Episode kommt, treten in der Regel leichtere depressive Symptome und Angstsymptome auf. Diese Prodromalphase kann unterschiedlich lange dauern, was in der klinischen Praxis eine Zeitspanne zwischen einigen Tagen bis sogar mehreren Monaten bedeuten kann. Ohne Behandlung dauert eine Episode bis zu einem Jahr und remittiert vollständig. Bei bis zu einem Drittel der Patienten erfolgt die Remission jedoch unvollständig. Diese Restsymptome können jedoch, obwohl sie die Diagnose einer Major Depression nicht vollständig erfüllen, zu wesentlichen Beeinträchtigungen im täglichen Leben und zum Leidensdruck führen. Eine nicht vollständig remittierte depressive Episode weist darauf hin, dass im weiteren Verlauf der Erkrankung ähnliche, nicht vollständig remittierte Episoden auftreten werden. In einigen Fällen, möglicherweise sogar bis zu 10%, persistiert die Symptomatik einer depressiven Episode jahrelang, so dass die Zusatzbezeichnung „chronisch" berechtigt erscheint.

3.7 Psychopharmakologische Behandlung: Depressive Episode

3.7.1 Antidepressiva

3.7.1.1 Auswahl des Antidepressivums

Die ständige Zunahme von verfügbaren Antidepressiva innerhalb der letzten Jahre hat einerseits die Therapieoptionen deutlich erweitert, andererseits kann heute die Entscheidung für eine einzelne Substanz aus der Fülle der angebotenen Präparate schwer fallen. Im Allgemeinen werden Sicherheit im Gebrauch und das spezifische Nebenwirkungsprofil als wichtigste Entscheidungskriterien für die Verschreibung eines Antidepressivums angesehen. Genauso wichtig ist es jedoch, die Auswahl an die spezifischen Charakteristika und Bedürfnisse eines individuellen Patienten anzupassen, die unter anderem vom jeweiligen Subtyp der Depression, dem Alter, dem Geschlecht, Komorbiditäten, genetischen Polymorphismen und den subjektiven Wünschen der Patienten beeinflusst werden.

3.7.1.1.1 Alter

Das Alter des Patienten ist ein wichtiges Kriterium bei der Auswahl eines Antidepressivums, insbesondere im Hinblick auf die höhere Nebenwirkungsrate und Toxizität bei älteren Patienten, die durch verminderte renale und hepatische Funktion, niedrigere Serumproteinlevel mit einem höheren Anteil freier, nicht proteingebundener Medikamente, erhöhten BMI und Fett-Muskelrelation, aber auch durch die häufige polypharmazeutische Therapie bedingt ist. Meist ist im höheren Alter der Phase II-Abbaumechanismus der Glucuronidierung verhältnismäßig unbeeinträchtigt, während Phase I-Demethylierungen nur mehr eingeschränkt stattfinden.

Unter den SSRI scheinen Escitalopram, Citalopram und Sertralin von älteren Patienten am besten vertragen zu werden und ein niedriges Wechselwirkungspotential zu haben. Tianeptin gilt wegen der geringen Nebenwirkungen und dem sehr gering ausgeprägten Interaktionspotential als gute Wahl zur Therapie der Depression im Alter. Auch Mirtazapin wird als verhältnismäßig sichere Substanz betrachtet, während Venlafaxin in einer Untersuchung an Pflegeheimpatienten eine erhöhte Nebenwirkungsrate zeigte (Oslin et al., 2003). Trazodon wird auch im Alter gerne als Hypnotikum und Antidepressivum eingesetzt und meist gut vertragen. In einzelnen Fällen kann es aber zu einer anhaltenden orthostatischen Dysregulation kommen. Ältere Patienten tolerieren trizyklische Antidepressiva und MAO-Hemmer häufig schlechter. Sie kommen daher meist nur als „second" oder „third-line-Therapie" unter sorgfältiger Beachtung von Kontraindikationen und Wechselwirkung zur Anwendung.

3.7.1.1.2 Geschlecht

Es gibt Hinweise, dass trizyklische und duale Antidepressiva von Männern insgesamt besser vertragen werden und auch eine stärkere Wirksamkeit zeigen, als bei

Frauen. Prämenopausale Frauen scheinen hingegen besser auf serotoninerg wirksame Substanzen anzusprechen. Es gibt allerdings keine direkten klinischen Vergleichsstudien, sodass die Unterschiede derzeit als spekulativ anzusehen sind.

3.7.1.1.3 Komorbiditäten

Diabetes, Adipositas und metabolisches Syndrom

Unter der Therapie mit Antidepressiva kann es zu metabolischen Veränderungen und Gewichtszunahme kommen. Wenn bereits Übergewicht, Diabetes oder Hyperlipidämien bestehen, ist besondere Vorsicht geboten. Prinzipiell sollte bereits vor Beginn der Therapie auch bei Gesunden eine Untersuchung mit internistischem Status, Körpergewicht und Körpergröße bzw. body mass index, Bauchumfang und Vitalparametern (Herzfrequenz, Blutdruck) durchgeführt und in regelmäßigen Abständen kontrolliert werden. An labordiagnostischen und klinischen Befunden empfiehlt sich bei vorbestehendem metabolischen Syndrom neben Blutzucker-Tagesprofil nach Neueinstellung auf ein Antidepressivum die regelmäßige Kontrolle der Blutfette und Blutdruckwerte. SSRI und duale Antidepressiva sind nur selten mit Gewichtszunahme und metabolischen Veränderungen assoziiert. Zurückhaltend sollten wegen des höheren Risikos jedoch trizyklische Antidepressiva und Mirtazapin in dieser Patientengruppe eingesetzt werden. Duloxetin wird erfolgreich zur Therapie von polyneuropathischen Schmerzen bei Diabetikern eingesetzt und gilt als sichere und effektive Therapieoption.

Eingeschränkte Leberfunktion

Bei eingeschränkter Leberfunktion können Medikamente, die einem hohen firstpass Mechanismus unterliegen, signifikant erhöhte Blutspiegel erzielen. Insbesondere Demethylierungsprozesse sind oft stärker eingeschränkt. Zusätzlich kann die eingeschränkte Proteinsynthese zu einem erhöhten Anteil des freien, nichtproteingebundenen Wirkstoffes führen, was die Wirkungen und Nebenwirkungen von Antidepressiva mit hoher Proteinbindung verstärken kann. Die meisten Antidepressiva werden extensiv hepatisch metabolisiert, sodass in vielen Fällen bei eingeschränkter Leberfunktion Dosisanpassungen nötig sind. Milnacipran wird überwiegend renal ausgeschieden und besitzt nur geringe Proteinbindung, was als günstig für den Einsatz bei Lebererkrankungen zu beurteilen ist. Unter Therapie mit fast allen Antidepressiva sind Fälle von Hepatotoxizität beschrieben. Das Risiko scheint für Trizyklika und Tranylcypromin deutlich höher zu liegen als für duale Antidepressiva und SSRI. Innerhalb der Klasse der SSRI gibt es eine relative Häufung von Berichten über erhöhte Leberwerte unter Paroxetin. Bei den dualen Antidepressiva scheint Milnacipran ein niedrigeres Risiko als Duloxetin und Venlafaxin zu haben. Die Dosierungsempfehlungen sind in Tabelle 2 zusammengefasst.

Eingeschränkte Nierenfunktion

Viele Antidepressiva können bei eingeschränkter Nierenfunktion verhältnismä-

ANTIDEPRESSIVA UND EINGESCHRÄNKTE LEBERFUNKTION			
	Risiko	Dosierungsempfehlung	
		Leichte und mittelschwere Leberinsuffizienz	Schwere Leberinsuffizienz
SSRI	mäßig	Dosisanpassung, Kontrolle von Blutspiegel und Leberfunktion	
TCA	erhöht	Dosisanpassung, Kontrolle von Blutspiegel und Leberfunktion	relative Kontraindikation
Duale AD			
Duloxetin	mäßig-erhöht	nicht empfohlen	relative Kontraindikation
Venlafaxin	mäßig	Dosisanpassung, Kontrolle von Blutspiegel und Leberfunktion	
Milnacipran	gering	Kontrolle von Blutspiegel und Leberfunktion	
MAO-Hemmer			
Tranylcypromin	erhöht	nicht empfohlen	
Moclobemid	mäßig	Dosisanpassung, Kontrolle von Blutspiegel und Leberfunktion	
Andere			
Mirtazapin	mäßig	Dosisanpassung, Kontrolle von Blutspiegel und Leberfunktion	relative Kontraindikation
Agomelatin	mäßig	Dosisanpassung, Kontrolle von Blutspiegel und Leberfunktion	relative Kontraindikation
Bupropion	mäßig	Dosisanpassung, Kontrolle von Blutspiegel und Leberfunktion	
Reboxetin	mäßig	Dosisanpassung, Kontrolle von Blutspiegel und Leberfunktion	
Trazodon	mäßig	Dosisanpassung, Kontrolle von Blutspiegel und Leberfunktion	relative Kontraindikation

TABELLE 2

ßig sicher und unkompliziert eingesetzt werden. Bei Dialysepatienten ist zu beachten, dass Substanzen mit hoher Proteinbindung im Dialyseprozess kaum eliminiert werden. Antidepressiva mit orthostatischen Nebenwirkungen werden wegen der häufigen dialyseinduzierten Hypotonie als potentiell ungünstig beurteilt.

Sertralin zeigte bei Dialysepatienten neben guter Wirksamkeit in einigen Studien eine Verbesserung der Hypotension und kann daher in dieser Patientengruppe als Substanz der Wahl gesehen werden (Brewster et al., 2003; Dheenan et al., 1998; Yalcin et al., 2003). In vielen Fällen können Antidepressiva auch ohne Dosisreduktion bei leichter und mittelgradiger Niereninsuffizienz verabreicht werden. Die Dosierungsempfehlungen sind in Tabelle 3 zusammengefasst. Eine regelmäßige Kontrolle der Retentionswerte (Harnstoff, Elektrolyte, Kreatinin) und gegebenenfalls Blutspiegelbestimmungen sind jedoch empfehlenswert.

Koronare Herzkrankheit und Rhythmusstörungen

Es gibt konkrete Hinweise, dass depressive Erkrankungen das Risiko, eine koronare Herzerkrankungen zu entwickeln, erhöhen (Frasure-Smith et al., 2006). Darüber hinaus ist eine depressive Episode im Anschluss an einen Myokardinfarkt ein be-

TABELLE 3

ANTIDEPRESSIVA UND EINGESCHRÄNKTE NIERENFUNKTION			
	Risiko	Dosierungsempfehlung	
		Leichte und mittelschwere Niereninsuffizienz	Schwere Niereninsuffizienz
TCA	gering	Kontrolle der Retentionswerte	
SSRI	gering		
Escitalopram		Kontrolle der Retentionswerte	zusätzlich Dosisanpassung
Fluoxetin Sertralin		Kontrolle der Retentionswerte	
Fluvoxamin Paroxetin		Kontrolle der Retentionswerte und Dosisanpassung	
Duale AD			
Duloxetin	mäßig	Kontrolle der Retentionswerte	relative Kontraindikation
Venlafaxin	mäßig	Kontrolle der Retentionswerte und Dosisanpassung	
Milnacipran	gering	Kontrolle der Retentionswerte und Dosisanpassung	
MAO-Hemmer			
Tranylcypromin	mäßig	Kontrolle der Retentionswerte und Dosisanpassung	
Moclobemid	gering	Kontrolle der Retentionswerte	
Andere			
Mirtazapin	mäßig	Kontrolle der Retentionswerte und Dosisanpassung	
Agomelatin	gering	Kontrolle der Retentionswerte	
Trazodon	mäßig	Kontrolle der Retentionswerte	
Reboxetin	mäßig	Dosisanpassung und Kontrolle der Retentionswerte bei mittel- bis schwergradiger Niereninsuffizienz	
Bupropion	mäßig	Dosisanpassung, Maximale Tagesdosis 150 mg	relative Kontraindikation

kannter prognostisch negativer Einflussfaktor. Die genauen pathophysiologischen Zusammenhänge sind noch unzureichend verstanden, als mögliche Bindeglieder werden neben Lebensstilfaktoren (mangelnde Compliance, soziale Isolation, verminderte Mobilität etc.) auch Veränderungen an der Hypophysen-Nebennieren-Achse mit pathologische Kortisolsekretion, inflammatorische Prozesse, gestörte Thrombocytenaggregation und Endothelfunktion diskutiert (Brydon et al., 2006; Serebruany et al., 2003; Shimbo et al., 2005; van Zyl et al., 2008a). Verschiedene SSRI, insbesondere Sertralin und Escitalopram, wurden an depressiven Patienten mit koronarer Herzkrankheit und nach Myokardinfarkt getestet. Ihre Wirkung scheint zumindest gleich gut wie die von TCA bei einer deutlich besseren Verträglichkeit zu sein. Ein direkter Effekt auf klinische Parameter der koronaren Herzerkrankung konnte bisher nicht gefunden werden (Parissis et al., 2007). Interessanterweise zeigten sich jedoch in einigen Untersuchungen Veränderungen der endothelialen NO-Produktion unter Therapie mit SSRI (Serebruany et al., 2005; van Zyl et al. 2008b). Bei Verordnung von SSRI an Patienten mit Herzerkrankungen sollte besonders auf mögliche Wechselwirkungen mit der Komedikation geachtet werden. Häufige Wechselwirkungen bestehen insbesondere mit Digoxin, vielen Betablockern und Klasse 1c-Antiarrhythmika. Manche SSRI sind starke CYP2D6-Inhibitoren und können auf diesem Wege zu Blutspiegelerhöhungen anderer Medikamente führen (siehe Tabelle 9: Enzyminhi-

bition durch SSRI). Trizyklische Antidepressiva und Maprotilin verzögern die kardiale Erregungsleitung mit chinidinartiger Wirkung und supprimierendem Effekt auf vorzeitige Herzkontraktionen. Sie sind daher in zurückhaltender Dosierung bei Patienten mit ventrikulären Extrasystolen nicht unbedingt kontraindiziert und können sogar einen positiven Einfluss zeigen. Für Patienten mit koronarer Herzkrankheit oder vorbestehender Störung der Erregungsleitung (AV-Block, Schenkelblock, intraventrikulärer Block) und bei gleichzeitiger Einnahme von Antiarrhythmika sind TCA jedoch nicht zu empfehlen. Auch die häufige orthostatische Hypotension unter Therapie mit TCA ist bei vorbestehender Herzerkrankung ein signifikanter ungünstiger Faktor, sodass insgesamt vom Gebrauch von TCA bei Patienten mit Herzerkrankungen abgesehen werden sollte.

Epilepsie

Viele Antidepressiva scheinen prokonvulsive Eigenschaften zu besitzen, die jedoch im Ausmaß stark variieren. Tri- und tetrazyklische Antidepressiva können die Krampfschwelle signifikant senken, wobei Amitryptilin und Maprotilin die stärksten Effekte aufweisen. Bupropion hat vor allem in höherer Dosierung in der nichtretardierten Formulierung deutliches prokonvulsives Potential und sollte daher nicht für Patienten mit Epilepsie verwendet werden. SSRI und Venlafaxin gelten hingegen als ausreichend sicher. Neuere Erkenntnisse weisen sogar eher auf antikonvulsive Potenz von SSRI hin (Jobe et al., 2005; Thome-

Souza et al., 2007). Einige Antikonvulsiva zeigen klinisch signifikante Wechselwirkungen mit verschiedenen Antidepressiva. Carbamazepin kann als Enzyminduktor den Blutspiegel zahlreicher SSRI und TCA senken. Umgekehrt können manche SSRI durch Enzymhemmung den Spiegel von Antikonvulsiva heben (siehe Tabelle 9: Enzyminhibition durch SSRI).

Schmerz

Antidepressiva sind ein wesentliches therapeutisches Werkzeug in der Therapie chronischer Schmerzen. Bei depressiven Patienten, die unter komorbider körperlicher Schmerzsymptomatik leiden, kommen häufiger duale Antidepressiva wie Duloxetin und Venlafaxin, sowie trizyklische Antidepressiva zur Anwendung, während SSRI auf komorbide Schmerzsymptomatik und bei chronischen Schmerzen nur geringe Wirksamkeit zu haben scheinen. Die Pharmakotherapie bei chronischen Schmerzsyndromen und Somatoformen Störungen wird in Kapitel 3.10 „Psychopharmakologische Behandlung: Somatisierende Depression" im Detail besprochen.

3.7.1.1.4 Zielsymptome

Eine weitere übliche Strategie zur Medikamentenauswahl ist die Berücksichtigung von im Vordergrund der Symptomatik stehenden klinischen Symptomen der Depression, die mit hohem Leidensdruck verbunden sind. So können depressive Patienten mit Insomnie von der schlafanstoßenden Wirkung von Mirtazapin oder trizyklischen Antidepressiva profitieren, bei im Vordergrund stehender Angst fällt die Wahl häufig auf SSRI oder duale Antidepressiva (SNRI), während Bupropion hier kaum Wirkung zeigt. Für Patienten mit Antriebslosigkeit und Fatigue eignen sich hingegen eher stimulierende Antidepressiva wie MAO-Hemmer und Buprorion. Substanzen mit stark noradrenerger Komponente (Reboxetin, Buproprion) werden auch oft bei Patienten mit starker kognitiver Beeinträchtigung eingesetzt. Die Auswahl der Substanz nach Zielsymptom erscheint klinisch sinnvoll, wenn auch unterstützende empirische Daten aus klinischen Studien in den meisten Fällen noch ausstehen.

3.7.1.1.5 Therapiedauer

Die einer Depression zugrundeliegenden biochemischen Veränderungen persistieren meist auch nach Erreichen einer vollständigen Remission, sodass bei zu frühem Absetzen der antidepressiven Medikation ein hohes Rückfallrisiko besteht. Etwa 50% aller Patienten mit einer depressiven Episode entwickeln im Verlauf weitere Episoden. Das Ziel der Behandlung ist eine vollständige Remission ohne subsyndromale Restsymptomatik, da diese das Risiko für Rezidive stark erhöht. Die Akutphase der Behandlung bis zur Remission dauert meist vier bis sechs Wochen. Die ersten antidepressiven Effekte sind in der Regel erst nach zehn bis vierzehn Tagen zu sehen. Wenn innerhalb der ersten beiden Wochen überhaupt kein Ansprechen auf die Therapie zu beobachten ist, kann die medikamentöse Strategie reevaluiert und gegebenenfalls angepasst werden. Gerade bei älteren Patienten ist allerdings oft mit einer längeren Wirklatenz zu rechnen. Während der Akutphase sollte der Behandlungserfolg wöchentlich kontrolliert werden. In der anschließenden Erhaltungsphase wird die Medikation in derselben Dosierung für sechs bis zwölf Monate aufrechterhalten. Eine Dosisreduktion sollte nicht erfolgen. Antidepressive Medikation sollte grundsätzlich, wenn immer möglich, nicht abrupt abgesetzt werden, da bei allen Gruppen von Antidepressiva Absetzsymptome auftreten können. Häufig findet man relevante Absetzsymptome bei trizyklischen AD und MAO-Hemmern, aber auch bei dualen Antidepressiva und SSRI. Es ist wichtig, die Patienten selbst über diese mögliche unerwünschte Wirkung und die Notwendigkeit des langsamen Ausschleichens zu informieren. Insbesondere sollte der Unterschied zwischen Absetzsymptomen und einer Medikamentenabhängigkeit erklärt werden, da dieser oft von Patienten schlecht verstanden wird und Ängste vor der Entwicklung einer „Sucht" zu mangelhafter Compliance führen können. Indikationen für eine noch längerfristige antidepressive Therapie als Rezidivprophylaxe werden in Kapitel 4.7.1 „Indikation für eine medikamentöse Rezidivprophylaxe" besprochen.

3.7.1.2 Selektive Serotonin-Wiederaufnahmehemmer (SSRI)

3.7.1.2.1 Pharmakologische Effekte

SSRI hemmen die Wiederaufnahme von Serotonin aus dem synaptischen Spalt am präsynaptischen Neuron und verstärken auf diesem Weg die serotoninerge Funktion in zwei Schritten. Zunächst wird durch die Hemmung der Wiederaufnahme die Konzentration von Serotonin im synaptischen Spalt erhöht. Dieser Effekt tritt unmittelbar ein und steht vermutlich nicht in direktem Zusammenhang mit der antidepressiven Wirkung. In einem zweiten Schritt kommt es bei andauernder Einnahme von SSRI zu einer Reduktion der Sensitivität von somatodendritischen und terminalen 5HT1a-Autorezeptoren, welche zeitlich in engem Zusammenhang mit dem verzögert einsetzenden antidepressiven Effekt der SSRI steht. Obwohl SSRI als „selektiv" für Serotonin bezeichnet werden, beschränkt sich der Wirkmechanismus nicht ausschließlich auf das serotoninerge System. Im Unterschied zu TCA haben SSRI wenig Affinität zu Histamin-, α1-adrenergen und muskarinischen Rezeptoren. Sertralin zeigt eine geringe α1-adrenerge Affinität, die allerdings kaum klinische Relevanz erreicht, während Paroxetin leichte anticholinerge Aktivität besitzt. Einige SSRI hemmen nicht nur die Wiederaufnahme von Serotonin, sondern zeigen auch eine geringergradige Blockade der Wiederaufnahme von Noradrenalin (z.B. Paroxetin) und Dopamin (z.B. Sertralin).

3.7.1.2.2 Pharmakokinetik

Viele SSRI werden über Phase I-Metabolisierung vor allem am Cytochrom 2D6 zu inaktiven Metaboliten abgebaut, Fluoxetin und Sertralin benützen verschiedene Cytochrome in relevantem Ausmaß. Nur Fluoxetin und Sertralin haben pharmakologisch aktive Metaboliten und damit eine höhere funktionelle Halbwertszeit als andere SSRI (Tabelle 4: Überblick SSRI). Fluoxetin hat eine Halbwertszeit von 34 Stunden, sein Metabolit Norfluoxetin von mindestens einer Woche. Die aktiven Metaboliten von Sertralin haben eine Halbwertszeit von 48 bis 72 Stunden. Bei dauernder Verabreichung von SSRI kann die Halbwertszeit durch Hemmung des eigenen Abbauwegs noch weiter ansteigen, insbesondere bei Fluoxetin und Paroxetin. Blutspiegelbestimmungen nur zu Routinezwecken sind nicht indiziert, auch da die individuellen Spiegel stark variieren können und eine sichere Korrelation mit Effektivität oder Toxizität nicht etabliert ist.

3.7.1.2.3 Anwendungsgebiete

Die Hauptindikation zur Verschreibung von SSRI liegt bei depressiven Erkrankungen. So wurde die Wirksamkeit von SSRI bei depressiven Episoden in zahlreichen klinischen Studien erwiesen, auch bei atypischen Depressionen und Depressionen mit psychotischen Symptomen in Kombination mit Antipsychotika wurden positive Studien mit SSRI durchgeführt. Bei rezidivierenden Depressionen, chronischer Depression und Dysthymie gibt es Daten, die eine überlegene Wirksamkeit im Vergleich zu Placebo für die Dauer von bis zu einem Jahr belegen. Ein weiteres

ÜBERBLICK SSRI

SSRI	Handels-name	Halbwerts-zeit (Stunden)	Metabolit und Halbwertszeit	Spitzen-Plasmaspiegel (Stunden)	Protein-bindung	Cytochrom
Fluoxetin	Fluctine, Felicium Fluoxetin Mutan	24–72	Norfluoxetin 7–14 Tage	6–8	94	2D6
Sertralin	Gladem, Tresleen	25	N-Desmethyl-sertraline 2–3 Tage	6–8	93	2D6, 3A4
Paroxetin	Seroxat, Paroxat	<20	NA	2–8	99	2D6
Fluvoxamin	Floxyfral	15	NA	2–8	77	1A2
Citalopram	Seropram Citalopram	35	NA	Überblick 4–6	91	2D6, 2C19, 3A4,
Escitalopram	Cipralex	32	S-Desmethyl-citalopram	5	56	2D6, 2C19, 3A4

TABELLE 4

Anwendungsgebiet für SSRI sind Zwangserkrankungen. Schon im Jahr 1968 gab es erste Erkenntnisse über die Wirksamkeit des vorwiegend serotoninerg wirksamen trizyklischen Antidepressivums Clomipramin in dieser Indikation. Seitdem zeigte sich auch die Wirksamkeit der SSRI zur Behandlung von Zwangserkrankungen. Meist sind die benötigten Dosierungen höher als in der Depressionsbehandlung, und auch die Latenz bis zum Ansprechen ist üblicherweise etwas länger. Auch bei Essstörungen werden SSRI zum Teil mit Erfolg eingesetzt. Besonders gut untersucht ist der Einsatz von Fluoxetin bei Bulimie. Bei manchen adipösen Patienten konnte für Sertralin und Fluoxetin auch eine mäßige Reduktion von Heißhungerattacken („Binge Eating") und der Gesamtnahrungsaufnahme gezeigt werden, wobei die berichteten positiven Effekte leider bei den meisten Patienten bei andauernder Therapie nicht anhielten. Die Datenlage bei Anorexie ist dagegen dürftig. Es gibt einzelne Berichte über die Wirksamkeit von Fluoxetin in dieser Indikation, aber auch deutliche Negativergebnisse. So zeigte Fluoxetin im Vergleich zu Placebo bei anorektischen Patientinnen in der Erhaltungsphase nach Gewichtsstabilisierung keine rezidivprophylaktische Wirkung oder andere Vorteile. Eine weitere Indikation stellen verschiedene Angsterkrankungen, wie Panikattacken, Sozialphobie, generalisierte Angsterkrankungen und posttraumatische Belastungsstörungen dar. Am Anfang der Therapie können bei manchen Patienten mit Angsterkrankungen durch die aktivierenden Effekte mancher SSRI Symptome verstärkt werden, oft kann hier jedoch durch die Auswahl einer sehr niedrigen Startdosis und langsames Aufdosieren Abhilfe geschaffen werden. Zahlreiche SSRI zeigten in klinischen Studien deutliche Effekte in der Therapie von Panikattacken. Paroxetin, Sertralin, Citalopram und Escitalopram sind in dieser Indikation zugelassen. Es gibt ausreichend Hinweise für die Wirksamkeit von Sertralin, Paroxetin und Fluoxetin bei posttraumatischen Belastungsstörungen, wo eine deutliche Reduktion zahlreicher Symptome der Erkrankung erzielt werden kann. Paroxetin, Sertralin und Escitalopram sind für die Therapie der Sozialphobie zugelassen, und auch andere SSRI erweisen sich hier oft als hilfreich. Das serotoninerge System spielt eine Rolle in der Entstehung zahlreicher psychiatrischer Erkrankungen, und das Anwendungsgebiet von SSRI wird sich vermutlich mit neuen Erkenntnissen noch erweitern. So gibt es Hinweise für die Rolle von Serotonin und für die Wirksamkeit von SSRI bei pathologischer Aggression und Störungen der Impulskontrolle im Rahmen von Persönlichkeitsstörungen, aber auch bei manchen Schmerzerkrankungen wie Fibromyalgie oder diabetischer Neuropathie. In diesem Bereich scheinen jedoch Antidepressiva mit dualer serotoninerg-noradrenerger Wirksamkeit deutlich überlegen zu sein. Die verschiedenen Anwendungsgebiete von SSRI sind in Tabelle 5 zusammengefasst.

INDIKATIONEN FÜR SSRI

Indikation		Zulassung
Depressive Erkrankungen		Alle SSRI
Zwangserkrankungen		Alle SSRI
Essstörungen	Bulimie	Fluoxetin
	Binge Eating	
Angsterkrankungen	Panikattacken	Paroxetin, Sertralin, Citalopram, Escitalopram
	GAD	Paroxetin, Citalopram, Escitalopram
	Sozialphobie	Paroxetin, Sertralin, Escitalopram
Andere	PTSD	Paroxetin, Sertralin
	Pathologische Aggression	
	Störungen der Impulskontrolle	

TABELLE 5

3.7.1.2.4 Unerwünschte Wirkungen

Gastrointestinale unerwünschte Wirkungen

Übelkeit, Magenkrämpfe und Diarrhoe gehören zu den häufigsten unerwünschten Wirkungen von SSRI.

Diese Effekte werden vermutlich lokal über 5HT3-Rezeptoren im Gastrointestinaltrakt vermittelt und treten vor allem am Therapiebeginn auf. In klinischen Studien werden Inzidenzen bis zu 30% angegeben, in der klinischen Praxis scheinen diese jedoch eher etwas seltener aufzutreten. Eine mögliche Strategie zur Minimierung der gastrointestinalen Nebenwirkungen ist ein Therapiebeginn mit niedriger Anfangsdosis und langsame Aufdosierung. Auch die Einnahme gemeinsam mit einer Mahlzeit scheint eine günstige Wirkung zu zeigen. Mirtazapin ist ein Antidepressivum, das unter anderem 5HT3-antagonistische Wirkung hat. Es wird häufig als Augmentation bei therapieresistenter Depression eingesetzt und kann die Nebenwirkungen von SSRI über 5HT3-Rezeptoren in manchen Fällen vermindern. Oft kommt es auch ohne weitere Maßnahmen zu Gewöhnungseffekten und Rückbildung von gastrointestinalen Nebenwirkungen nach einigen Wochen andauernder Therapie (Tabelle 6).

Sexuelle Funktionsstörungen

Die in den Zulassungsstudien für SSRI ursprünglich eher als selten beschriebenen sexuellen Funktionsstörungen, darunter Ejakulationsstörung, Anorgasmie, erektile

UNERWÜNSCHTE WIRKUNGEN VON SSRI

Wirkung	Klinik	Bemerkung
Gastrointestinal	Übelkeit, Magenkrämpfe Diarrhoe	Mögliche Gegenstrategie: niedrige Anfangsdosis langsame Aufdosierung Einnahme gemeinsam mit Mahlzeit Mirtazapin
Sexuelle NW	Libidomangel Ejakulationsstörung Erektionsstörung	Mögliche Gegenstrategie: Dosisreduktion „Drug Holiday" (bei SSRI mit kurzer HWZ) Buproprion, Buspiron Mirtazapin, Sildenafil, Vardenafil (Amantadin, Amphetamin, Bromocriptin)
Gerinnungsstörungen	Spontanblutungen	CAVE: Alter <65, Ulcera, Kombination mit NSAR oder oralen Antikoagulantien
Akathisie und EPS		Mögliche Gegenstrategie: Betablocker evtl. Anticholinergika bei Persisitieren Umstellung!
Zentralnervöse Aktivierung	Unruhe, Schlafstörung	Mögliche Gegenstrategie: niedrige Anfangsdosis, langsame Aufdosierung morgendliche Einnahme evtl. vorübergehend Tranquilizer
Hyperprolaktinämie	Oft asymptomatisch Sexuelle Funktionsstörungen Galaktorrhöe, Amenorrhoe Gynäkomastie	weniger bei Sertralin bei Persisitieren Umstellung
Hyponatriämie, SIADH	Übelkeit, Kopfschmerzen Erbrechen, Ataxie, Anfälle	Mögliche Gegenstrategie: Flüssigkeitsrestriktion, intravenöse Na-Substitution (langsam, CAVE: pontine Myelinolyse!) Absetzen!
Suizidalität	Fraglich erhöhte Inzidenz von Suizidgedanken, v.a. bei Kindern und Jugendlichen	Engmaschiges Monitoring Paroxetin nicht bei Kindern und Jugendlichen

TABELLE 6

46

Dysfunktion und verminderte Libido, zeigen in neueren systematischen klinischen Studien eine wesentlich höhere Prävalenz von 30–40% und stellen damit ein recht häufiges klinisches Problem dar. Obwohl es in manchen Fällen zu Gewöhnungseffekten und Rückbildung der Symptomatik kommen kann, dauert es oft lang bis zu einer Besserung und in zahlreichen Fällen persistieren die Symptome. Seltener werden auch sexuelle Enthemmung und genitale Parästhesien als unerwünschte Wirkung beschrieben. Eine Reduktion der Dosis scheint in manchen Fällen zu einer Verbesserung der Beschwerden zu führen, allerdings wurde in klinischen Studien nicht immer eine klare Korrelation von sexuellen Funktionsstörungen und verabreichter Dosis gefunden. Eine mögliche Gegenstrategie stellt das vorausplanende kurzfristige Absetzen der Medikation („drug holiday") 24 Stunden vor sexueller Aktivität dar, welches in einzelnen Fallberichten als hilfreich berichtet wurde. Bei Präparaten mit aktiven Metaboliten und langer funktioneller Halbwertszeit (Fluoxetin, Sertralin) ist dieser Ansatz jedoch nicht zielführend. Verschiedene medikamentöse Gegenstrategien zur Linderung sexueller Funktionsstörungen unter SSRI-Therapie wurden beschrieben, wobei zwar oft Verbesserungen der Beschwerden gefunden wurde, die Erkenntnisse jedoch meist nur auf Fallberichten oder Open-Label Studien beruhen. Auch die Resultate aus kontrollierten Studien sind oft widersprüchlich. Buspiron, ein partieller 5HT1a-Rezeptoragonist zeigte in einer placebo-kontrollierten Studie Wirkung, in einer anderen Studie jedoch keinen besseren Effekt als Placebo. Auch für Mirtazapin existieren Studien mit Positiv- und Negativergebnissen. Eine Umstellung auf Buproprion bzw. die gemeinsame Verabreichung mit SSRI, erwies sich in mehreren – aber nicht allen – Studien als günstig. Phosphodiesterasehemmer wie Sildefanil und Vardenafil zeigten sich insgesamt bei Männern stärker wirksam als bei Frauen. Für die dopaminerg wirksamen Substanzen Amantadin, Amphetamin und Bromocriptin exisitieren einzelne positive Fallberichte. Gingko biloba-Präparate werden nicht selten gegen sexuelle Funktionsstörungen eingesetzt. In einer kontrollierten klinischen Studie konnte jedoch kein Effekt gegen SSRI-induzierte sexuelle Funktionsstörung nachgewiesen werden.

Gerinnungsstörungen

Unter der Einnahme von SSRI kann es über Serotoninrezeptoren an den Blutplättchen zu einer Beeinträchtigung der Thrombozytenfunktion und damit der Blutgerinnung kommen. Warnhinweise können Spontanhämatome, Nasenbluten oder eine verstärkte Menstruationsblutung sein. Die Kombination eines SSRI mit Medikamenten, die direkt oder indirekt das Blutungsrisiko steigern, erhöht die Wahrscheinlichkeit von Blutungen deutlich. Bei Risikopatienten wird ausdrücklich vor der unbedachten Kombination eines SSRI mit nicht-steroidalen Entzündungshemmern bzw. Blutgerinnungshemmern gewarnt. Als besonders gefährdet gelten Patienten über 65 Jahre mit positiver Anamnese für gastrointestinale Ulcera und Blutungen.

Akathisie und extrapyramidal motorische Störungen (EPS)

SSRI können in Einzelfällen motorische Störungen verursachen. Diese werden vermutlich durch die Serotonin-vermittelte Dämpfung der dopaminergen Funktion in den Basalganglien ausgelöst und treten meist in den ersten Tagen und Wochen nach Therapiebeginn auf. Neben Akathisie wird seltener auch von Dystonien, Dyskinesien und Parkinsonoid unter Therapie mit SSRI berichtet. Die genaue Inzidenz ist nicht bekannt, scheint aber stark von zusätzlichen prädisponierenden Faktoren wie einer positiven Anamnese für EPS, höherem Alter, weiblichem Geschlecht oder antidopaminerger und serotoninerger Komedikation abzuhängen. Auch eine schnelle Aufdosierung könnte das Risiko für motorische Störungen erhöhen. Kürzlich wurde ein Polymorphismus der Serotonintransportergene als mögliche genetische Prädisposition für motorische Störungen unter SSRI-Therapie identifiziert. Speziell das Auftreten von Akathisie zu einem frühem Behandlungszeitpunkt – noch vor dem vollen Eintritt der antidepressiven Wirksamkeit – wird als möglicher Risikofaktor für das Auftreten suizidaler Impulse diskutiert. Vor diesem Hintergrund erscheint ein gewissenhaftes Monitoring bezüglich motorischer Störungen und Suizidgedanken besonders wichtig, um potentielle Risiken zu erkennen und Gegenstrategien einzuleiten. Diese umfassen sedierende Komedikation wie Benzodiazepine und β-Blocker, Anticholinergika, oder die Umstellung auf andere, weniger aktivierende Antidepressiva bei Persistieren der Problematik.

Zentralnervöse Aktivierung

Viele Patienten erleben vor allem in der Initialphase einer Therapie mit SSRI Unruhe, Agitiertheit und Schlafstörungen als Zeichen einer zentralnervösen Aktivierung. Diese scheinen im Schnitt bei Fluoxetin, Sertralin, Citalopram und Escitalopram stärker ausgeprägt zu sein als bei Paroxetin und Fluvoxamin. Als Gegenstrategien kommen niedrige Initialdosis und langsames Aufdosieren, sowie die Kombination mit sedierender Medikation (Tranquilizer, Mirtazapin, Trazodon, niedrigpotente Antipsychotika) in Betracht. Es empfiehlt sich, die Hauptdosis morgens zu verabreichen und auf abendliche Einnahmen zu verzichten. In einzelnen Fällen können alle SSRI aber auch sedierende Wirkung zeigen, was eine Verabreichung als Abendmedikation rechtfertigt.

Hyperprolaktinämie

Durch die Verstärkung der serotoninergen Funktion kommt es über Rückkopplungsmechanismen zu einer hemmenden Wirkung am tuberoinfundibulären Dopaminsystem und damit zu einer Verminderung der prolaktinhemmenden Wirkung von Dopamin an der Hypophyse. Die daraus in manchen Fällen resultierende Hyperpolaktinämie bleibt oft symptomlos und erreicht selten klinische Relevanz. Sie wird aber insbesondere in der Pubertät, bei Auftreten einer Amenorrhoe, Galaktorrhoe oder von Libidoveränderungen, sowie bei Frauen in der Postmenopause zum Teil auch als stark beeinträchtigend erlebt. SSRI wie Sertralin, die gleichzeitig die Wiederaufnahme von Dopamin hemmen und kaum zu einer Hyperpolaktinämie führen, sind in diesem Fall der Vorzug zu geben.

Gewichtszunahme

Die Frage, ob SSRI bei manchen Patienten zu einer Gewichtszunahme führen, ist in den letzten Jahren kontrovers diskutiert worden. Die meisten klinischen Studien zeigen entweder keine Gewichtszunahme, oder nur sehr moderate Effekte. Viele Patienten nehmen unter der Therapie mit SSRI auch an Körpergewicht ab. Allerdings scheinen manche Studien Unterschiede zwischen den einzelnen SSRI aufzuzeigen, wobei Paroxetin bei Dauertherapie mit der größten Gewichtszunahme assoziiert sein könnte, die Therapie mit Fluoxetin jedoch sogar zu einer geringgradigen Gewichtsabnahme führen kann.

Suizidalität

Bereits Anfang der 90er-Jahre existierten Berichte über das unvermittelte Auftreten von Suizidgedanken unter Therapie mit Fluoxetin. Daraufhin folgende Studien und Datenanalysen zeigten jedoch zunächst keine höhere Frequenz von Suizidgedanken oder suizidalen Handlungen im Vergleich zu anderen Antidepressiva, was die Hypothese zuließ, dass die beobachteten Suizidgedanken und suizidalen Handlungen als Symptom der zugrundeliegenden Depression interpretiert werden können. Bei Neuverschreibungen von Fluoxetin berichteten in einer Untersuchung aus dem Jahr 1993 jedoch 0,5% der Patienten spontan von neu aufgetretenen Suizidgedanken, während bei Neuverschreibungen von Trazodon kein einziger Patient neu aufgetretene Suizidgedanken angab. Eine kontrovers diskutierte Analyse der amerikanischen Behörde für Nahrungs- und Arzneimittelsicherheit (FDA) fand schließlich bei Kindern, die mit SSRI behandelt wurden, eine erhöhte Frequenz von Suizidgedanken – 3% im Vergleich zu einer Frequenz von 1,5% bei Behandlung mit einem Placebo. Dies führte 2003 zu einer „Black-Box"-Warnung der FDA zum Gebrauch von SSRI bei Kindern, die ein Jahr später auch auf den Gebrauch von SSRI bei Jugendlichen ausgedehnt wurde. Die europäische Arzneimittelbehörde EMEA schloss sich diesen Warnungen an. In der Folge kam es zu einem deutlichen Rückgang der Verschreibung von SSRI im Kindes- und Jugendalter in Amerika und Europa. Interessanterweise stiegen daraufhin allerdings die Suizidraten unter Kindern und Jugendlichen signifikant an. Eine erneute Studie der FDA an 100.000 Patienten zeigte bei 18–25-jährigen abermals eine erhöhte Rate an Suizidgedanken (nämlich 2% im Vergleich zu 1% bei Placebo). Bei älteren Patienten war dieser Effekt nicht sichtbar. Wie auch bei Erwachsenen könnten bei Kindern und Jugendlichen spezielle Subgruppen mit erhöhtem

Risiko zur Entwicklung von Suizidgedanken unter antidepressiver Medikation bestehen. Diese beinhalten möglicherweise Patienten mit latenter bipolarer Erkrankung, oder auch Patienten, die unter Therapie mit SSRI Akathisie und Antriebssteigerung erleben, bevor es noch zu einer deutlichen Besserung der Stimmungslage gekommen ist. Der Gebrauch von SSRI im Kindes- und Jugendalter sollte jedenfalls immer mit einer entsprechenden Aufklärung und Warnung einhergehen und durch ein engmaschiges Monitoring von Suizidgedanken und Warnhinweisen für suizidale Handlungen begleitet sein. Da es eine Häufung von Meldungen unerwünschter Wirkungen unter Paroxetin im Kindesalter gibt, sollte hier anderen Präparaten aus der Gruppe der SSRI der Vorzug gegeben werden.

„Affektive Verflachung"

Einige Patienten berichten von einer affektiven Verflachung unter der Therapie mit SSRI-Antidepressiva, die oft als „abgestumpftes Gefühl", „mangelnde Schwingungsfähigkeit" oder „Kälte" beschrieben wird. Oft bleibt dabei unklar, ob es sich um Symptome der zugrunde liegenden affektiven Erkrankung oder um unerwünschte Wirkungen der medikamentösen Therapie handelt. Die Aktivierung des serotoninergen Systems im Hirnstamm und Teilen des Mittelhirns durch SSRI kann über Rückkopplungsmechanismen gleichzeitig eine Verminderung der dopaminergen Funktion in Teilen des limbischen Systems bewirken. Diese Veränderungen wären ein mögliches biologisches Erklärungsmodell für die beschriebenen affektiven Veränderungen. Dementsprechend könnten Substanzen wie Sertralin, die neben der Wirkung als SSRI auch die Wiederaufnahme von Dopamin hemmen, günstige Effekte aufweisen. Auch die Kombination mit Bupropion, einem Wiederaufnahmehemmer von Dopamin und Noradrenalin, wäre aus pharmakologischer Sicht eine sinnvolle Strategie.

Krämpfe

Die Beobachtung, dass bei Intoxikationen mit SSRI epileptische Anfälle auftreten können, führte zu einer kritischen Hinterfragung eventueller prokonvulsiver Eigenschaften von SSRI auch in therapeutischer Dosierung. Die meisten Untersuchungen zeigen allerdings, dass SSRI in typischer Dosierung ohne das Vorliegen anderer Risikofaktoren kein erhöhtes Risiko für Krampfanfälle mit sich bringen. Auch die Anwendung bei Patienten mit Epilepsie ist in vielen Fällen unproblematisch. Möglicherweise wirken SSRI therapeutischer Dosierung sogar antikonvulsiv. Bei Vorliegen einer Epilepsie oder von Risikofaktoren sollten jedoch regelmäßige EEG-Kontrollen durchgeführt werden.

Hyponatriämie und Syndrom der inadäquaten ADH-Sekretion (SIADH)

Eine bisher relativ wenig beachtete Nebenwirkung der SSRI ist die Entwicklung einer Hyponatriämie auf Basis eines Syndroms der inadäquaten ADH-Sekretion (SIADH) (Egger et al., 2006, 2008). Typisch für das

SIADH sind eine Hyponatriämie mit Hypoosmolalität der Extrazellularflüssigkeit, mit erhöhter Natriumausscheidung im Harn und erhöhter Harnkonzentration bei normaler Nieren-, Nebennieren- und Schilddrüsenfunktion. Verursacht wird es durch übermäßige Sekretion von Vasopressin (antidiuretisches Hormon, ADH) aus der Neurohypophyse. Die folgende Retention von Wasser führt unter anderem zu einer Verdünnungshyponatriämie. Risikofaktoren für die Entwicklung dieser Elektrolytstörung sind weibliches Geschlecht, Alter über 65 Jahre (Hyponatriämie bei bis 11% der hospitalisierten Patienten dieser Altersgruppe) und auch psychische Erkrankungen (Hyponatriämie bei 6–17% der Patienten). Die Symptome einer Hyponatriämie sind unspezifisch und werden von dem Ausmaß der Elektrolytverschiebung und der Geschwindigkeit, mit der sich diese entwickelt, bestimmt. Geringgradige Hyponatriämien verlaufen meist asymptomatisch. Bei rascher oder sehr großer Elektrolytverschiebung kann sich ein Gehirnödem entwickeln. Im Rahmen schwerer Hyponatriämien (<120 mmol/l) kann es auch zu lebensbedrohlichen Komplikationen (zerebrale Anfälle, Koma, Kreislaufstillstand) kommen. Die Angaben über Inzidenz SSRI-induzierter Hyponatriämien variieren stark; sie reichen von 4,7/1.000 bis 25%, wobei die aktuellste, 2004 publizierte prospektive Untersuchung in einer geriatrischen Population eine Inzidenz von 12% unter Paroxetin nennt. In verschiedenen Untersuchungen konnte gezeigt werden, dass die SSRI-induzierte Hyponatriämie weder mit der Dosis oder dem Plasmaspiegel des SSRI noch mit dem Genotyp für CYP2D6 korreliert. Auch scheint kein einzelner SSRI besonders für eine Hyponatriämie zu prädisponieren. Die berichtete Zeitspanne, innerhalb welcher sich eine SSRI oder Venlafaxin-induzierte Hyponatriämie entwickelt, reicht in den zahlreichen Fallberichten von einem bis zu 253 Tagen. In den klinischen Studien dauerte es ein bis drei Wochen, bis sich bei den betroffenen Patienten eine solche Elektrolytverschiebung entwickelte. Der erste Schritt bei Vorliegen einer medikamenteninduzierten Elektrolytstörung sollte das Absetzen des angeschuldigten Medikaments sein. Bei leichten und asymptomatischen Hyponatriämien ist zu erwarten, dass sich der Natriumspiegel dann innerhalb von zwei Wochen wieder normalisiert. Bei leicht symptomatischen Hyponatriämien ist eine Flüssigkeitsrestriktion auf 500–1.000 ml/d bis zum Elektrolytausgleich notwendig. Nur in schweren Fällen ist eine intravenöse Natriumsubstitution notwendig, wobei diese aufgrund des Risikos einer pontinen Myelinolyse nur langsam erfolgen darf. Die antidepressive Therapie sollte dann mit einem Antidepressivum eines anderen Wirkprofils weitergeführt werden.

Andere unerwünschte Wirkungen

Anticholinerge Effekte sind bei SSRI kaum anzutreffen. Einzig Paroxetin zeigt nennenswerte anticholinerge Wirksamkeit, die in manchen Fällen – vor allem bei anticholinerger Komedikation und bei älteren Patienten – klinische Relevanz erreicht.

Auch Sedierung kommt als unerwünschte Wirkung in der Klasse der SSRI im Vergleich zu anderen Antidepressiva kaum vor, kann aber bei einer kleinen Untergruppe der behandelten Patienten durchaus ein beeinträchtigendes Ausmaß erreichen. Diese insgesamt seltene Nebenwirkung scheint bei Paroxetin und Fluvoxamin öfter als bei anderen SSRI aufzutreten.

3.7.1.2.5 Dosierung

Die Dosierung ist in vielen Fällen vergleichsweise einfach. Oft entspricht die Anfangsdosis der Erhaltungsdosis und die bei anderen Antidepressiva häufig notwendige langsame Dosissteigerung entfällt. Um die Intensität eventueller unerwünschter Wirkungen gerade in der Einstellungsphase möglichst gering zu halten und um eine größtmögliche Akzeptanz durch den Patienten herzustellen, kann es jedoch gerade bei sensiblen Patienten sinnvoll sein, mit der Hälfte der Erhaltungsdosis zu beginnen und diese erst nach einigen Tagen zu erhöhen.

3.7.1.2.6 Absetz-Syndrom

Beim abrupten Absetzen antidepressiver Medikation können klinische Symptome entstehen. Diese sind bei SSRI insgesamt seltener als bei trizyklischen Antidepressiva, können jedoch von Patienten als stark belastend empfunden werden. SSRI mit kurzer Halbwertszeit zeigen gegenüber anderen deutlich erhöhte Inzidenzen. Nur Fluoxetin kann wegen der sehr langen Halbwertszeit in dieser Hinsicht gefahrlos abrupt abgesetzt werden. Insbesondere bei Paroxetin und Fluvoxamin berichten Patienten nicht selten von unangenehmen Symptomen. Die häufigste klinische Manifestation eines SSRI-Absetzsyndroms ähnelt dabei stark den Symptomen eines grippalen Infekts mit Malaise, Übelkeit und Kopfschmerzen und setzt typischerweise zwei bis sieben Tage nach der letzten Medikamenteneinnahme ein. Seltener werden auch Parästhesien, Schwindel, Agitiertheit und ein depressiver Rückfall berichtet. Der zugrunde liegende Mechanismus ist unklar, hat jedoch nichts mit Entzugssymptomen zu tun, wie sie bei Medikamenten oder Drogen mit Abhängigkeitspotential auftreten können. Viele Patienten interpretieren das Auftreten von Absetzsymptomen als „Sucht" bzw. „Abhängigkeit" von ihrem Medikament. Es ist wichtig, wo immer möglich, schon bei Beginn einer antidepressiven Therapie über die Gefahren bei abruptem Absetzen, das potentielle Auftreten von Absetzsymptomen und die Unterschiede zu einer Medikamentenabhängigkeit aufzuklären. Um ein Absetzsyndrom zu vermeiden, empfiehlt es sich, die antidepressive Medikation langsam unter Kontrolle auszuschleichen, wobei sich eine Reduktion von etwa 25% der Dosis pro Woche bewährt hat. Sollten dennoch Absetzsymptome auftreten, sollte die letzte verabreichte Dosis wieder aufgenommen werden und eine noch langsamere Reduktion angestrebt werden.

3.7.1.2.7 Überdosierung

SSRI sind nur wenig kardiotoxisch und bei Überdosierung wesentlich sicherer als trizyklische Antidepressiva oder MAO-

Hemmer. So zeigte sich beispielsweise in einer rückblickenden Untersuchung von 234 Intoxikationen mit Fluoxetin in Dosierungen bis zu 1500 mg kein einziger Todesfall, und die Hälfte aller Patienten blieb symptomlos. Eine mäßige Überdosierung mit 5- bis 30-facher Tagesdosis ist selten ernsthaft. Typische Symptome umfassen Übelkeit, Erbrechen, Tremor und Sedierung und benötigen meist nur symptomatische Therapie und Überwachung. Bei Intoxikationen mit sehr hohen Dosierungen im Bereich von mehr als der 75-fachen Tagesdosis (mehrere Gramm) können jedoch schwere Komplikationen auftreten. Insbesondere Arrhythmien und epileptische Anfälle verlaufen dabei selten auch tödlich. Die meisten berichteten Todesfälle sind jedoch Mischintoxikationen mit Alkohol oder anderen Medikamenten mit hohem Wechselwirkungspotential (Dalfen und Stewart, 2001). Insgesamt betrachtet haben die SSRI damit im Vergleich zu anderen Antidepressiva ein deutlich überlegenes Sicherheitsprofil.

Durch diese Vorteile sind SSRI heute die am häufigsten verschriebenen Antidepressiva weltweit.

3.7.1.2.8 Wechselwirkungen

Das Risiko schwerer, klinisch relevanter Wechselwirkungen ist für SSRI insgesamt gering.

Allerdings gibt es einige wichtige Ausnahmen. Die gefährlichste unter ihnen ist das Serotonin-Syndrom.

Serotonin-Syndrom

Das Serotonin-Syndrom (auch: Serotonerges Syndrom) tritt durch eine serotoninerge Überfunktion auf, welche durch die gleichzeitige Einnahme verschiedener serotoninerg wirksamer Medikamente wie *MAO-Hemmer, SSRI* und *trizyklische Antidepressiva* ausgelöst werden kann (Tabelle 7). Aus diesem Grunde sollen derartige Kombinationen vermieden werden. Eine gemeinsame Verabreichung mit MAO-Hemmern ist kontraindiziert. Aus

MEDIKAMENTE MIT SEROTONIN-WIRKUNG UND GEFAHR DER AUSLÖSUNG EINES SEROTONIN-SYNDROMS	
Klasse	Wirkstoffe
Antidepressiva	SSRI, TZA, MAO-Hemmer, Mirtazapin, SNRI, Hypericum (Johanniskraut)
5HT1-Agonisten	Triptane
Opioide	Codein, Morphin, Heroin, Tramadol, Pethidin
Drogen und Stimulanzien	Amphetamine, Sibutramin, MDMA Kokain, LSD, Heroin
Andere	Selegelin, Tryptophan, Buspiron, Lithium, Dextrometorphan

TABELLE 7

Sicherheitsgründen sollte nach dem Absetzen von SSRI ein Abstand von einer Woche eingehalten werden, bevor MAO-Hemmer verschrieben werden. Im Falle von SSRI mit sehr langer Halbwertszeit und aktiven Metaboliten wie z.b. Fluoxetin kann es sogar noch drei Wochen nach dem Absetzen zu Wechselwirkungen kommen, weswegen vom Hersteller ein Sicherheitsabstand von fünf Wochen empfohlen wird. Bei Umstellung von reversiblen MAO-Hemmern auf SSRI soll ein Abstand von zwei Tagen eingehalten werden.

Das Serotonin-Syndrom ist gekennzeichnet durch vegetative Symptome, zentralnervöse Erregung und neuromuskuläre Symptome (Tabelle 8). Es tritt häufig vier bis sechs Wochen nach Beginn der Medikamenteneinnahme auf. Die Therapie ist rein symptomatisch. Ein spezifisches *Antidot* ist bislang nicht bekannt.

Wechselwirkungen am Cytochrom-System

Weitere Wechselwirkungen können durch Enzyminhibition am Cytochromsystem entstehen, wodurch klinisch relevante Plasmaspiegelveränderungen möglich sind. Das geringste Interaktionspotential über Cytochromsysteme zeigen Citalopram und Escitalopram (Tabelle 9).

Cytochrom 2D6

Viele SSRI werden nicht nur selbst über das Cytochrom 2D6 metabolisiert, sondern zeigen dort auch enzyminhibierende Effekte. Dadurch werden andere Substanzen, die auf diesen Stoffwechselweg angewiesen sind, langsamer abgebaut und erreichen somit zum Teil wesentlich höhere Plasmakonzentrationen. Von diesem Effekt sind beispielsweise trizyklische AD, Typ 1c Antiarrhytmika, manche Betablocker aber auch zahlreiche andere Psychopharmaka betroffen. Andererseits können Substanzen, die über Cytochrom 2D6 zu einem pharmakologisch aktiven Metaboliten abgebaut werden (sogenannte „Prodrugs"),

TABELLE 8
SYMPTOME EINES SEROTONIN-SYNDROMS
Vegetative Symptome
Tachykardie
Hypertonie
Schwitzen
„Grippegefühl"
Nausea, Emesis
Diarrhoe
Cephalea
Tachypnoe
Mydriasis
Zentralnervöse Symptome
Unruhe
Akathisie
Halluzinationen
Hypomanie
Bewusstseinsstörung
Koordinationsstörungen
Neuromuskuläre Symptome
Tremor
gesteigerte Reflexe
Myoklonie
pathologische Reflexe
Krämpfe
Anfälle

ENZYMINHIBITION DURCH SSRI			
Enzym	Häufige Substrate	Inhibitoren	Effekt
2D6	TCA	Fluoxetin	stark
	Buproprion	Paroxetin	stark
	Venlafaxin	Sertralin	schwach
	Typ 1c Antiarrythmika		
	Betablocker	(Fluvoxamin	
	Paroxetin	(Citalopram, Escitalopram)	
	Risperidon		
	Codein		
	Haloperidol		
1A2	Koffein	Fluvoxamin	stark
	Theophyllin		
	Phenacetin		
	Clozapin		
	Olanzapin		
	Diazepam		
3A4	Alprazolam, Triazolam	Fluvoxamin	
	Carbamazepin	Fluoxetin	schwach
	Dexamethason	(Sertralin)	
	Citalopram, Escitalopram		
Modifiziert nach: Cozza, Armstrong, Hales: Concise Guide to Drug Interactions Principles for Medical Practice. APP Inc., 2003			

TABELLE 9

durch die Enzymblockade verminderte Wirksamkeit aufweisen, was beispielsweise bei Koadministration von Tramadolol der Fall sein kann. Die stärkste Cytochrom 2D6-Inhibition weisen Fluoxetin und Paroxetin auf, gefolgt von Sertralin in höherer Dosierung. Citalopram, Escitalopram und Fluvoxamin zeigen hingegen kaum klinisch relevante Enzyminhibtion am Cytochrom 2D6. Besondere Bedeutung gewinnen Wechselwirkungen bei Patienten, die auf dem Boden eines genetischen Poly-

morphismus eine geringe Enzymaktivität von Cytochrom 2D6 aufweisen. Davon sind 5–14% der kaukasischen Bevölkerung betroffen (Daly et al., 1996) (sogenannte „Poor Metabolizer"). Im Unterschied dazu findet sich bei 1–3% eine besonders hohe Enzymaktivität („Ultra-Extensive-Metabolizer"), welche zu einem schnellen Abbau und damit zu niedrigen Plasmakonzentrationen führen kann und in manchen Fällen Dosisanpassungen nötig werden lässt (Eichelbaum und Evert, 1996).

Andere Cytochrome

Fluvoxamin ist ein starker Inhibitor der Cytochrome 1A2 und 2C19 und ein mäßiger Inhibitor der Cytochrome 3A4, 2B6 2C9, über die zahlreiche Substanzen und die Mehrzahl aller Medikamente metabolisiert werden. Es hat somit eine besonders große Zahl möglicher Wechselwirkungen. Fluoxetin – und etwas weniger auch Sertralin – hemmen neben Cytochrom 2D6 auch Cytochrom 3A4 in relevantem Ausmaß.

3.7.1.2.9 Kontrolluntersuchungen unter SSRI-Therapie

SSRI haben ein insgesamt günstiges Nebenwirkungsprofil, sodass bei gesunden Patienten nur wenige Routine-Kontrolluntersuchungen nötig sind. Blutbildveränderungen sind unter SSRI kaum je beschrieben. Bei möglicher Wirkverstärkung oraler Antikoagulantien sollten die Gerinnungsparameter bei gleichzeitiger Gabe engmaschig überwacht werden. In Risikogruppen (Patienten über 60 Jahre, multimorbide Patienten, Anorexie-Patienten, unter Polypharmazie) besteht unter SSRI ein erhöhtes Risiko eines Syndrom der inadäquaten ADH Sekretion (SIADH) mit Hyponatriämie. Regelmäßige Elektrolytkontrollen, vor allem im Zeitraum der ersten Wochen nach Therapiebeginn, sind empfohlen. Das kardiovaskuläre Risiko von SSRI und die prokonvulsive Potenz von SSRI sind gering, EKG oder EEG Kontrollen sind deshalb bei unauffälligen Ausgangsbefunden und ohne entsprechende Klinik nicht notwendig.

Citalopram

Citalopram ist ein hochselektives SSRI, das auch geringe antihistaminerge Aktivität hat. Es liegt als Racemat vor, wobei das nicht antidepressiv wirksame R-Enantiomer möglicherweise die Wirksamkeit des aktiven S-Enantiomers am Serotonintransporter vermindert. Citalopram wird bei depressiven Erkrankungen, Angst- und Panikattacken, Phobien und Zwangserkrankungen eingesetzt. Seine Halbwertszeit beträgt ca. 33 Stunden, der Abbau erfolgt über die Cytochrome 2C19, 3A4 und 2D6 zu zwei schwach aktiven Metaboliten: Desmethylcitalopram ($t\,\frac{1}{2}$ = ca. 50 h und Disdemethylcitalopram, $t\,\frac{1}{2}$ = ca. 100 h). Die übliche Anfangsdosis liegt bei 20 mg und kann im Verlauf auf maximal 60 mg gesteigert werden. Bei älteren Patienten sowie bei Neigung zu gastrointestinalen Beschwerden und bei Panikstörung empfiehlt sich eine niedrigere Anfangsdosis von 10 mg. Bei eingeschränkter Leberfunktion sollte eine Maximaldosis von 60 mg nicht überschritten werden. Relative Kontraindikationen stellen schwere Leber- und Nierenfunktionsstörungen dar. Citalopram steht auch als flüssige Lösung zur Zubereitung von Infusionen zur Verfügung. Ein wesentlicher Vorteil von Citalopram ist auch das geringe Wechselwirkungspotential, da es im Unterschied zu den meisten anderen SSRI keine relevante Enzymhemmung im Cytochromsystem bewirkt.

Escitalopram

Escitalopram ist das pharmakologisch aktive S-Enantiomer von Citalopram. Es besitzt unter den SSRI die höchste Selektivität, welche vermutlich auch durch den Wegfall des hemmenden Einflusses des R-Enantiomers gefördert wird. Es wird bei depressiven Erkrankungen, Angst- und Panikstörungen, Phobien und Zwangserkrankungen eingesetzt. Seine Halbwertszeit beträgt ca. 30 Stunden, der Abbau erfolgt bevorzugt über die Cytochrome 2C19, 3A4 zu zwei schwach aktiven Metaboliten: Desmethylescitalopram und Disdemethylescitalopram. Die für dieselbe Wirksamkeit nötige Dosis von Escitalopram entspricht in der Regel der Hälfte der Dosierung von Citalopram. Die übliche Anfangsdosis liegt daher bei 10 mg und kann im Verlauf auf maximal 20 mg gesteigert werden, in Einzelfällen werden auch bis zu 40 mg/die verschrieben. Bei älteren Patienten, bei Neigung zu gastrointestinalen Beschwerden und bei Panikstörung empfiehlt sich eine niedrigere Anfangsdosis von 5 mg. Bei eingeschränkter Leberfunktion sollte eine Maximaldosis von 10 mg nicht überschritten werden. Es gibt Hinweise auf Wirksamkeitsvorteile und bessere Verträglichkeit von Escitalopram im Vergleich zu Citalopram. Wie auch Citalopram besitzt es kaum Wechselwirkungspotential am Cytochromsystem.

Fluoxetin

Fluoxetin wurde bereits 1986 eingeführt und war damit eines der ersten SSRI am Markt. Neben der Wirkung am Serotonintransporter zeigt es auch leichte antagonistische Effekte an 5HT2C-Rezeptoren, die möglicherweise auch zu verstärkter noradrenerger und dopaminerger Funktion führen. Von den anderen SSRI unterscheidet es sich insbesondere durch seine sehr lange Halbwertszeit. Es wird bei depressiven Erkrankungen, Angst- und Panikstörungen, Bulimie, Phobien und Zwangserkrankungen eingesetzt. Mögliche Vorteile bestehen insbesondere bei atypischer Depression und komorbider Bulimie, weniger günstig ist wegen der vergleichsweise stark aktivierenden Effekte der Einsatz bei agitierter Depression und Insomnie. Die Halbwertszeit von Fluoxetin beträgt vier bis sechs Tage, die des aktiven Metaboliten Norfluoxetin eine bis zwei Wochen. Bei Dauertherapie kann die Halbwertszeit durch Hemmung des eigenen Abbauwegs noch zusätzlich ansteigen, sodass Wirkungen und Wechselwirkungen auch noch nach einigen Wochen auftreten können. Aufgrund dieser langen Nachwirkung treten bei Fluoxetin im Unterschied zu anderen SSRI Absetzsymptome kaum auf. Fluoxetin wird über zahlreiche verschiedene Cytochrome wie 2D6, 2C19, 2C9, 2D6 und 3A4 abgebaut, weshalb sein Plasmaspiegel von Enzyminhibitoren nur wenig beeinflusst wird. Pan-Induktoren können jedoch den Spiegel senken. Fluoxetin selbst ist ein potenter Inhibitor von Cytochrom 2D6 und 2C19, in geringerem Ausmaß auch von Cytochrom 3A4, 2C9 und 2C19, wodurch zahlreiche Wechselwirkungen entstehen können (Tabelle 9: Enzyminhibition durch SSRI). Es gibt Hinweise, dass Fluoxetin im Vergleich zu anderen SSRI bei Dauertherapie nicht mit Gewichtszunahme assoziiert ist.

Paroxetin

Paroxetin hat neben seiner Wirkung als SSRI leichte anticholinerge Effekte und hemmt in sehr geringem Ausmaß auch die Wiederaufnahme von Dopamin. Es wird bei depressiven Erkrankungen, Angst- und Panikstörungen, Posttraumatischer Belastungsstörung, Phobien und Zwangserkrankungen eingesetzt. Paroxetin wirkt oft weniger stark aktivierend als andere SSRI und hat in vielen Fällen sogar einen sedierenden Effekt. Es wird daher häufig bei Depression mit Insomnie und Angstsymptomen oder komorbider Angst- und Zwangserkrankung eingesetzt. Weniger günstig ist wegen der anticholinergen Effekte möglicherweise der Einsatz bei Patienten mit kognitiven Störungen oder bei Hypersomnie und Fatigue. Da es für Paroxetin eine gewisse Häufung von Meldungen über unerwünschte Wirkungen im Kindesalter gibt, wird in dieser Altersgruppe oft anderen SSRI der Vorzug gegeben. Es gibt auch Spekulationen über eine erhöhte Rate an Fällen von Brustkrebs (Haque et al., 2005). Paroxetin wird über Cytochrom 3A4 und 2D6 zu inaktiven Metaboliten abgebaut. Die Halbwertszeit liegt bei ca. 16 Stunden und steigt bei Dauertherapie durch Hemmung des eigenen Abbauwegs auf bis zu 30 Stunden an. Nach Beendigung einer Therapie mit Paroxetin werden verhältnismäßig häufig Absetzsymptome berichtet. Paroxetin ist ein starker Inhibitor von Cytochrom 2D6 und 2B6, wodurch zahlreiche Wechselwirkungen möglich sind (Tabelle 9: Enzyminhibition durch SSRI).

Sertralin

Sertralin blockiert neben der Wiederaufnahme von Serotonin auch die von Dopamin in geringerem Umfang. Es wird bei depressiven Erkrankungen, Angst- und Panikstörungen, Posttraumatischer Belastungsstörung, Phobien und Zwangserkrankungen eingesetzt. Als besonders vorteilhaft erweist es sich in der Behandlung der atypischen Depression mit Hypersomnie. Es führt wegen seiner zusätzlichen dopaminergen Effekte im Unterschied zu vielen anderen SSRI kaum zu Hyperprolaktinämie und erweist sich daher oft als günstig bei Pubertierenden, Patientinnen mit Galaktorrhoe, ungeklärter Amenorrhoe oder in der Postmenopause. Derselbe dopaminerge Effekt könnte auch zu einer Abschwächung der subjektiv unter SSRI-Therapie gelegentlich wahrgenommenen „affektiven Verflachung" beitragen. Die verhältnismäßig aktivierenden Effekte von Sertralin werden hingegen bei agitierter Depression und bei Schlafstörungen insbesondere in der Einstellungsphase zum Teil als unvorteilhaft erlebt. Sertralin wird über zahlreiche verschiedene Cytochrome wie 2B6, 2C19, 2C9, 2D6 und 3A4 abgebaut, weshalb sein Plasmaspiegel von Enzyminhibitoren nur wenig beeinflusst wird. Paninduktoren können jedoch den Spiegel von Sertralin in relevantem Ausmaß senken. Sertralin hat eine Halbwertszeit von ca. 25 Stunden, sein schwach aktiver Metabolit N-Desmethylsertralin von zwei bis drei Tagen. Sowohl die Muttersubstanz als auch der Metabolit inhibieren bei niedriger Dosierung mehrere Cytochromsysteme wie 3A4, 2C9, 2C19 und 2D6, allerdings in klinisch meist nur wenig relevantem Ausmaß. Bei höherer Dosierung können jedoch insbesondere über eine Hemmung von Cytochrom 2D6 relevante Wechselwirkungen entstehen. Zudem kann Sertralin auch Phase II-Reaktionen hemmen (Glukuronidierung), was zu erhöhten Plasmaspiegeln von konkurrierender Komedikation wie z.B. Lamotrigin führen kann.

Fluvoxamin

Fluvoxamin hat neben seiner Wirkung als SSRI auch antagonistische Effekte an Sigma-Rezeptoren. Es wird bei depressiven Erkrankungen, Zwangserkrankungen, Angst- und Panikstörungen sowie Phobien eingesetzt. Im Unterschied zu vielen anderen SSRI erleben Patienten unter Therapie mit Fluvoxamin weniger Unruhe, nicht selten wird sogar ein sedierender Effekt beschrieben, der durch die Wirkung an den Sigmarezeptoren vermittelt sein könnte. Derselbe Mechanismus ist auch eine mögliche Erklärung für berichtete Vorteile von Fluvoxamin insbesondere bei psychotischer Depression, begleitender Insomnie, Angst und Zwängen. Nachteile entstehen jedoch durch die zahlreichen möglichen Wechselwirkungen mit anderen Medikamenten. Fluvoxamin hemmt schon bei niedriger Dosis die Cytochrome 1A2 und 2C19 in großem Ausmaß, bei normalen therapeutischen Konzentrationen kommt es auch zu einer Inhibition der Cytochrome 3A4, 2B6 2C9 und – in geringem Ausmaß – 2D6. Aus diesem Grund wird Fluvoxamin auch als „Pan-Inhibitor" bezeichnet. Bei Kombination einer Vielzahl von Medikamenten können zum Teil stark erhöhte Spiegel resultieren, die auch den toxischen Bereich erreichen können. Daher sind medikamentöse Kombinationen mit Fluvoxamin nur unter großer Vorsicht, niedrigsten Anfangsdosierungen und therapeutischem Drug Monitoring zu empfehlen.

3.7.1.3 Tri- und tetrazyklische Antidepressiva

3.7.1.3.1 Pharmakologische Effekte

Noradrenalin- und Serotonin Wiederaufnahmehemmung

Die chemischen Strukturen und pharmakologischen Wirkungen der trizyklischen Antidepressiva (TCA) und verwandter Medikamente sind untereinander sehr ähnlich. Die bereits seit langem bekannten Wirkmechanismen von TCA als Serotonin- und Noradrenalin- Wiederaufnahmehemmer mit je nach Präparat verschieden starker Gewichtsverteilung auf beide Komponenten lassen sich gut in einfache biologische Theorien der Depression als relativer Serotonin- bzw. Noradrenalin- „Mangel" einfügen. Viele TCA – mit Ausnahme von Clomipramin – haben nur eine vergleichsweise geringe serotoninerge Wirkung. Neue Erkenntnisse weisen manche TCA sogar als schwache Serotoninantagonisten aus. In therapeutischer Dosierung bewirken TCA auch keine direkte Wiederaufnahmehemmung von Dopamin. Im frontalen Kortex existieren jedoch kaum Dopamintransporter, stattdessen erfolgt die Inaktivierung von Dopamin nach Ausschüttung in den synaptischen Spalt hier durch Noradrenalintransporter. Durch diese neurophysiologische Besonderheit können Noradrenalinwiederaufnahmehemmer im frontalen Kortex auch die dopaminerge Funktion verstärken. Trizyklika, die stärkere noradrenerge Wirkung zeigten, wurde eine stärker „aktivierende" Wirkung zugeschrieben, während Substanzen mit stärkerer serotoninerger Komponente eher sedierend wirken sollten. Diese Unterscheidung kann mit dem Stand des heutigen Wissens nicht unbedingt unterstützt werden. In den letzten Jahren und Jahrzehnten wurden allerdings auch zahlreiche sekundäre Effekte an verschiedenen prä- und postsynaptischen Rezeptoren sowie in der Signaltransduktionskette bekannt. Diese können für Unterschiede in Wirksamkeit und Nebenwirkungsprofil zwischen den Einzelsubstanzen mitverantwortlich sein. Insbesondere für Nebenwirkungen spielen auch Wirkungen an anderen Rezeptoren eine wesentliche Rolle.

Unerwünschte Wirkungen

Die Blockade muskarinischer Acetylcholinrezeptoren führt zu Sedierung und kann anticholinerge unerwünschte Wirkungen wie Obstipation, Akkomodationsstörungen, Miktionsstörungen und kognitive Beeinträchtigung auslösen. Über die Blockade von $\alpha1$-Adrenorezeptoren kann es zu posturaler Hypotension kommen. Antihistaminerge Effekte sind für die sedie-

rende Komponente vieler TCA, aber auch für Gewichtszunahme mitverantwortlich. Die erniedrigte Krampfschwelle und Rhythmusstörungen unter TCA werden vermutlich durch Blockade von Ionenkanälen vermittelt. Für kardiale Nebenwirkungen scheinen Kinder, Patienten mit Untergewicht, mangelnder Hydrierung oder vorbestehender Herzerkrankung stärker empfänglich zu sein. Ein chinidinartiger Mechanismus führt am Herz zu einer Verlangsamung der Erregungsleitung, wodurch im EKG Blockbilder entstehen können. Bei vorbestehenden Erregungsleitungen sollen TCA daher nicht angewendet werden, und auch eine Kombination mit Medikamenten, die eine ähnliche Wirkung auf die Erregungsleitung haben, ist kontraindiziert. Auch eine QTc-Verlängerung gilt als Risikofaktor. Da insgesamt bei trizyklischen und tetrazyklischen AD unerwünschte Wirkungen wesentlich häufiger auftreten und schwerer ausgeprägt sind als bei neueren Antidepressiva, werden sie heute nur mehr als Mittel zweiter oder dritter Wahl eingesetzt. Generell können Nebenwirkungen oft durch die Wahl einer geringen Startdosis und langsame Dosiserhöhung begrenzt werden. Für TCA ist diese Vorgehensweise besonders effektiv in Hinblick auf Sedierung, orthostatische Hypotension und kognitive Störungen. Wenn starke anticholinerge Nebenwirkungen vorliegen, kann eine Umstellung auf TCA mit möglichst geringer anticholinerger Komponente wie Desipramin oder Clomipramin sinnvoll sein. Bei Verschwommensehen und Akkomodationsstörungen können in manchen Fällen

Pilocarpin-Augentropfen, ein Parasympathikomimetikum, Abhilfe schaffen. Mit lokaler Anwendung von Pilocarpinlösung kann auch in Fällen schwerer Xerostomie vorübergehende Linderung erzielt werden. Bei starker orthostatischer Hypotension erweist sich hingegen Nortryptilin, das nur eine vergleichsweise geringe Wirkung am α1-Rezeptor hat, als eher verträglich. Trizyklische Antidepressiva können in manchen Fällen psychotische Symptome verstärken, sodass sie bei Patienten mit vorbestehender Psychose nur mit Zurückhaltung eingesetzt werden sollten. In seltenen Fällen kann es auch zu erhöhter Photosensitivität kommen. Unerwünschte Wirkungen und Komplikationen können in der Gruppe der Cytochrom 2D6-Langsammetabolisierer (etwa 5–14% der europäischen Bevölkerung) häufiger auftreten, da diesen Patienten Enzymaktivität zum Abbau von TCA fehlt und auch bei durchschnittlicher Dosierung zum Teil stark erhöhte Blutspiegel auftreten. Im Falle starker Nebenwirkungen sind daher auch Spiegelbestimmungen notwendig und eine Genotypisierung ist in Betracht zu ziehen.

3.7.1.3.2 Anwendungsgebiete

Die Hauptindikation für die Verschreibung trizyklischer und tetrazyklischer AD sind depressive Erkrankungen, wenn mit nebenwirkungsärmeren Antidepressiva kein Therapieerfolg erzielt werden konnte und keine Kontraindikationen bestehen. Weitere Einsatzgebiete sind die längerfristige Schmerzbehandlung im Rahmen eines therapeutischen Gesamtkonzepts und Schlafstörungen. Zudem gibt es Hinweise für die Wirksamkeit bei Bulimie und Angsterkrankungen. Clomipramin, das die stärkste serotoninerge Wirkung unter den TCA aufweist, wird auch zur Therapie von Zwangserkrankungen eingesetzt. In fast allen Fällen sind TCA Medikamente zweiter oder dritter Wahl, da es für alle Anwendungsgebiete nebenwirkungsärmere, wirksame Alternativen gibt. TCA sollten zur Therapie bipolarer Depressionen nicht mehr verwendet werden, da sie bei bipolaren Erkrankungen nicht nur schlechter wirken, als andere Antidepressiva, sondern mit einem höheren Risiko zur Auslösung manischer Phasen und Zyklusakzeleration assoziiert sind. Bei atypischer Depression ist die Wirksamkeit von TCA geringer ausgeprägt als die von MAO-Hemmern oder SSRI.

3.7.1.3.3 Kontraindikationen

Kontraindikationen zur Verwendung von TCA stellen insbesondere Harnverhalt, paralytischer Ileus, Pylorusstenose, Delirien, Engwinkelglaukom und Prostatahyperplasie dar, da diese Erkrankungen unter der anticholinergen Wirkung exazerbieren können. Relative Kontraindikationen sind auch schwere Leber- und Nierenerkrankungen, sowie erhöhte Krampfneigung und kardiale Vorschädigung. Eine Kombination mit MAO-Hemmern ist wegen der Gefahr eines Serotonin-Syndroms nicht indiziert, wurde aber unter engmaschiger Kontrolle in Einzelfällen bei Therapieresistenz erfolgreich angewendet.

3.7.1.3.4 Überdosierung

Trizyklische AD haben eine geringe therapeutische Breite und Überdosierungen können letal verlaufen. Die wichtigsten Komplikationen stellen kardiale Rhythmusstörungen, anticholinerges Delir und Krampfanfälle dar. Die Intoxikation mit TCA ist ein internistischer Notfall, der intensivmedizinische Monitorisierung und Management erfordert.

3.7.1.3.5 Absetzsymptome

Wenn TCA abrupt abgesetzt werden, erleben zahlreiche Patienten Absetzsymptome. Diese werden unter anderem durch den cholinergen „Rebound" nach Wegfall der anticholinergen Wirkung ausgelöst, und präsentieren sich mit Übelkeit, Muskelkrämpfen, exzessivem Schwitzen, Kopfschmerzen, Nackenschmerzen und -steifigkeit sowie Erbrechen. Interessanterweise sind auch Fälle von Hypomanie und Manie nach Absetzen von TCA beschrieben, die nach Wiederansetzen der Medikation sofort sistierten. Um ein Absetzsyndrom zu vermeiden, empfiehlt es sich, die Dosis von TCA nur langsam, im Ausmaß von 25–50 mg alle zwei bis drei Tage zu reduzieren und so in Abhängigkeit von der Ausgangsdosis über einige Tage oder sogar Wochen auszuschleichen.

3.7.1.3.6 Metabolisierung und Wechselwirkungen

Die Metobolisierung trizyklischer Antidepressiva ist komplex und bietet zahlreiche Angriffspunkte für Wechselwirkungen. Die Gruppe der tertiären TCA (Amitryptilin, Clompiramin, Doxepin, Imipramin und Trimipramin) wird zunächst zu sekundären TCA demethyliert, wobei zum Teil aktive Metaboliten entstehen. Diese Metaboliten und die Gruppe sekundären TCA (Desipramin, Nortryptilin und Protryptilin) werden dann hydroxyliert (Phase I-Metabolismus). Für diesen Schritt ist bei TCA insbesondere das Cytochrom 2D6 verantwortlich, während die Demethylierung meist durch andere Cytochrome erfolgt. Die entstandenen Metaboliten werden größtenteils glukuronidiert. Die klinisch wichtigsten Wechselwirkungen entstehen durch Hemmung der Hydroxylierung bei Verabreichung von Cytochrom 2D6-Hemmern wie beispielsweise zahlreiche SSRI (Paroxetin, Fluoxetin, Sertralin), wodurch Plasmaspiegel stark ansteigen können. Auch eine (starke) Blockade der Demethylierung an anderen Cytochromen kann zu einer Plasmaspiegelerhöhung führen, beispielsweise bei gleichzeitiger Verabreichung des SSRI Fluvoxamin, einem „Pan-Inhibitor". TCA können aber auch ihrerseits zu einer Enzymhemmung führen, insbesondere der Cytochrome 2D6 und 2C19 (Tabellen 10 bis 13, Cytochrom-Metabolisierung und Wechselwirkungen von TCA, Nebenwirkungen, Rezeptorprofil).

TABELLE 10

REZEPTORPROFIL VERSCHIEDENER TRI- UND TETRAZYKLISCHER AD							
	NA	5-HT	Ach	α1	H1	5HT1	5HT2
Amitryptilin	++	++	+++	+++	++	+/–	+/–
Clomipramin	+	+++	+	++	+	0	0
Desipramin	+++	+	+	+	+	0	+/–
Imipramin	+	++	++	+	+	0	+/–
Nortryptilin	++	+	+	+	+	+/–	+
Trimipramin	0	0	+	+	+++	0	+/–
Maprotilin	++	0	+	+	++	0	+/–
Doxepin	+	+	++	+++	+++	+/–	+/–

TABELLE 11

HÄUFIGE ODER GEFÄHRLICHE UNERWÜNSCHTE WIRKUNGEN VON TRI- UND TETRAZYKLISCHEN AD	
Anticholinerg	Trockener Mund
	Obstipation
	Akkomodationsstörung
	Miktionsstörung
	gastroösophagealer Reflux
	Anticholinerges Delir
Kardiovaskulär	Orthostatische Hypotonie
	Palpitationen
	Rhythmusstörungen
	Hypertonie
Zentralvernös	Tremor
	Sedierung
	Agitiertheit
	Myoklonien
	Krämpfe
	extrapyramidal motorische Störungen
Andere	Schwitzen
	Gewichtszunahme
	Sexuelle Dysfunktion

CYTOCHROM-METABOLISIERUNG UND WECHSELWIRKUNGEN VON TCA		
Medikament	Substrat von	Enzyminhibition von
Amitryptilin	2D6, 2C19, 3A4	2C19, 2D6
Clompiramin	2D6, 2C19, 3A4	2D6
Desipramin	2D6	2D6
Doxepin	2D6, 1A2, 3A4	Keine bekannt
Imipramin	2D6, 2C19, 3A4, 1A2	2C19, 2D6
Nortryptilin	2D6	2D6
Trimipramin	2D6, 2C19, 3A4	Keine bekannt

TABELLE 12

WICHTIGE WECHSELWIRKUNGEN VON TCA		
Cytochrom 2D6 Hemmer		
■ Fluoxetin, Paroxetin, Sertralin, Buproprion, Duloxetin	Hemmung der Hydroxylierung	Spiegel steigt
Tramadolol	Erniedrigung der Krampfschwelle	
Cytochrom 1A2 Hemmer	Hemmung der Demethylierung	Spiegel steigt
■ Fluvoxamin		
Wirkungsveränderung mancher Antihypertensiva		
Hemmung der Wirkung von Clonidin		
Wirkungsverstärung von Sympathikomimetika		
Wirkungsverstärkung von Anticholinergika	CAVE: paralytischer Ileus, Hyperthermie, Delir	
MAO-Hemmer	Serotonin-Syndrom	Kontraindikation!

TABELLE 13

3.7.1.3.7 Kontrolluntersuchungen unter TCA-Therapie

Unter TCA sind aufgrund einer höheren UAW-Inzidenz häufigere Routineuntersuchungen als bei anderen Antidepressiva indiziert.

Laborkontrollen

Unter TCA kann es zu Veränderungen des Blutbildes, der Leber und Nierenparameter kommen. Ein Abfall der Leukozytenzahl unter Therapie mit TCA wird mit einer Inzidenz von 0,02% beobachtet. Ein solches Ereignis ist selten und meist passager, muss dann aber Anlass zu engmaschigeren Kontrollen sein. Ein Anstieg der alkalischen Phosphatase (AP) und der Lebertransaminasen (v.a. der Glutamat-Pyruvat-Transaminase, GPT) ist relativ häufig und meist transient, die LFP sollten in diesem Fall weiter regelmäßig kontrolliert werden. Wiederholt wurde von Störungen des Glucosestoffwechsels und der Insulinproduktion unter TCA berichtet. Ein erhöhtes Diabetesrisiko konnte jedoch bis heute nicht nachgewiesen werden. Bei starker Zunahme des Körpergewichts, diabetes-typischen Beschwerden oder Symptomen ist einen genauere internistische/diabetologische Abklärung indiziert.

Kardiovaskuläre Kontrollen

Aufgrund kardiovaskulärer Nebenwirkungen sind regelmäßige Kontrollen von Puls und Blutdruck empfohlen. Zum Ausschluss einer QT-Verlängerung sollte vor und 1 Monat nach Einleitung einer Therapie mit TCA ein EKG abgeleitet werden. Bei Patienten über 60 Jahre oder Risikoanamnese, unklarem oder pathologischem Ausgangsbefund oder entsprechender Klinik ist das Beiziehen eines Kardiologen indiziert.

EEG

Trizyklika und vor allem Maprotilin zeigen eine höhere Assoziation zu zerebralen Krampfanfällen als andere Antidepressiva. Ein EEG muss lediglich bei betagten Patienten oder Patienten mit bekannten Anfallsleiden oder cerebralen Vorerkrankungen vor Therapiebeginn abgeleitet

werden. Bei pathologischen Befunden sind monatliche Kontrollen indiziert, in erster Linie aber ist wohl an eine medikamentöse Umstellung zu denken.

Weitere Kontrolluntersuchungen

Aufgrund des Risikos anticholinerger UAW ist vor Einleitung der Therapie, insbesondere bei älteren Patienten eine urologische Kontrolle zum Ausschluss einer Prostatahyperplasie indiziert. Im weiteren Verlauf sollten Beschwerden wie Harnverhalt oder zunehmende Obstipation routinemäßig abgefragt werden. Unter Langzeittherapie mit anticholinerg wirksamen Substanzen ist eine Häufung von Zahnkaries und Mundschleimhautveränderungen beschrieben und auf die Notwendigkeit regelmäßiger zahnärztlicher Kontrollen hingewiesen worden.

3.7.1.3.8 Präparate
Amitryptilin

Amitryptilin gehört zu den stärker sedierenden, nebenwirkungsreichen TCA. Es hemmt die Wiederaufnahme von Serotonin und Noradrenalin zu etwa gleichen Teilen. Zudem hat es stark ausgeprägte anticholinerge, antiadrenerge und antihistaminerge Wirkungen. Es besitzt eine Halbwertszeit von 10–28 Stunden und wird zunächst zu dem aktiven Metaboliten Nortryptilin demethyliert, der ein starker Noradrenalin-Wiederaufnahmehemmer mit einer Halbwertszeit von 30 Stunden ist (siehe Nortryptilin.) Amitryptilin wird bei Depressionen, in der langfristigen Schmerzbehandlung und bei Schlafstö-

rungen eingesetzt. Die übliche Anfangsdosis liegt bei 1–3-mal 25 mg und sollte
nur langsam je nach Verträglichkeit um
25 mg erhöht werden. Die Erhaltungsdosis
liegt bei 150 mg im ambulanten Bereich.
Bei stationären Therapien kann auch eine
maximale Tagesdosis von 300 mg erreicht
werden, bei Schmerztherapien sind häufig
50–150 mg/die ausreichend.

Clomipramin

Clomipramin ist ein starker Serotonin-
Wiederaufnahmehemmer, während die
noradrenerge Komponente geringer ausgeprägt ist und vor allem durch den aktiven
Metaboliten, Desmethylclomipramin vermittelt wird. Durch die extensive Verstoff-
wechslung und längere Halbwertszeit von
Desmethylclomipramin gewinnt die noradrenerge Komponente im Steady State an
Bedeutung. Darüber hinaus hat Clompiramin adrenolytische, antihistaminerge und
anticholinerge Eigenschaften. Die Halbwertszeit liegt bei 16–60 Stunden, der Abbau erfolgt über die Cytochrome 2C19 und
3A4 zu Desmethylclompiramin (Halbwertszeit 36 Stunden) und dann durch Hydroxylierung am Cytochrom 2D6. Anwendungsgebiete umfassen neben depressiven Erkrankungen vor allem Zwangsstörungen,
Panikstörungen, Phobien, aber auch Schlaf-
lähmung, hypnagoge Halluzinationen und
Kataplexie im Rahmen einer Narkolepsie.
Die übliche Anfangsdosis liegt bei 25 mg
bis 75 mg und sollte nur langsam je nach
Verträglichkeit in etwa 2 Wochen auf
100 mg gesteigert werden. Die Erhaltungsdosis liegt meist bei 100–150 mg im ambulanten Bereich. Bei stationären Therapien

kann auch eine maximale Tagesdosis von
300 mg erreicht werden, wobei allerdings
ein erhöhtes Risiko für cerebrale Anfälle
besteht und EEG-Kontrollen durchgeführt
werden sollten. Im Rahmen von Schmerztherapien sind häufig 75–150 mg/die ausreichend. Bei Panikstörungen sollte mit
möglichst niedriger Dosis begonnen und
nur langsam gesteigert werden, da Nebenwirkungen zum Teil als Symptomverschlechterung verkannt werden können.

Doxepin

Doxepin gehört zu den stärker sedierenden
TCA mit etwa ausgeglichener Noradrena-
lin- und Serotonin-Wiederaufnahmehem-
mung und ausgeprägten antihistaminergen, adrenolytischen und anticholinergen
Wirkungen. Es wird bei depressiven Erkrankungen, Schlafstörungen, leichten
Entzugserscheinungen bei Suchterkrankungen, Angstsyndromen und chronischen
Schmerzsyndromen angewendet. Die Halbwertszeit liegt bei 15–20 Stunden, der Abbau erfolgt durch CYP 2C19 zum aktiven
Metaboliten Desmethylclomipramin (Halbwertszeit 30–80 Stunden) und durch Hydroxylierung an CYP 2D6. Die Initialdosis
liegt in der Regel bei 25–75 mg/die, aufgeteilt auf 2 bis 3 Einzeldosen, zur Erhaltung
werden meist 50 bis 200 mg verschrieben,
in Einzelfällen auch 300 mg Tagesdosis.

Maprotilin

Maprotilin ist ein tetrazyklisches Antidepressivum, das sowohl strukturchemisch
als auch in Wirkung und Nebenwirkungen
TCA nahe verwandt ist. Es hemmt die Wie-

deraufnahme von Noradrenalin stärker als Serotonin, und verfügt darüber hinaus über antihistaminerge Eigenschaften und α1-Antagonismus. Die anticholinergen Effekte sind etwas geringer als bei den meisten TCA. Seine Halbwertszeit liegt bei 20–58 Stunden, der Abbau erfolgt über CYP2D6 und 1A2 zum aktiven Metaboliten Desmethylmaprotilin. Maprotilin wird vor allem bei Depressionen und Schlafstörungen eingesetzt. Die Initialdosis liegt bei 75 mg/die, aufgeteilt auf 1–3 Einzeldosen, wegen der sedierenden Wirkung vorzugsweise abends. Die Dosis kann auf 150 mg/die gesteigert werden, in seltenen Fällen bei stationären Patienten auch bis zu 225 mg/die, wobei auf erhöhte Krampfneigung zu achten ist.

Imipramin

Imipramin wirkt nur wenig stärker noradrenerg als serotoninerg und hat ausgeprägte anticholinerge Eigenschaften. Es wird bei Depressionen, Schlafstörungen, Enuresis nocturna und zur Behandlung der Kataplexie bei Narkolepsie eingesetzt. Imipramin wird mit einer Halbwertszeit von 11–25 Stunden zum pharmakologisch aktiven Metaboliten Desipramin abgebaut, welches selbst als Medikament zur Verfügung steht und ein starker NA-Wiederaufnahmehemmer ist. Die Dosierung liegt initial bei 2–3-mal 25 mg und kann auf eine Erhaltungsdosis von 150 mg (MTD 300 mg) gesteigert werden.

Desipramin

Desipramin ist der pharmakologisch aktive Metabolit von Imipramin. Es ist ein starker, relativ selektiver NA-Wiederaufnahmehemmer mit geringeren serotoninergen und anticholinergen Effekten als die Muttersubstanz. Die Halbwertszeit liegt bei 11–27 Stunden, der Abbau erfolgt durch Hydroxylierung am CYP 2D6. Wegen der etwas stärker aktivierenden Eigenschaften sollte Desipramin insbesondere bei bestehenden Schlafstörungen nicht spätabends eingenommen werden und bei Patienten mit Suizidalität nur mit Zurückhaltung unter engem Monitoring und sedierender Komedikation verwendet werden. Die Initialdosis liegt bei 3-mal 25 mg und kann auf eine Erhaltungsdosis von 3-mal 50 mg (MTD 250 mg/die) gesteigert werden.

Nortryptilin

Nortryptilin hemmt die Wiederaufnahme von NA stark und relativ selektiv. Es ähnelt in seinem Rezeptorprofil Desipramin und sollte wie dieses bei Schlafstörungen nicht spätabends und bei Suizidalität nur mit Zurückhaltung und engem Monitoring und sedierender Komedikation eingesetzt werden. Da es auch nur geringe adrenolytische Aktivität aufweist, ist es innerhalb der Gruppe der TCA bei Patienten, die zu orthostatischer Dysregulation neigen, vorzuziehen. Nortryptilin wird durch Hydroxylierung mit einer Halbwertszeit von etwa 30 Stunden über CYP 2D6 abgebaut. Die Initialdosis liegt bei 3-mal 10–25 mg, häufig reichen zur Erhaltung 100–150 mg Tagesdosis. Die maximale Dosierung liegt bei 225 mg/die.

Trimipramin

Trimipramin unterscheidet sich von anderen TCA deutlich, da es weder die Wiederaufnahme von NA, noch die Wiederaufnahme von 5HT aus dem synaptischen Spalt in relevantem Ausmaß zu hemmen scheint. Es besitzt sehr stark sedierende Eigenschaften aufgrund der ausgeprägten Histaminrezeptorblockade und hat Dopamin-antagonistische Effekte. Im Gegensatz zu den meisten Antidepressiva zeigen sich unter Therapie mit Imipramin auch keine REM/Tiefschlafsuppressionen, sodass es sich besonders gut zum Einsatz bei Depression mit starken Schlafstörungen sowie zur Therapie der primären Schlafstörung im Rahmen eines therapeutischen Gesamtkonzepts eignet. Die Initialdosis liegt bei 25–50 mg pro Tag und kann auf maximal 400 mg gesteigert werden.

3.7.1.4 Serotonin- und Noradrenalin-wiederaufnahmehemmer (SNRI)

3.7.1.4.1 Pharmakologische Effekte

Die Gruppe der sogenannten „dualen" Antidepressiva umfasst Venlafaxin, Duloxetin und Milnacipran und ist gekennzeichnet durch die Hemmung der Wiederaufnahme von Serotonin und Noradrenalin aus dem synaptischen Spalt, was als „dualer" Wirkmechanismus bezeichnet wird. Im Unterschied zu TCA haben sie jedoch keine oder nur vernachlässigbare anticholinerge, antihistaminerge oder adrenolytische Effekte und gelten daher in der Anwendung als wesentlich nebenwirkungsärmer und sicherer. Unter Therapie mit dualen AD kommt es im Unterschied zu SSRI nicht nur zu einer Desensitivierung von 5HT1a–Rezeptoren, sondern auch zu einer Downregulation von β-adrenergen Rezeptoren. Dieser Effekt wird als möglicher Mechanismus für ein früheres Therapieansprechen und stärkere Wirksamkeit bei ausgeprägter oder therapierefraktärer Depression diskutiert.

3.7.1.4.2 Anwendungsgebiete

Duale AD werden häufig als Mittel zweiter Wahl bei depressiven Patienten, die unter Therapie mit SSRI keine ausreichende Besserung zeigten, eingesetzt. Sie stellen somit eine vergleichsweise sichere Alternative zu trizyklischen Antidepressiva dar. Es gibt einige Hinweise für erhöhte Remissionsraten bei depressiven Patienten unter Venlafaxin im Vergleich zu SSRI und TCA, neue Analysen zeigten jedoch nur einen moderat besseren Effekt als Fluoxetin und keine bessere Wirksamkeit als andere SSRI. Deutlicher sind jedoch die Vorteile dualer Antidepressiva bei Patienten mit Schmerzerkrankungen, wo sie den trizyklischen AD vergleichbare Wirksamkeit zu haben scheinen. Duloxetin und Venlafaxin wurden in der Therapie zahlreicher chronischer Schmerzzustände untersucht und bewiesen oft gute Wirksamkeit. Eine kürzlich erschienene Meta-Analyse über Duloxetin bei Depressionen mit Schmerzsymptomen zeigte jedoch nur sehr geringe Effektivität und relativierte hohe Erwartungen. Ähnlich wie SSRI werden duale AD auch bei Angsterkrankungen und Zwangserkrankungen eingesetzt.

3. Depressive Episode / Episode einer Major Depression

3.7.1.4.3 Kontrolluntersuchung unter SNRI-Therapie

Unter Therapie mit Serotonin und Noradrenalin Wiederaufnahmehemmern empfehlen sich vor allem nach Einleitung der Therapie wöchentliche Kontrollen von Blutdruck und Herzfrequenz. Das Risiko der Induktion einer arteriellen Hypertonie ist abhängig von Dosis und Galenik (niedrigeres Risiko der retardierten Zubereitungsform). Alle drei Substanzen können Erhöhungen der Leberfunktionsparameter verursachen. Unter Therapie mit Duloxetin wurden auch massive Leberenzymerhöhungen (insbesondere der Alanin Transferase) und Leberversagen beobachtet, weshalb hier engmaschige Kontrollen der LFP empfohlen werden. Das Risiko einer SIADH induzierten Hyponatriämie scheint unter Venlafaxin höher zu sein als bei rein serotonerg wirksamen Reuptake Hemmern, vor allem in den Risikogruppen (siehe Hyponatriämie und SIADH in Kapitel 3.7.1.2.4 Unerwünschte Wirkungen) sind regelmäßige Elektrolyt-Kontrollen sinnvoll. Es wurde von Veränderungen der Cholesterinwerte (Anstieg des Gesamt- und LDL Cholesterins) unter Venlafaxin berichtet, sodass Kontrollen des Lipidprofils zu empfehlen sind.

3.7.1.4.4 Präparate

Venlafaxin

Pharmakodynamik: Venlafaxin hemmt die Wiederaufnahme von Serotonin und Noradrenalin in etwa gleichem Ausmaß, wobei die noradrenerge Komponente erst bei mittlerer Dosierung an Stärke gewinnt. Bei sehr hoher Dosierung kommt es darüber hinaus auch zu einer Blockade der Wiederaufnahme von Dopamin, während keine Affinität zu Histamin-, Acetylcholin- oder Adrenorezeptoren besteht.

Pharmakokinetik: Venlafaxin wird durch CYP 2D6 mit einer Halbwertszeit von fünf Stunden zu dem aktiven Metaboliten o-Desmethylvenlafaxin abgebaut, welches ein ähnliches Wirkprofil wie die Muttersubstanz und eine Halbwertszeit von elf Stunden besitzt. Der weitere Abbau erfolgt über CYP 3A4, 2C19 und 2C9 zu inaktiven Metaboliten.

Anwendungsgebiete: Venlafaxin wird meist als Mittel zweiter Wahl nach mangelndem Ansprechen auf SSRI bei Depressionen eingesetzt. Außerdem wird es auch zur Therapie von Angsterkrankungen, Phobien, chronischen Schmerzen und Zwangsstörungen verwendet.

Dosierung: Der retardierten Formulierung ist in den meisten Fällen wegen der besseren Verträglichkeit der Vorzug zu geben. Die Mehrzahl der Patienten empfindet unter Therapie mit Venlafaxin keine Sedierung, oft kommt es jedoch vor allem am Beginn der Therapie zu Unruhe und Agitiertheit. Daher sollte Venlafaxin im Regelfall nicht abends verabreicht werden. Die Anfangsdosis liegt in der Regel bei 75 mg und kann bis 375 mg gesteigert werden. In Einzelfällen werden in der stationären Behandlung auch höhere Dosen eingesetzt.

Unerwünschte Wirkungen: Die möglichen Nebenwirkungen dualer Antidepressiva umfassen zu einem großen Teil auch jene von SSRI. Neben gastrointestinalen Symptomen kommt es – insbesondere am Therapiebeginn – aber auch nicht selten zu den Symptomen Blutdruckanstieg, Kopfschmerzen und starkem Schwitzen, die sich meist innerhalb von Tagen bessern oder ganz rückbilden. Häufige Blutdruckkontrollen sind jedoch empfehlenswert. Sexuelle Funktionsstörungen umfassen vor allem Ejakulationsstörungen und Libidoveränderungen, seltener werden auch genitale Parästhesie und Anästhesie berichtet. Unter Venlafaxin besteht auch ein erhöhtes Risiko zur Entwicklung von Hyponatriämie und SIADH, sodass beim Auftreten typischer Symptome – Müdigkeit, Kopfschmerzen, Übelkeit, Verwirrung, Wesensänderung – sofortige Laborkontrollen angezeigt sind. Wie auch SSRI können Venlafaxin und andere SNRI insbesondere in Kombinationen mit weiteren serotoninerg wirksamen Substanzen ein Serotonin-Syndrom auslösen und dürfen nicht mit MAO-Hemmern zusammen verwendet werden. Venlafaxin ist bei Überdosierung wesentlich sicherer als trizyklische Antidepressiva, im Vergleich zu SSRI besteht jedoch eine etwas höhere Kardiotoxizität und Komplikationsrate. Beim Absetzen von Venlafaxin treten nicht selten Übelkeit, Kopfschmerzen, Parästhesien und Schwindel auf. Um derartige Absetzsymptome zu vermeiden, empfiehlt sich ein langsames Absetzen über mindestens zwei Wochen.

Duloxetin

Pharmakodynamik: Im Vergleich zu Venlafaxin hat Duloxetin eine etwas stärkere noradrenerge Wirksamkeit. Neben der Wiederaufnahmehemmung von Serotonin und Noradrenalin bestehen keine nennenswerten Effekte an anderen Rezeptoren.

Pharmakokinetik: Duloxetin wird mit einer Halbwertszeit von 9–19 Stunden an CYP 1A2 und 2D6 zu inaktiven Metaboliten abgebaut. Starke Inhibitoren von CYP 1A2 (Fluvoxamin, Ciprofloxacin, Enoxacin, u.a.) oder CYP 2D6 (Paroxetin, Fluoxetin, u.a.) können den Spiegel erhöhen, während CYP 1A2 Induktoren (z.B. Rauchen) den Spiegel deutlich senken können. Duloxetin ist selbst ein CYP 2D6-Inhibitor.

Anwendungsgebiete: Duloxetin wird meist als Mittel zweiter Wahl bei mangelnder Wirksamkeit von SSRI zur Therapie von Depressionen verwendet. Es wird auch für polyneuropathische Schmerzen bei Diabetes, Fibromyalgie, Angsterkrankungen und zur Therapie der Stressinkontinenz bei Frauen eingesetzt. Ein möglicher Vorteil von Duloxetin gegenüber anderen Antidepressiva bei Schmerzsyndromen im Allgemeinen wird häufig postuliert, ist derzeit aber nicht ausreichend belegt.

Unerwünschte Wirkungen: Unerwünschte Wirkungen sind ähnlich denen von Venlafaxin, wobei es Hinweise gibt, dass sexuelle Funktionsstörungen und Blutdruckanstieg insgesamt etwas seltener auftreten. Wegen der stärker ausgeprägten noradrenergen Komponente besteht andererseits eventuell eine höhere Inzidenz von Miktionsstörungen, trockenem Mund und Obstipation sowie eine geringere Toleranz höherer Anfangsdosen bei Angsterkrankungen.

ÜBERBLICK SNRI

	Venlafaxin	Duloxetin	Milnacipran
Handelsname	Efectin, Efexor	Cymbalta	Ixel
Profil	5HT NA bei mittlerer Dosis D bei höchster Dosis	NA ≥ 5HT	NA > 5HT NMDA-Blocker
Dosierung	Initial 75 mg Retardform bevorzugt Erhaltung 75–375 mg	Initial 60 (30) mg Erhaltung 60–120 mg	Initial 50 mg immer auf 2 Gaben verteilt Erhaltung 50–300 mg
Absetzsymptome	Häufig	Häufig	selten
Halbwertszeit	Venlafaxin 5 h akitver Metabolit: O-Desmethylvenlafaxin: 11 h	9–19 h keine aktiven Metaboliten	8 h keine aktiven Metaboliten
Cytochrome	2D6 → O-Desmethylvenlafaxin 3A4, 2C19, 2C9 → inaktive Metaboliten	1A2, 2D6	3A4, 2D6, 1A2 wenig Wechselwirkungen!
Enzyminhibition	2D6	2D6	keine
Häufige UAW	Blutdruckanstieg +++ Schwitzen ++ Miktionsstörung + Sexuelle UAW +++	Blutdruckanstieg + Schwitzen + Miktionsstörung ++ Sexuelle UAW ++	Blutdruckanstieg + Schwitzen +++ Miktionsstörung ++ Sexuelle UAW +

TABELLE 14

Dosierung: Die empfohlene Anfangsdosis liegt bei 60 mg und wird in der Regel morgens eingenommen. Bei Patienten mit starker Neigung zu gastrointestinalen Nebenwirkungen kann eine kleinere Startdosis (30 mg) sich als günstig erweisen. Die übliche Erhaltungsdosis liegt bei 60 mg bis 120 mg pro Tag. Beim abrupten Absetzen von Duloxetin sind Absetzsymptome, insbesondere Übelkeit und Erbrechen, nicht selten. Es empfiehlt sich daher die Dosis langsam über zwei Wochen zu reduzieren. Alle SNRI können insbesondere in Kombinationen mit weiteren serotoninerg wirksamen Substanzen ein Serotonin-Syndrom auslösen und dürfen nicht mit MAO-Hemmern zusammen verwendet werden.

Milnacipran

Pharmakodynamik: Milnacipran hemmt die Wiederaufnahme von Serotonin und Noradrenalin, mit leichtem Akzent auf der noradrenergen Komponente. Darüber hinaus hat es in hoher Dosierung eine schwache Wirkung als nonkompetitiver NMDA-Rezeptorblocker, was möglicherweise als

Wirkmechanismus gegen chronische Schmerzen beiträgt. Zu anderen Rezeptoren bestehen keine nennenswerten Affinitäten.

Pharmakokinetik: Milnacipran wird mit einer Halbwertszeit von 8 Stunden durch Glukuronidierung über mehrere Cytochromsysteme (CYP 3A4, 1A2, 2D6) zu inaktiven Metaboliten abgebaut und überwiegend renal eliminiert. Es ist selbst kein Enzyminhibitor oder -induktor und hat somit ein vorteilhaft geringes Wechselwirkungspotential.

Anwendungsgebiete: Als Mittel zweiter Wahl bei depressiven Erkrankungen, die nicht ausreichend auf SSRI angesprochen haben, sowie bei Fibromyalgie, neuropathischen und chronischen Schmerzsyndromen.

Unerwünschte Wirkungen: Die möglichen unerwünschten Wirkungen sind ähnlich denen der beiden anderen SNRI und im Vergleich eher selten. Starkes Schwitzen und Miktionsstörungen kommen etwas häufiger vor, sexuelle Funktionsstörungen scheinen dagegen eher gering ausgeprägt zu sein. Alle SNRI können insbesondere in Kombinationen mit weiteren serotoninerg wirksamen Substanzen ein Serotonin-Syndrom auslösen und dürfen nicht mit MAO-Hemmern zusammen verwendet werden.

Dosierung: Die Initialdosis liegt bei 50 mg pro Tag und sollte immer auf zwei Gaben verteilt werden. Die notwendige Erhaltungsdosis ist stark variabel und liegt zwischen 50 und 300 mg. Absetzsymptome können auftreten, sind jedoch seltener als bei anderen SNRI.

3.7.1.5 Monoaminooxidase-Hemmer (MAOH)

3.7.1.5.1 Pharmakologische Effekte

Das Enzym Monoaminooxidase (MAO) liegt in zwei Varianten in verschiedenen Körpergeweben vor. MAO-A dient primär dem Abbau von Serotonin und Noradrenalin und findet sich in hoher Konzentration in der Darmmukosa. Daneben werden über MAO-A auch verschiedene Amine im Darm abgebaut, die als „falsche" Neurotransmitter hypertensive Krisen auslösen können. MAO-B findet sich in hoher Konzentration im ZNS und vermittelt vorwiegend den Abbau von Dopamin. Man unterscheidet zwei Arten von MAO-Hemmern: Irreversible Hemmer wie Tranylcypromin binden direkt an das aktive Zentrum des Enzyms und führen zu einer bleibenden Hemmung. Erst wenn nach etwa zwei Wochen von der Zelle völlig neue Enzym-Moleküle nachgebildet werden, ist wieder MAO-Aktivität vorhanden. Daher können bis zu zwei Wochen nach Absetzen irreversibler MAO-Hemmer noch Wirkungen, unerwünschte Wirkungen und Wechselwirkungen vorhanden sein. Reversible Hemmer, MAO-Hemmer wie Moclobemid binden nur kurz an das Enzym und führen nicht zu einer bleibenden Hemmung. Sie sind deshalb mit weniger häufigen unerwünschten Wirkungen und Wechselwirkungen sowie einer geringeren „Nachwirkungszeit" nach dem Absetzen verbunden.

3.7.1.5.2 Indikationen

MAO-Hemmer werden wegen der vergleichsweise häufigen, zum Teil gefährlichen Nebenwirkungen und des hohen Wechselwirkungspotentials heute vor allem bei therapieresistenter Depression nach dem Fehlschlag mehrerer Therapieversuche eingesetzt.

Weiter gibt es gute Daten zur Wirksamkeit bei Sozialphobie und Hinweise zur Wirksamkeit bei Zwangstörungen. In der Therapie der atypischen Depression zeigen MAO-Hemmer im Vergleich zu trizyklischen AD bessere Wirksamkeit (Davidson, 2007). Die Verordnung von MAO-Hemmern sollte wegen des erhöhten Risikos für zum Teil schwere unerwünschte Wirkungen und Wechselwirkungen und der Notwendigkeit engmaschiger Kontrollen Experten vorbehalten bleiben.

3.7.1.5.3 Unerwünschte Wirkungen

Häufige unerwünschte Wirkungen sind in Tabelle 17 aufgeführt. Da MAO-Hemmer keine Wirkung an Acetylcholinrezeptoren haben, treten anticholinerge Effekte, wie trockener Mund, Obstipation und Sehstörungen selten auf. Allerdings gibt es Berichte von Miktionsstörungen, die vermutlich durch erhöhte noradrenerge Aktivität ausgelöst werden. Durch eine Reduktion der Dosis kann diese Nebenwirkung manchmal deutlich vermindert werden. Eine der häufigsten Nebenwirkungen ist Schwindel, insbesondere orthostatischer Natur. Auch hier kann eine Dosisreduktion in einigen Fällen Abhilfe schaffen. Andere Strategien sind adäquate Flüssigkeits- und Salzzufuhr, Dihydroergotamin oder die Verordnung von Stützstrümpfen. In einzelnen Fällen wurden Stimulantien wie D-Amphetamin oder Methylphenidat erfolgreich gegen medikamentös induzierte Orthostase eingesetzt, ohne dass das Risiko für Blutdruckkrisen unter MAO-Hemmern erhöht war. Auf viele Patienten haben MAO-Hemmer eine stark aktivierende Wirkung, die sich als Agitiertheit untertags und Schlaflosigkeit manifestieren und die Verordnung von Hypnotika nötig machen kann. Dabei ist besonders darauf zu achten, dass die häufig zum Schlafanstoß verwendeten trizyklischen Antidepressiva und Trazodon bei Gabe zusammen mit MAO-Hemmern das Risiko eines Serotonin-Syndroms erhöhen. Obwohl derartige Kombinationen in Einzelfällen erfolgreich eingesetzt wurden, sollte diese Strategie dem Experten vorbehalten bleiben. Sie benötigt ein engmaschiges Monitoring. Muskelschmerzen und Parästhesien unter Therapie mit MAO-Hemmern sind vermutlich auf eine Interaktion der Medikamente mit dem Pyridoxin (Vitamin B6)-Stoffwechsel zurückzuführen und sprechen oft auf eine Substitution mit Pyridoxin an. Für die Patienten besonders belastend sind sexuelle Funktionsstörungen, insbesondere Anorgasmie. Wegen möglicher Interaktionen sollte in diesen Fällen eine Kombination mit dem ansonsten gegen sexuelle Funktionsstörungen bewährten Bupropion unterbleiben. Unter MAO-Hemmern kommt es auch oft zu einer relevanten Gewichtszunahme.

3.7.1.5.4 Überdosierung

Bei zu hoher Dosierung treten oft Symptome ähnlich einer Alkoholintoxikation auf, mit Ataxie, Euphorie, verwaschener Sprache und Verwirrung. MAO-Hemmer sind nicht kardiotoxisch, es kann jedoch zu starker Sedierung und massiver Orthostase kommen. Bei Mischintoxikationen finden sich oft durch Wechselwirkungen bedingte Hypertensive Krisen oder Anzeichen eines Serotonin-Syndroms.

3.7.1.5.5 Wechselwirkungen

Eine problematische Wirkung von MAO-Hemmern ist die Blockade des Tyramin-Abbaus im Gastrointestinaltrakt. Tyramin wird in der Folge resorbiert und kann als „falscher Neurotransmitter" Blutdruckkrisen und starke Kopfschmerzen auslösen. Besonders wenn mit der Nahrung viel Tyramin zugeführt wird, können bedrohliche Spitzen erreicht werden. Da insbesondere Rotwein und viele Käsesorten tyraminreich sind, wird dies auch als „Wein-Käse-Reaktion" bezeichnet. Eine Liste von Nahrungsmitteln, die unter Therapie mit MAO-Hemmern vermieden werden sollte findet sich in Tabelle 16. Im Falle von reversiblen MAO-Hemmern ist die Tyramin-Intoleranz wesentlich geringer ausgeprägt und tritt meist nur bei sehr hoher Dosis von Tyramin in der Nahrung auf. Auch Kombinationen mit verschiedenen Medikamenten, wie beispielsweise Sympathomimetika in Lokalanästhetika und Grippemitteln können hypertensive Krisen auslösen. Generell ist das Risiko erhöht bei Phäochromocytom und Thyreotoxikose, die daher Kontraindikationen darstellen. Da unter MAO-Hemmer bei Kombination mit einigen Medikamenten auch ein potentiell lebensbedrohliches Serotonin-Syndrom entstehen kann (siehe Tabelle 7: Medikamente mit Serotonin-Wirkung und Gefahr der Auslösung eines Serotonin-Syndroms), sollten alle Patienten ausdrücklich darauf hingewiesen werden, dass sie behandelnde und weiterbehandelnde Ärzte, aber auch Apotheker im Fall frei erhältlicher Arzneimittel auf ihre Medikation hinweisen und vor der Einnahme neuer Medikamente deren Unbedenklichkeit in der Kombination abklären. Kombinationen mit SSRI, Venlafaxin, Clomipramin und 5HT1-Agonisten (z.B. Triptanen zur Migränebehandlung) sind wegen der Gefahr eines Serotonin-Syndroms kontraindiziert. Eine Liste von Medikamenten, die nicht mit MAO-Hemmern kombiniert werden sollte, findet sich in Tabelle 18.

3.7.1.5.6 Kontrolluntersuchungen

Bei bis zu 5% der Patienten ist mit einer Erhöhung vor allem der Aspartat Transaminase und der Alanin-Transaminase zu rechnen (Krishnan, 2004), weshalb auf Symptome einer Leberfunktionsstörung geachtet und die LFP kontrolliert werden sollten. MAO-Hemmer können den Pyridoxin (Vitamin B6)-Spiegel verringern (Goodheart et al., 1991), hierdurch kann es zu peripheren Neuropathien kommen. Es sollte somit unter MAO-Hemmern bei Auftreten von Parästhesien eine neurologische und laborchemische Abklärung erfolgen und bei labordiagnostisch nachgewiesenem Vitamin-B6 Mangel Pyridoxin substituiert werden. MAO-Hemmer wurden auch mit rezidivierenden Hypoglykämien unter antidiabetischer Therapie in Zusammenhang gebracht, weshalb engmaschige Blutzuckerkontrollen empfohlen sind.

3.7.1.5.7 Operationen und Anästhesie

Wegen der möglichen Wechselwirkungen von MAO-Hemmern mit Anästhetika beziehungsweise intensivmedizinischen Medikamenten, sollten irreversible MAO-Hemmer nicht bei Patienten verwendet werden, bei denen die Notwendigkeit einer Operation bzw. Anästhesie in nächster Zeit besteht. Dies gilt auch für Patienten mit geplanter Elektrokonvulsionstherapie. Ein Abstand von zwei Wochen zur letzten Einnahme sollte in jedem Fall eingehalten werden. Für reversible MAO-Hemmer ist ein Abstand von ein bis zwei Tagen ausreichend.

3.7.1.5.8 Absetzen

Nach dem Absetzen irreversibler MAO-Hemmer können Wirkungen und Wechselwirkungen noch bis zu zwei Wochen anhalten, worüber auch die Patienten unbe-

dingt informiert werden sollen. Auch die tyraminarme Diät muss während dieser Zeit noch eingehalten werden. Für reversible MAO-Hemmer ist diese Zeit mit nur ein bis zwei Tagen viel geringer. Typische Absetzsymptome umfassen Unruhezustände, Hypomanie und – selten – delirante Zustandsbilder. Sie können durch eine langsame Dosisreduktion über ein bis zwei Wochen vermieden werden. Bei Umstellung zwischen MAO-Hemmern und anderen Antidepressiva sind unbedingt Karenzzeiten einzuhalten (Tabelle 15).

3.7.1.5.9 Präparate

Tranylcypromin

Tranylcypromin ist ein irreversibler MAO-Hemmer mit chemischer Strukturähnlichkeit zu Amphetaminen. Es liegt in zwei Stereoisomeren Formen vor. Die D-Form blockiert vornehmlich MAO-B, während die L-Form die Rückaufnahme und Freisetzung biogener Amine beeinflusst, wodurch möglicherweise amphetaminartige Effekte entstehen. Die kurze Halbwertszeit von zwei bis drei Stunden ist für die Wirk-

KARENZZEITEN BEI UMSTELLUNG ZWISCHEN MAO-HEMMERN UND ANDEREN ANTIDEPRESSIVA		
MAO-Hemmer → andere Antidepressiva	Reversible MAO-Hemmer	1–2 Tage
	Irreversible MAO-Hemmer	2 Wochen
SSRI → MAO-Hemmer	2 Wochen	
Fluoxetin → MAO-Hemmer	5 Wochen	
TCA → MAO-Hemmer	10–14 Tage	
Venlafaxin, Bupropion → MAO-Hemmer	1–2 Wochen	
Trazodon → MAO-Hemmer	1 Woche	

TABELLE 15

NAHRUNGSMITTEL, DIE UNTER THERAPIE MIT MAO-HEMMERN VERMIEDEN WERDEN SOLLTEN

TABELLE 16

Auf jeden Fall vermeiden	Rotwein, Bier, Reife Käsesorten, Trockenwurst, Favabohnen, italienische Bohnen, Hefe, Räucherfisch, Leber
Problematisch nur bei Aufnahme größerer Mengen	Alkohol, reife Avocado, Joghurt, reife Bananen, Sojasauce

HÄUFIGE ODER SCHWERE UNERWÜNSCHTE WIRKUNGEN VON MAO-HEMMERN

TABELLE 17

Orthostatische Hypotension	
Hypertensive Krise	v.a. Interaktion mit tyraminhältigen Nahrungsmitteln oder verschiedenen Medikamenten
Anorgasmie, sexuelle Funktionsstörung	
Insomnie	
Sedierung, Tagesmüdigkeit	auch als Folge der Insomnie
Agitiertheit	
Muskelkrämpfe und -schmerzen, Myositis	
Myoklonien	
Miktionsstörung	
Obsitpation	
trockener Mund	
Gewichtszunahme	

HÄUFIGE MEDIKAMENTE, DIE NICHT MIT MAO-HEMMERN KOMBINIERT WERDEN DÜRFEN

TABELLE 18

SSRI und andere serotoninerge Substanzen	SSRI, SNRI, Clomipramin Tramadolol
Sympathikomimetika	Amphetamin, Methylphenidat Cocain, Dopamin Adrenalin, Noradrenalin Methyl-Dopa, Levodopa Dextrometorphan
Tri- und Tetracyklika und verwandte Substanzen	Relativ kontraindiziert TZA (insbesondere Clomipramin), Carbamazepin, Mirtazapin

dauer der Substanz unwesentlich, da Tranylcypromin kovalent an MAO bindet und dieses Enzym permanent inaktiviert. Tranylcypromin wird bei therapieresistenter Depression eingesetzt. Es gibt auch Hinweise zur Wirksamkeit bei sozialer Phobie und Zwangsstörungen. Die Dosierung erfolgt einschleichend mit 10 mg und kann bis maximal 30 mg/die gesteigert werden. Unter engmaschigen Kontrollen und stationären Bedingungen wurden auch höhere Dosen toleriert. Unter Therapie mit Tranylcypromin ist eine strenge tyraminarme Diät einzuhalten. Patienten, deren Compliance unzureichend ist, sollten nicht auf Tranylcypromin eingestellt werden.

Moclobemid

Moclobemid hemmt MAO-B reversibel und führt nicht zu einer Hemmung der Wiederaufnahme biogener Amine. Wechselwirkungen und unerwünschte Wirkungen sind daher seltener als bei irreversiblen Hemmern, und eine strenge Diät muss nicht eingehalten werden. Lediglich größere Mengen sehr tyraminreicher Kost wie reifer Hartkäse, Bier und Rotwein sollten vermieden werden. Der Abbau erfolgt mit einer Halbwertszeit von zwei bis sieben Stunden vorwiegend über CYP 2C19. Es sind keine aktiven Metaboliten bekannt. Allerdings ist Moclobemid ein Hemmer von CYP 2C19 und CYP 2B6 und kann daher den Blutspiegel von anderen Substraten dieser Enzyme erhöhen. Die Initialdosis von 300–450 mg/die wird auf drei Einzeldosen aufgeteilt und kann innerhalb einiger Tage auf die Maximaldosis von 600 mg gesteigert werden. Bei schwerer Depression scheinen Dosen von über 450 mg/die wirkungsvoller zu sein. Vorteile von Moclobemid liegen in dem relativ günstigen Nebenwirkungsprofil. Es besitzt keine anticholinergen Eigenschaften, ist nicht kardiotoxisch und verursacht nur selten sexuelle Funktionsstörungen. Die Vorsicht und Zurückhaltung bei medikamentösen Kombinationen wegen potentiell bedrohlicher Wechselwirkungen gelten jedoch auch für Moclobemid.

3.7.1.6 Antidepressiva mit anderen Wirkmechanismen

3.7.1.6.1 Mirtazapin

Pharmakologische Effekte

Mirtazapin wird als „NaSSA – Noradrenalin und spezifisch Serotonerges Antidepressivum" bezeichnet. Es ist strukturchemisch tetrazyklischen Antidepressiva verwandt, erzielt seine Wirkung jedoch vermutlich vor allem durch eine Blockade präsynaptischer α2-Autorezeptoren. Durch die daraus folgende Disinhibition des negativen Feedbacks kommt es zu einer erhöhten Noradrenalin- und Serotoninausschüttung, weshalb Mirtazapin auch zur Gruppe der „dualen" Antidepressiva gezählt wird. Zudem blockiert es aber auch 5HT2A-, 5HT2B- und 5HT3-Rezeptoren, was indirekt zu vermehrter Aktivierung von 5HT1-Rezeptoren führt. Der Substanz fehlen anticholinerge Eigenschaften, sie zeigt jedoch ausgeprägte antihistaminerge Effekte und leichten α1-Antagonismus. Der Wirkmechanismus von Mirtazapin ist damit einzigartig und unterscheidet sich von den meisten anderen Antidepressiva. Das strukturchemisch engverwandte Mianserin besitzt ein ähnliches Wirkprofil, ist jedoch mit deutlich mehr Nebenwirkungen und Komplikationen assoziiert, so dass es heute kaum mehr Verwendung findet.

Indikationen

Mirtazapin wird zur Therapie depressiver Erkrankungen eingesetzt, wobei es besonders häufig bei agitierten Depressionen, Depressionen mit Leitsymptom Insomnie oder Appetitverlust, und als Augmentationsstrategie bei Therapieresistenz zur Verwendung kommt. Weiter wird es bei verschiedenen Angststörungen, primärer Insomnie und Sozialphobie eingesetzt. In einigen Studien zeigte Mirtazapin im Vergleich zu SSRI einen geringfügig schnelleren Wirkungseintritt und bessere Wirksamkeit (Fava et al., 2001; Thase, 2003; Thompson, 2002).

Pharmakokinetik

Mirtazapin wird mit einer Halbwertszeit von 20–40 Stunden über verschiedene Cytochrome (CYP 3A4, CYP 2D6 und CYP 1A2) zu einem schwach aktiven Metaboliten abgebaut. Es inhibiert selbst keine Cytochrome und besitzt kaum Wechselwirkungspotential. Lediglich Pan-Induktoren wie Carbamazepin und Pan-Inhibitoren wie Fluvoxamin können den Spiegel signifikant senken, respektive anheben.

Dosierung

Die übliche Initialdosis liegt bei 15 mg/die und wird abends verabreicht. Da in dieser Dosierung die antihistaminergen Effekte vorrangig sind, ist die sedierende Wirkung besonders stark ausgeprägt und lässt bei höheren Dosen mit zunehmendem serotoninergen und noradrenergen Effekt nach. Sollte die Sedierung unerwünscht sein, empfiehlt sich als Startdosis 30 mg. Als reine Schlafmedikation empfiehlt sich eine Erhaltungsdosis von 7,5 bis 15 mg. Die Maximaldosis liegt bei 45 mg und kann innerhalb einiger Tage erreicht werden. In manchen Ländern sind auch bis zu 60 mg Tagesdosis zugelassen.

Unerwünschte Wirkungen

Neben Müdigkeit, die in vielen Fällen ein erwünschter Effekt sein kann, beschreiben Patienten oft Schwindel und Kopfschmerzen. Die oft am stärksten belastende unerwünschte Wirkung ist das Auftreten von Heißhungerattacken und Gewichtszunahme, die man bei ungefähr 20% aller Patienten beobachten kann. Die Gewichtszunahme ist im Durchschnitt geringer ausgeprägt als bei vielen atypischen Antipsychotika und erreicht bei etwa 7,5% der Patienten Werte von mehr als 7% des Ausgangsgewichts. Auch erhöhte Blutfette (Cholesterin und Trigylceride) können bei etwa einem Fünftel aller Patienten festgestellt werden (Nicholas et al., 2003). Seltener berichten Patienten von Ödemen und Bewegungsstörungen und Myalgien. In manchen Fällen kann ein Restless-Legs-Syndrom auftreten. Auch lebhafte Träume und Albträume wurden unter Therapie mit Mirtazapin berichtet. Knochenmarksdepression tritt seltener auf, als ursprünglich befürchtet, es sind jedoch regelmäßige Kontrollen des Blutbildes nötig und

Leukopenien stellen eine Kontraindikation dar.

Kontrolluntersuchungen

Bei klinischen Zeichen einer Agranulozytose, Leukopenie, Eosinophilie oder Thrombozytopenie ist eine Kontrolle des Differentialblutbildes dringend indiziert. Regelmäßige Kontrollen von Bauchumfang, Körpergewicht und Blutfetten sind empfohlen.

3.7.1.6.2 Reboxetin

Pharmakologische Effekte

Reboxetin hemmt selektiv die Wiederaufnahme von Noradrenalin aus dem synaptischen Spalt (NARI – Noradrenalin Reuptake Inhibitor) und fördert so die noradrenerge Aktivität. Da im frontalen Kortex auch Dopamin von Noradrenalintransportern aus dem synaptischen Spalt aufgenommen wird, kommt es in dieser Region vermutlich auch zu erhöhter dopaminerger Aktivität. Reboxetin hat somit einen unter Antidepressiva einzigartigen Wirkmechanismus. Die Substanz besitzt keine wesentlichen anticholinergen oder direkten β-adrenerge Effekte. Vegetative Nebenwirkungen sind allerdings durch die sympathikomimetischen Effekte der NA-Rückaufnahmehemmung möglich. Atomoxetin, ebenfalls ein NARI, wird nicht zur Therapie der Depression, sondern bei Patienten mit ADHS eingesetzt.

Indikationen und Kontraindikationen

Reboxetin wird zur Therapie depressiver Erkrankungen eingesetzt. Es gibt auch Hinweise zur Wirksamkeit bei Fibromyalgie (Baldwin et al., 2006; Krell et al., 2005). Der rein noradrenerge Wirkmechanismus würde den Einsatz bei Angsterkrankungen als vermutlich ungünstig erscheinen lassen, es gibt jedoch konträr zu dieser Überlegung positive Ergebnisse zum Einsatz bei Panikstörungen (Versiani et al., 2002). Reboxetin wird gelegentlich auch als Augmentationsstrategie bei Therapieresistenz oder bei nachlassender Wirkung von SSRI in Kombination mit diesen verwendet (Lucca et al., 2000). Es gibt auch Hinweise für die Wirksamkeit gegen Symptome des Aufmerksamkeitsdefizit-Hyperaktivitäts-Syndroms (Cak und Cetin, 2006; Ratner et al., 2005). Relative Kontraindikationen bestehen bei Niereninsuffizienz, kardialer Vorschädigung, Prostatahypertrophie und Miktionsbeschwerden sowie Glaukom.

Dosierung

Die Initialdosis liegt bei zweimal 2 mg pro Tag und kann nach drei Tagen auf zweimal 4 mg gesteigert werden. Die Maximaldosis liegt bei 12 mg, ältere Patienten über 65 Jahre sollten nicht mehr als 4 mg Tagesdosis einnehmen. Bei Leber- und Niereninsuffizienz sollte die Dosis halbiert werden.

Pharmakokinetik und Wechselwirkungen

Reboxetin wird mit einer Halbwertszeit von 13–30 Stunden über CYP 3A4 zu inaktiven Metaboliten abgebaut und dann glukuroniert ausgeschieden. Das Wechselwirkungspotential ist sehr gering. Vorsicht ist jedoch bei Kombinationen mit Antihypertensiva und Ergotaminen angebracht, die gleichzeitige Verabreichung mit MAO-Hemmern ist kontraindiziert.

Unerwünschte Wirkungen

Reboxetin kann durch seine sympathikomimetischen Effekte Mundtrockenheit, Sehstörungen, Schlafstörungen, Unruhe und Tachykardien auslösen. Auch Hypotonie, Übelkeit und vermehrtes Schwitzen werden gelegentlich berichtet. Miktionsstörungen sind unter Reboxetin häufig und können bedrohlich sein. Harnverhalten bei männlichen Patienten zwingt in jedem Fall hier zum sofortigen Absetzen. α1-Agonisten wie Prazosin oder Tamsulosin können in einigen Fällen Abhilfe schaffen (Kasper und Wolf, 2002). Auch sexuelle Funktionsstörungen wurden beschrieben, in einigen Fällen genitale Schmerzen, schmerzhafte Ejakulation und Anorgasmie. Ingesamt scheinen diese aber im Vergleich zu anderen Antidepressiva verhältnismäßig selten zu sein. Speziell bei älteren Patienten sollte gezielt nach Symptomen einer Harnretention gefragt werden, beziehungsweise bei Beschwerden eine urologische Abklärung erfolgen. Bei Patienten mit Anfallsanamnese sollten regelmäßig EEG Kontrollen durchgeführt werden.

Überdosierung

Reboxetin führt bei Überdoserierung zu Erbrechen, Hypertonie und deliranten Zustandsbilder. Bisher wurde keine letalen Verläufe von Intoxikationen beschrieben.

3.7.1.6.3 Bupropion

Pharmakologische Effekte

Bupropion ist ein Antidepressivum, das selektiv die Wiederaufnahme von Dopamin und Noradrenalin hemmt. Es besitzt keine Wirkung auf das serotoninerge System. In den Vereinigten Staaten ist Bupropion schon seit 1998 auf dem Markt, seit 2003 auch in einer Formulierung mit verzögerter Freisetzung, die eine Einmalgabe erlaubt und besser verträglich ist. In Europa wurde Bupropion erst 2007 zur Therapie der Depression zugelassen. Zuvor war die gleiche Substanz unter anderem Handelsnamen (Zyban) jedoch schon zur unterstützenden Therapie des Nikotinentzugs erhältlich. Für die antidepressiven Effekte scheint die Wirkung auf beide Neurotransmittersysteme eine Rolle zu spielen. Unter Therapie mit Bupropion kommt es bei Respondern zu einer deutlichen Abnahme des Plasmaspiegels des Dopaminmetaboliten Homovanillinsäure, die bei Nonrespondern fehlt (Golden et al., 1988a). Allerdings kann die Aktivierung des Dopaminsystems auch mit möglichen psychotischen Reaktionen einhergehen (Golden, 1988).

Ebenso zeigt sich eine Abnahme der 24-Stunden Exkretion von Noradrenalinmetaboliten unter Therapie mit Bupropion (Golden et al., 1988b). Neuere Erkenntnisse zeigen für Bupropion auch antiinflammatorische Eigenschaften (Wilkes, 2006).

Indikationen und Kontraindikationen

Bupropion wird zur Therapie depressiver Störungen und zur unterstützenden Therapie bei Nikotinentwöhnung eingesetzt.

Besondere Vorteile bietet die Substanz bei bipolarer Depression, da sie mit einem niedrigen Risiko zur Auslösung von Manien („Switch") einhergeht. Günstig ist der Einsatz von Bupropion auch bei Patienten mit starker Fatigue, Hypersomnie und kognitiven Störungen. Bupropion wurde auch erfolgreich zur Therapie der saisonalen Depression eingesetzt. Auch zur Behandlung des Aufmerksamkeitsdefizit-Hyperaktivitäts-Syndroms im Kindes- und Erwachsenenalter gibt es positive Studienergebnisse (Wilens et al., 2005; Cantwell, 1998). Ein weiteres Einsatzgebiet ist die Linderung von sexuellen Funktionsstörungen durch andere Antidepressiva, insbesondere SSRI (Gitlin et al., 2002). Die Kombination von Bupropion mit SSRI wird auch als Augmentationsstrategie bei Therapieresistenz eingesetzt (Trivedi et al., 2006; Zisook et al., 2006). Im Unterschied zu den meisten anderen Antidepressiva konnte für Bupropion keine Wirkung gegen Angsterkrankungen nachgewiesen werden. Bupropion sollte nicht für Patienten mit Epilepsie oder mit Faktoren, die zu erhöhter Krampfneigung führen, verwendet werden. Dazu zählen unter anderen Alkohol- und Tranquilizerabusus oder Entwöhnung, Schädelhirntraumata und ZNS-Tumoren. Auch bei positiver Anamnese für Essstörungen sollte Bupropion nicht eingesetzt werden. Die Kombination mit MAO-Hemmern ist kontraindiziert.

Unerwünschte Wirkungen

Insgesamt wird Bupropion in der retardierten Formulierung meist gut vertragen. Zu den häufigeren Nebenwirkungen zählen Insomnie, trockener Mund und Tremor. Epileptische Anfälle wurden mit einer Inzidenz von 4:1000 für die unretardierte Formulierung bei einer Dosierung von weniger als 450 mg/die berichtet, bei höheren Dosen steigt die Inzidenz auf 4:100. Die verzögerte Formulierung hat jedoch ein viel geringeres Risiko für die Auslösung von Krampfanfällen. Es liegt bei einer Dosierung von unter 400 mg/die bei 1:1000 und entspricht damit dem allgemein erhöhten Risiko unter zahlreichen Antidepressiva (Montgomery, 2005). Seltenere unerwünschte Wirkungen sind Übelkeit, Appetitverlust, Angst, erhöhter Blutdruck, Schwitzen, abdominelle Schmerzen und Myalgien. Sie sind meist passagerer Natur.

Dosierung

Die Initialdosierung der verzögerten Formulierung liegt bei 150 mg morgens. Sie kann nach vier Tagen auf 300 mg gesteigert werden. Die letzte Dosis sollte nicht abends gegeben werden, zwischen den Einzelgaben sollten acht Stunden liegen. Bupropion scheint bei Überdosierung vergleichsweise sicher zu sein, es sind allerdings Fälle von Intoxikationen mit schweren neurologischen Komplikationen einschließlich Status epilepticus, Halluzinationen, Koma und letalem Ausgang beschrieben (Rohrig und Ray, 1992; Storrow, 1994).

Pharmakokinetik und Wechselwirkungen

Bupropion wird vorwiegend durch CYP 2B6 zu aktiven Metaboliten abgebaut und schließlich nach Glukoronidierung ausgeschieden. Der Hauptmetabolit, 6-Hydroxy-bubropion ist antidepressiv wirksam und befindet sich zur Zeit in Entwicklung zu einem neuen Antidepressivum. Die Halbwertszeit von Bupropion liegt bei etwa 10–14 Stunden, die des Metaboliten ist ungefähr doppelt so lange. Bupropion hemmt CYP2D6, so dass Substrate dieses Enzyms bei gleichzeitiger Verabreichung zum Teil erhöhte Plasmaspiegel aufweisen können. Dies ist der Fall bei Kombinationen mit Venlafaxin und verschiedenen TCA (Weintraub, 2001), während SSRI in ihrer Plasmakonzentration unverändert blieben (Kennedy et al., 2002). Paninduktoren wie Carbamazepin können den Plasmaspiegel von Bupropion senken. Kombinationen mit Medikation, die die Krampfschwelle in relevantem Ausmaß senken kann, sollten vermieden werden.

3.7.1.6.4 Trazodon
Pharmakologische Effekte

Trazodon blockiert 5HT2a- und 5HT2c-Rezeptoren. Dies führt zu einer paradoxen Downregulation von 5HT2-Rezeptoren und – nach neueren Erkenntissen – zu einer Sensitivierung von 5HT1a-Rezeptoren, die eine Rolle bei Depression, Angsterkrankungen und Aggression spielen. In höherer Dosierung hemmt Trazodon auch die Wiederaufnahme von Serotonin aus dem synaptischen Spalt ähnlich einem SSRI, jedoch geringer ausgeprägt. Schließlich wirkt ein Metabolit der Substanz, m-CPP, als direkter Serotoninagonist an 5HT2c-Rezeptoren, was zu Wirkung und Nebenwirkungen beitragen könnte. Trazo-don hat auch gering antagonistische Wirkung an $\alpha 1$- und Histaminrezeptoren.

Indikationen

Trazodon wird zur Behandlung von Depression, Angsterkrankungen sowie primären und sekundären Schlafstörungen eingesetzt. Der anxiolytische Effekt tritt oft schon einige Tage nach Therapiebeginn ein und ist damit früher zu erwarten, als die antidepressive Wirkung. Trazodon wird auch in medikamentösen Kombinationsstrategien zur Behandlung therapieresistenter Depressionen verwendet.

Unerwünschte Wirkungen

Zu den häufigeren unerwünschten Wirkungen zählt Übelkeit, die oft durch die Einnahme mit einer Mahlzeit reduziert werden kann. Durch die antiadrenerge Wirkung kann es zu Schwindel, Tremor, Sedierung und orthostatischer Hypotonie und – selten – zu Synkopen kommen. Manche Patienten berichten von übermäßig starker Sedierung, Ataxie und von einem „hang-over" am Morgen nach abendlicher Einnahme, insbesondere zu Therapiebeginn. In diesen Fällen sollte eine kleinere Startdosis gewählt und nur sehr langsam gesteigert werden. Zu den selteneren unerwünschten Wirkungen zählen lokale Ödeme, Sehstörungen (häufig Verschwommensehen, seltener Nachbilder), Exantheme und anhaltende Sinusbradykardie. Die Sehstörungen in Form von Nachbildern bei Augennachfolgebewegungen zu bewegten Objekten dürften ein direkter Serotonin-agonistischer Effekt sein, der in ähnlicher Weise auch bei Einnahme des Serotoninagonisten LSD beobachtet werden kann. Seltene, aber potentiell bedrohliche unerwünschte Wirkungen sind epileptische Anfälle und Priapismus. Trazodon wirkt sich bei vielen männlichen Patienten günstig auf die erektile Funktion aus, kann aber in seltenen Fällen – etwa 1:6000 Männer – Priapismus auslösen. Ein möglicher früher Warnhinweis sind verlängerte morgendliche Spontanerektionen. Männliche Patienten sollten über diese Nebenwirkung und die Notwendigkeit sofortiger ärztlicher Intervention bei Spontanerektionen von länger als einer Stunde Dauer informiert werden. In seltenen Fällen kann Trazodon auch Agitiertheit, Dysphorie und Angst auslösen. Dies ist vermutlich auf einen aktiven Metaboliten – mCPP – zurückzuführen, der anxiogene Eigenschaften besitzt (Wen et al., 2008). Unter Therapie mit Trazodon kann es zu einer Erhöhung der Leberenzyme kommen, es gibt auch Berichte über akute Hepatotoxizität (Fernandes et al., 2000). Regelmäßige Laborkontrollen sind zu empfehlen, überdies sollten die Patienten über mögliche klinische Symptome einer beginnenden Leberschädigung aufgeklärt werden.

Pharmakodynamik und Wechselwirkungen

Trazodon wird über CYP3A4 zu verschiedenen aktiven Metaboliten abgebaut. Ein Metabolit, m-CPP, wird weiter über CYP2D6 metabolisiert und ist ein Agonist an 5HT2c-Rezeptoren mit anxiogenen Eigenschaften. Erhöhte Plasmaspiegel von m-CPP können vor allem bei Langsammetabolisierenden („Poor Metabolizers") und/oder bei gleichzeitiger Einnahme von CYP2D6-Hemmern wie Fluoxetin und Paroxetin auftreten und bei diesen Patienten zu unerwünschten Wirkungen führen. Trazodon selbst ist kein potenter Enzyminhibitor.

Dosierung

Trazodon wird wegen seiner kurzen Halbwertszeit vorzugsweise in der retardierten Form verabreicht. Die übliche Dosierung beträgt 150–300 mg Trazodon/Tag. Zu Beginn der Behandlung empfiehlt sich eine niedrige Initialdosis (50–100 mg/Tag) und eine graduelle Steigerung der Dosis. Obwohl Dosen von 150–300 mg Trazodon/Tag üblicherweise auch von älteren Patienten gut toleriert werden, sprechen diese Personen oft bereits auf eine niedrigere Dosis (50–150 mg) an. Im ambulanten Bereich beträgt die Tagesmaximaldosis 400 mg, stationär 600 mg. Die Tabletten sollten unzerkaut mit etwas Flüssigkeit nach den Mahlzeiten eingenommen werden. Die Tagesdosis soll entweder als Einmaldosis, vorzugsweise abends, oder in zwei Dosen aufgeteilt eingenommen werden, gegebenenfalls soll die höhere Teildosis am Abend verabreicht werden. Beim Absetzen der Behandlung ist die Tagesdosis langsam zu vermindern. Trazodon hat eine vergleichsweise große therapeutische Breite. Überdosierungen und Intoxikationen können aber zu epileptischen Anfällen, Rhythmusstörungen sowie – vor allem bei Kombination mit anderen Medikamenten – zu Atemdepression führen und selten auch tödlich verlaufen.

3.7.1.6.5 Tianeptin

Pharmakologische Effekte

Tianeptin ist eine den trizyklischen Antidepressiva chemisch verwandte Substanz, deren Wirkmechanismus noch nicht vollständig aufgeklärt werden konnte. Es besitzt einerseits eine den SSRI genau entgegen gesetzte Wirkweise: Die Aufnahme von Serotonin aus dem synaptischen Spalt wird beschleunigt (SRE – Serotonine Reuptake Enhancer). Daneben gibt es aber auch deutliche Hinweise, dass Tianeptin neuroprotektive Eigenschaften besitzt. So können unter Therapie mit Tianeptin stressinduzierte Nervenschäden vermindert oder sogar rückgängig gemacht werden, es kommt zu einer Reduktion der basalen und stressinduzierten Kortisol-, ACTH und CRF-Produktion, die kortisolinduzierte Genexpression wird gehemmt, die Neuroplasitizität gefördert. Auch eine Verminderung der NMDA-Rezeptorstimulation, über die Apoptosevorgänge an Nervenzellen mediiert werden, wurde festgestellt. Besonders ausgeprägt scheinen die neuroprotektiven Eigenschaften im Bereich des Hippocampus und der Amygdala zu sein, wo es unter Therapie mit Tianeptin auch zu Neurogenese kommt (Kasper und McEwen, 2008).

Pharmakodynamik und Wechselwirkungen

Tianeptin wird nicht über das Cytochromsystem, sondern vorwiegend durch β-Oxidation metabolisiert. Es besitzt eine kurze Halbwertszeit von drei Stunden und wird rasch vorwiegend renal ausgeschieden. Es scheint nach heutigem Wissenstand ein niedriges Wechselwirkungspotential zu haben.

Indikationen

Tianeptin wird zur Therapie von Depressionen eingesetzt. Besondere Vorteile scheint es zur Behandlung von Angst und Depression bei Alkoholabhängigkeit zu haben. Weiter gibt es Hinweise zur Wirksamkeit bei PTSD und Angsterkrankungen (Onder et al., 2006). Die guten Daten zur neuroprotektiven Wirksamkeit könnten das Indikationsfeld in Zukunft vergrößern.

Unerwünschte Wirkungen

Tianeptin wird von den meisten Patienten sehr gut vertragen. Gelegentlich kommt es zu Schlafstörungen, abnormen Träumen und milden anticholinergen Nebenwirkungen wie Mundtrockenheit und Obstipation. In seltenen Fällen sind Leberschäden beschrieben worden. Wegen der strukturchemischen Verwandtschaft zu TCA gelten im Zweifel die für diese Substanzklasse üblichen Vorsichtmaßnahmen, obwohl die unerwünschten Wirkungen von Tianeptin deutlich geringer ausgeprägt sind. Regelmäßige Kontrollen von BMI, Blutfetten, Nüchternblutzucker, Leberwerten, EKG (QTc-Zeit) und Elektrolyten sind empfehlenswert.

Dosierung

Die übliche Start- und Erhaltungsdosis liegt bei dreimal 12,5 mg pro Tag. Bei schwerer Leber- und Niereninsuffizienz und im Senium soll die Dosis auf zweimal 12,5 mg reduziert werden.

Antidepressiva mit neuen Wirkmechanismen

Alle antidepressiv wirksamen Medikamente, die heute am Markt sind, beeinflussen über verschiedene Wirkmechanismen das serotinerge, noradrenerge oder dopaminerge System. Eine Reihe von neuen Substanzen mit innovativen Ansätzen befindet sich jedoch in Erprobung. Sie fokussieren zum Teil auf völlig neue biologische Ziele wie die Hypophysen-Nebennierenachse, Melatonin, Glutamat und verschiedene Neuropeptide. Während noch vor einigen Jahren berechtigte Hoffnung auf die baldige Entwicklung zahlreicher neuer Antidepressiva bestand, zeichnen die allerneuesten Erkenntnisse ein eher nüchternes Bild über die Möglichkeit ihrer Markteinführung in naher Zukunft. Während einige zunächst vielversprechende Ansätze sich in größeren klinischen Studien als nicht ausreichend antidepressiv wirksam erwiesen, mussten andere Entwicklungen zum Teil aufgrund von ausgeprägten unerwünschten Wirkungen aufgegeben werden. Nichtsdestotrotz ist damit zu rechnen, dass die zukünftige Forschung und Entwicklung schwerpunktmäßig auch auf Ansatzpunkte außerhalb des klassischen Monoaminsystems setzt.

3.7.1.6.6 Melatoninerges System: Agomelatin

Agomelatin ist ein Melatoninagonist an M1- und M2-Rezeptoren. Dieser Mechanismus soll schlafinduzierende Wirkung haben, ohne stark sedierend zu sein. Daneben wirkt Agomelatin auch als 5HT2c-Antagonist, was zur antidepressiven und anxiolytischen Wirkung beiträgt. Antihistaminerge und anticholinerge Effekte oder Beeinflussung adrenerger und dopaminerger Rezeptoren sind nicht bekannt. Die Substanz hat eine kurze Halbwertszeit von ein bis zwei Stunden und wird vorwiegend über CYP 1A2 zu inaktiven Metaboliten abgebaut. Nach derzeitigem Erkenntnisstand liegt die wirksame Dosis bei 25–50 mg täglich. Agomelatin scheint ein sehr günstiges Nebenwirkungsprofil zu haben, insbesondere wurden kaum sexuelle Funktionsstörungen oder Tagesmüdigkeit festgestellt. In klinischen Studien zeigte sich vielmehr eine Verbesserung des Schlafverhaltens mit kürzerer Einschlaflatenz und verbesserter Schlafqualität bei depressiven Patienten (Kennedy und Emsley, 2006). Bei gesunden Patienten wurde kein Einfluss auf die Schlafarchitektur festgestellt. Ein Zulassungsversuch an der Europäischen Arzneimitelagentur scheiterte 2006, da zu diesem Zeitpunkt für die Zulassungsbehörden die antidepressive Wirksamkeit als nicht ausreichend belegt galt. Positive Ergebnisse aus Phase III-Studien an depressiven Patienten liegen jetzt vor, und weitere Studien werden derzeit durchgeführt, so dass mit einem baldigen neuen Zulassungsantrag gerechnet wird.

Ramelteon ist ein künstlicher Melatoninagonist, der in den Vereinigten Staaten als schwachwirksames Hypnotikum am Markt ist, in Europa wurde jedoch zuletzt wegen der gering ausgeprägten Wirksamkeit die Zulassung nicht empfohlen. Über antidepressive Effekte von Ramelteon gibt es keine Erkenntnisse.

Hypophysen-Nebennierenachse

Die Hypophysen-Nebennierenachse gehört zu den besser erforschten Gebieten in der Depressionsforschung. Pathologische Veränderungen an der Hypothalamus-Hypophysen-Nebennierenachse (HPA-Achse) sind für unipolare und bipolare Depressionen schon länger bekannt und werden als pathogenetischer Faktor für affektive und psychotische Symptome sowie als neurotoxischer Faktor diskutiert. Erhöhte Kortisolwerte finden sich bei zahlreichen depressiven Patienten, und es gibt Anhaltspunkte für einen engeren Zusammenhang mit kognitiven Symptomen, zirkadianer Symptomatik und psychotischen Symptomen im Rahmen von depressiven Erkrankungen. Verschiedene Kortisolantagonisten werden derzeit auf ihre möglichen antidepressiven Eigenschaften hin untersucht. Ein CRF-Antagonist, R121919, zeigte signifikante antidepressive Eigenschaften, die Weiterentwicklung wurde jedoch wegen Hepatotoxizität eingestellt (Zobel et al., 2000). Andere CRF-Antagonisten befinden sich derzeit in der frühen Phase II klinischer Studien.

3.7.1.6.7 Mifepriston

Mifepriston ist ein Glukokortikoidrezeptor-Antagonist, der in einigen Untersuchungen Hinweise für antidepressive Wirksamkeit zeigte. So hatte Mifepriston in zwei klinischen Studien einen deutlichen Einfluss auf das Ausmaß und die Schnelligkeit der Rückbildung psychotischer Symptome bei depressiv-psychotischen Patienten, zeigte aber keinen Effekt auf depressive Kernsymptome. In einer anderen Studie wurde eine Besserung der Stimmung und von kognitiven Störungen bei bipolar depressiven Patienten unter Therapie mit Mifepriston gefunden (De-Battista et al., 2006; Young et al., 2004). Aus Tiermodellen sind auch neuroprotektive Effekte von Mifepriston bekannt. Es bleibt abzuwarten, ob weitere Studien diese Wirkungen bestätigen (Gallagher et al., 2008).

3.7.1.6.8 Glutamaterges System: Riluzol

Neuere pathogenetische Theorien der Depression fokussieren unter anderem auf die Rolle des glutamatergen Systems. Über exzitatorische Aminosäuren wie Glutamat kann an Neuronen bei starker Stimulation ein Effekt ausgelöst werden, den man als „Exzitotoxizität" bezeichnet und der zum Zelluntergang (Apoptose) führen kann. Dieser Mechanismus spielt eine Rolle bei verschiedenen neurodegenerativen Erkrankungen, Nervenzelluntergängen in der Penumbra eines apoplektischen Insults, aber möglicherweise auch bei der Entstehung affektiver und psychotischer Erkrankungen.

Riluzol ist ein antiglutamaterges Präparat, das in der Therapie der Amyotrophen Lateralsklerose eingesetzt wird. Es gibt einige Berichte, die auf einen möglichen antidepressiven Effekt der Substanz in Monotherapie und als Augmentation bei unipolarer und bipolarer Depression hinweisen (Du et al., 2007; Sanacora et al., 2004; Sanacora et al., 2007; Siniscalchi et al., 1999; Zarate Jr. et al., 2004).

3.7.1.6.9 Neuropeptide

Zahlreiche verschiedene Neuropeptide werden als Botenstoffe von Nervenzellen freigesetzt und wirken entweder endokrin als neurosekretorische Peptidhormone oder als Kotransmitter mit modulierender Funktion auf andere Neurotransmitter. Ihre Beteiligung an der Entstehung depressiver Zustände und ihre Verwendung als Angriffspunkte antidepressiver Medikation wurde in den letzten Jahren näher erforscht. In preliminären Studien zeigten beispielsweise zwei Substanz P-Antagonisten deutliche Hinweise für antidepressive Wirksamkeit bei sehr guter Verträglichkeit. Leider konnte in folgenden Phase III-Studien die Wirksamkeit nicht bestätigt werden (Keller et al., 2006). Andere Neuropeptide, die bezüglich ihrer Bedeutung für die Ätiopathogenese der Depression und als mögliche Ziele innovativer antidepressiver Medikamente untersucht werden, sind Somatostatin und Cholecystokinin.

Weitere Medikamente, Phytotherapeutika und Nahrungsergänzungsmittel mit möglicher antidepressiver Wirksamkeit sowie nichtmedikamentöse biologische Therapieverfahren werden in Kapitel 7.2 „Psychopharmakologische Behandlung: Therapieresistente Depression" besprochen.

3.8 Psychopharmakologische Behandlung: Atypische Depression

Aus pharmakologischer Sicht charakteristisch, ja sogar definierend für die atypische Depression, ist die überlegene Wirksamkeit von MAO-Hemmern im Vergleich zu trizyklischen AD (Davidson u. Thase, 2007; Davidson, 2007). Dieses Kriterium unterscheidet die atypische Depression von anderen Subtypen und führte zur Suche nach möglichen biochemischen Markern, die für die Differenz verantwortlich sein könnten. Ein häufiger Befund ist die im Vergleich zu Patienten mit typischer Depression und Gesunden verminderte Aktivität der HPA-Achse und Hypokortisolämie. Experimentelle Therapieversuche durch Substitution mit Kortisol oder Dexamethason zeigten Wirksamkeit bei manchen Patienten (Bouwer et al., 2000; Levitan et al., 2002). Interessanterweise findet sich unter Therapie mit MAO-Hemmern ein aktivierender Einfluss auf die HPA-Achse (Kier et al., 2005).

Auch die Hyperphagie, insbesondere Heißhunger auf Kohlenhydrate und ein gestörter Glucosestoffwechsel sind klassische Marker für atypische Depressionen und Angriffspunkt experimenteller Interventionen. So führte die Verabreichung von Chrom, einem Spurenelement, das die Insulinproduktion aktiviert und für den Kohlenhydrat- und Fettstoffwechsel nötig ist, bei einigen Patienten zu einer Rückbildung depressiver Symptome, insbesondere aber der Hyperphagie (Davidson et al., 2003; Docherty et al., 2005).

Es gibt starke Überlappungen der atypischen Depression mit anderen diagnostischen Entitäten wie dem „Chronischen Fatigue Syndrom", der saisonalen Depression oder Bipolar Typ II-Erkrankungen, die auch für pharmakotherapeutische Überlegungen wichtig sind (Juruena et al., 2007; Perugi et al., 2003). In vielen Untersuchungen zeigt sich eine erhöhte Rate atypischer Depression bei Patienten aus dem Bipolar-Spektrum. Daher sollte bei jeder atypischen Depression besonderes Augenmerk auf eine möglicherweise bisher noch nicht erkannte bipolare Erkrankung gelegt werden, damit nötigenfalls eine spezifische Therapie eingeleitet werden kann (Akiskal et al. 2005; Akiskal et al. 2008).

3.8.1 Antidepressiva

Trotz der Tatsache, dass MAO-Hemmer bei atypischer Depression gut wirksam sind, werden sie heute wegen der erhöhten Rate von unerwünschten Wirkungen und Wechselwirkungen nur selten eingesetzt (Balon et al., 1999; Nierenberg et al., 1998; Cipriani et al., 2007). Auch SSRI erwiesen sich in kontrollierten Studien bei atypischer Depression als gut wirksam und können daher als nebenwirkungsärmere Substanzklasse empfohlen werden (Cipriani et al., 2007; Joyce et al. 2004; Lonnqvist et al., 1994; McGrath et al., 2000; Pande et al., 1996; Sogaard et al. 1999). Andere neue Antidepressiva (SNRI, Trazodon, Mirtazapin, Bupropion, Reboxetin) wurden noch nicht systematisch auf ihre Wirksamkeit bei atypischer Depression

untersucht, werden aber in der klinischen Praxis häufig eingesetzt. Trizyklische Antidepressiva zeigten sich in fast allen Studien als weniger effektiv.

3.8.2 Andere Medikamente

Weder Antipsychotika, noch Lithium oder Antiepileptika wurden in der Therapie der atypischen Depression systematisch untersucht, werden aber wie auch bei anderen Subtypen der Depression oft eingesetzt, insbesondere bei Therapieresistenz oder wenn die zugrundeliegende Erkrankung dem Bipolar-Spektrum angehört. Die Substitution von Chrom zeigte positive Effekte auf Hyperphagie und besserte insgesamt in manchen Untersuchungen das Befinden, ebenso gibt es Berichte über den Einsatz von Modafinil (Vaishnavi et al., 2006).

Die Pharmakologie der einzelnen Substanzen wird in Kapitel 3.7 „Psychopharmakologische Behandlung: Depressive Episode" besprochen.

3.8.3 Nichtmedikamentöse biologische Therapie

Die Elektrokonvulsionstherapie ist auch bei atypischer Depression eine Methode, die eine hohe Rate an Therapieansprechen erwarten lässt. In einer vergleichenden Studie zu Patienten mit typischer Depression zeigte sich sogar ein besserer Effekt mit mehr als doppelt so häufigen Remissionen (Husain et al., 2008). Bei Lichttherapie gelten atypische Symptome einer Depression als positiver Prädiktor für das

Therapieansprechen. Die nichtmedikamentösen biologischen Therapieformen werden in Kapitel 7.2 „Psychopharmakologische Behandlung: Therapieresistente Depression" besprochen.

3.9 Psychopharmakologische Behandlung: Saisonale Depression (SAD)

3.9.1 Neurobiologische Grundlagen der Therapie

Chronobiologie

Den verschiedenen therapeutischen Interventionen bei SAD liegt unter anderem die medizinische Hypothese zugrunde, dass die Symptome der Erkrankung durch eine pathologische Veränderung chronobiologischer Rhythmen entstehen und bei Behandlung durch Normalisierung der Rhythmik Therapieerfolg erzielt werden kann (Phasenverschiebungshypothese) (Lewy et al., 2007). Ein zentraler Schaltpunkt für die Regulation der betroffenen biologischen Rhythmen sind beim Menschen die suprachiasmatischen Nuclei (SCN), die in einem zirkadianen und saisonalen Muster die Aktivität zahlreicher anderer Kerngebiete des ZNS beeinflussen und als Sitz der „inneren Uhr" gelten. Die Ursache der periodischen Aktivität sind sogenannte Uhrwerkgene („Clock genes"), deren Genprodukte die eigene Exprimierung im Sinne einer negativen Rückkopplung hemmen. Das Resultat ist ein ständiges Anfluten und darauffolgendes Ab-ebben der Genprodukte, welches bei Fehlen anderer Regulationsfaktoren einen Eigenrhythmus von etwa 24 Stunden hat. Durch diese Uhrwerkgene werden zahlreiche Zellfunktionen gesteuert, darunter auch die Produktion von Hormonen und Neurotransmittern. Interessanterweise gibt es Hinweise für Mutationen von bestimmten Uhrwerkgenen bei Patienten mit SAD (Chourbaji et al., 2008; Partonen et al., 2007), die zu einer Veränderung des Rhythmus führen und so in der Entstehung der Erkrankung eine Rolle spielen könnten. Die Periodizität der inneren Uhr in den SCN wird zusätzlich über weitere Regelkreise gesteuert, die zu einer Veränderung oder Anpassung des Eigenrhythmus führen können. Eine wichtige Verbindung besteht dabei direkt und indirekt zur Lichtexposition, was für Überlegungen über die Wirkmechanismen der Lichttherapie von Bedeutung ist. Einerseits sind die SCN über Bahnen, die von N. opticus abzweigen, direkt mit der Retina verbunden. Andererseits bestehen auch Verbindungen zur Gl. Pinealis, wo Melatonin gebildet wird. Der zirkadiane Rhythmus der Melatoninbildung mit nächtlichem Peak wird durch die Aktivität der SCN synchronisiert und zusätzlich durch andere Faktoren beeinflusst. So besteht eine multisynaptische Verbindung der Gl. Pinalis zu melanopsinhältigen retinalen Ganglienzellen, aber auch eine wechselseitige Beeinflussung der SCN. Die Funktion der inneren Uhr in den SCN kann heute methodisch einfach durch die Messung der Melatoninkonzentration in Speichel oder Plasma bestimmt werden

(Pandi-Perumal et al., 2007). Bei SAD-Patienten zeigte sich eine Phasenverlängerung der Melatoninausschüttung bei Dunkelheit („dim light melatonin onset, DLMO"), die unter erfolgreicher Lichttherapie zusammen mit den Symptomen der Erkrankung rückläufig ist (Dahl et al., 1993). In Zusammenschau der bisherigen Erkenntnisse ergeben sich deutliche Hinweise für chronobiologische Faktoren in der Entstehung der SAD, die Angriffspunkt verschiedener therapeutischer Interventionen sein können.

3.9.2 Monoamine

Unter den Monoaminen scheinen in der Pathogenese der SAD vor allem Veränderungen im Serotoninergen System der wichtigste Faktor zu sein (O'Rourke et al., 1987). Die experimentelle Verabreichung von D-Fenfluramin, welches zu einer Serotoninausschüttung führt, kann depressive Symptome bei SAD-Patienten lindern (O'Rourke et al., 1989). Umgekehrt führt ein Absenken des Serotoninspiegels nach erfolgreicher Lichttherapie und in den symptomfreien Sommermonaten zur Entwicklung einer milden Depression, was als Hinweis für eine Vulnerabilität des Serotoninergen Systems gewertet wird (Neumeister et al., 1997a, 1997b). Jüngere Untersuchungen weisen auf eine erhöhte Aktivität von Serotonintransportern während der depressiven Phase hin, die sich unter Therapie und in den Sommermonaten normalisiert (Willeit et al., 2008). Weiter gibt es aber auch Hinweise für eine Beteiligung von Catecholaminen (Neumeister et al., 2001).

Zusammenhänge zwischen Licht und Monoaminen

Einige Effekte des natürlichen Lichts und der Lichttherapie könnten auch über direkte und indirekte Auswirkungen auf Monoamine vermittelt werden. Aus dem Tierexperiment sind Nervenzellschäden speziell an monoaminergen Neuronen bei Lichtmangel bekannt und bei gesunden Menschen zeigt sich unter Lichtexposition ein erhöhter Turnover an Monoaminen (Gonzalez et al., 2008; Lambert et al., 2002). Bei SAD-Patienten fanden sich unter Lichttherapie erhöhte Spiegel von Tryptophan und ein Schutz vor Stimmungsverschlechterung bei künstlich erzeugtem Tryptophanmangel (aan het et al., 2008; Hoekstra et al., 2003). Eine neue Hypothese geht auch von einer „humoralen Phototransduktion" aus. Bestandteile des Plasmas, insbesondere Albumin, zeigen eine anhaltende lichtinduzierte Luminenz, die Lichteffekte mit der Zirkulation weitertransportieren könnte. Albumin fluoresziert auch bei 377nm, einer Frequenz, die das Enzym Tryptophanhydroxylase direkt aktiviert und in weiterer Folge die Serotoninbildung fördert. Jedenfalls scheint der wesentliche Teil des Lichteffekts direkt über das Auge vermittelt zu werden, da eine extraokuläre Lichtapplikation keine Wirkung zeigt (Koorengevel et al., 2001). Diese hypothetischen Überlegungen sind zum jetzigen Zeitpunkt als spekulativ zu betrachten, könnten aber einige Effekte der Lichttherapie erklären (Grass et al., 2008).

3.9.3 Lichttherapie

Lichttherapie gilt heute als Mittel der Wahl bei saisonaler Depression und bei subsyndromalen Formen der SAD. Sie zeigte sich in kontrollierten Studien als wirksam und sicher, der antidepressive Effekt ist zumindest ebenbürtig mit dem von Antidepressiva und setzt im Vergleich etwas frühzeitiger ein (Golden et al., 2005; Lam et al., 2006; Ruhrmann et al., 1998). Ausführliche Beschreibung der Anwendung siehe in Kapitel 2.3 „Lichttherapie". Wenn es zu einem Ansprechen auf Lichttherapie gekommen ist, sollte sie während der dunkleren Wintermonate weitergeführt werden, da es ansonsten häufig zu Rückfällen kommt. Alternativ oder zusätzlich kann auch eine medikamentöse antidepressive Therapie zur Erhaltung eingesetzt werden.

3.9.4 Antidepressiva

Verschiedene Antidepressiva erweisen sich auch in der Therapie der saisonalen Depression als effektiv. Positive placebokontrollierte Studien existieren für verschiedene SSRI (Fluoxetin, Sertralin) und für Bupropion, welches sich auch in der Prävention neuer Phasen bewährt hat (Lam et al., 1995; Modell et al., 2005; Moscovitch et al., 2004; Westrin et al., 2007). Aus offenen Studien gibt es auch Hinweise für die Wirksamkeit von anderen SSRI, Duloxetin, Agomelatin, Reboxetin, Mirtazapin und Trazodon (Pjrek et al., 2005, 2007a, 2007b, 2008). Trizyklische AD haben sich aber in der Klinik auch wegen der meist schlechteren Verträglich-keit bei SAD nicht bewährt. Antidepressiva können alleine oder in Kombination mit Lichttherapie eingesetzt werden.

Die Pharmakologie der Antidepressiva wird im Detail in Kapitel 3.7 „Psychopharmakologische Behandlung: Depressive Episode" erläutert.

Modafinil

Modafinil ist ein Medikament, das auf bisher noch nicht ausreichend verstandenen Wegen eine Vigilanzsteigerung bewirken kann. Der Wirkmechanismus unterscheidet sich deutlich von jenem anderer Stimulantien und scheint unter anderem über eine Wirkung auf ein Gebiet im Hypothalamus, den tuberomamillären Kern, zu entstehen, wo Vigilanz reguliert wird. Beim Menschen steigert Modafinil dosisabhängig die Wachheit während des Tages und wird zur Therapie der Narkolepsie, aber auch bei exzessiver Tagesmüdigkeit im Rahmen eines Schlafapnoesyndroms eingesetzt. Eine kleine offene Studie zeigte auch positive Effekte von Modafinil in einer Dosierung zwischen 100 mg und 200 mg/Tag bei der saisonalen Depression (Lundt, 2004). Es kann eventuell als Therapiealternative in Erwägung gezogen werden, wenn andere Maßnahmen erfolglos blieben. Die Pharmakologie von Modafinil wird in Kapitel 7.2 „Psychopharmakologische Behandlung: Therapieresistente Depression" besprochen.

Hypericum perforatum (Johanniskraut)

Hypericum, das Johanniskraut, ist ein Phytotherapeutikum, das unter anderem in der Therapie von leichten bis mittelgradigen depressiven Episoden verwendet wird (Butterweck, 2003). Klinische Studien weisen auch auf eine Wirksamkeit in der Therapie der SAD und bei somatoformen Störungen hin (Kasper, 1997; Martinez et al., 1994; Wheatley, 1999). Die Pharmakologie der Substanz wird in Kapitel 7.2 „Psychopharmakologische Behandlung: Therapieresistente Depression" besprochen.

Melatonin

Vereinzelt existieren Berichte über fragliche positive Effekte von Melatonin (Lewy et al., 1998). Allerdings wurde Melatonin in dieser Indikation nie systematisch untersucht. Für das Antidepressivum Agomelatin – ein Melatoninagonist – gibt es ebenfalls positive Berichte. Es bleibt abzuwarten, ob neue künstliche Melatoninagonisten wie Ramelteon in der Therapie der SAD Anwendung finden werden.

3.10 Psychopharmakologische Behandlung: Somatisierende Depression

Es gibt einen Mangel an evidenzbasierten Daten zur Pharmakotherapie von depressiven Erkrankungen mit Somatisierungssymptomen und somatoformen Störungen im Allgemeinen. Die bisherigen Untersuchungen sind überdies oft gekennzeichnet durch methodische Mängel (kleine Fallzahlen, fehlendes einheitliches Messinstrument für den Therapieerfolg oder sehr

heterogene Patientengruppen (Kroenke, 2007). Diese Heterogenität spiegelt sich auch in den unzähligen diagnostischen Entitäten wie beispielsweise „Fibromyalgie" oder „Chronisches Müdigkeitssyndrom" wider, die im weiteren Sinne dem Spektrum der somatoformen Störungen zugerechnet werden können. In den letzten Jahren gab es verstärkt Bemühungen, eine klare Abgrenzung zwischen den einzelnen Diagnosekategorien zu erreichen und dort jeweils gezielt den Effekt pharmakotherapeutischer Interventionen zu überprüfen. Dennoch bleibt die Pharmakotherapie bei somatisierender Depression zum jetzigen Zeitpunkt hauptsächlich symptomorientiert. Wenn im Vordergrund der klinischen Beschwerden neben der depressiven Verstimmung Schmerzen stehen, gibt es gute Hinweise für die Wirksamkeit von Antidepressiva. Bei einzelnen Schmerzsyndromen gelangen jedoch auch neuere Antiepileptika wie Pregabalin und Topiramat zum Einsatz. Wenn Symptome mit wahnhaftem Charakter auftreten, kann – in manchen Fällen – auch der Einsatz von Antipsychotika erfolgversprechend sein. Da viele Patienten vor der Diagnosestellung und der ersten psychiatrischen Konsultation bereits zahlreiche Ärzte unterschiedlichster Fachrichtungen zur Abklärung und Behandlung ihrer somatischen Beschwerden aufgesucht haben, nehmen sie in den meisten Fällen auch schon eine Vielzahl verordneter Medikamente ein. Der Akzent liegt dabei oft auf Schmerz- und Beruhigungsmitteln, welche jedoch in der längerfristigen Therapie zu Problemen führen können. Nicht selten kommt es zur missbräuchlichen Verwendung der Präparate oder zur Entwicklung einer Medikamentenabhängigkeit. Zusätzlich werden oft noch unkontrolliert verschiedene Phytotherapeutika und Nahrungsergänzungsmittel eingenommen, die mit der verordneten Medikation unter Umständen interagieren. Ein erster Schritt der pharmakotherapeutischen Behandlung ist daher oft zunächst eine genaue Bestandsaufnahme der eingenommenen Medikation und der Versuch einer Vereinheitlichung und Vereinfachung des Therapieschemas. Um unkontrollierte Polypharmazie und häufigen Medikationswechsel zu vermeiden, kommt einer besonders einfühlsamen und möglichst frühzeitigen Aufklärung über die Art der Erkrankung und sinnvolle Möglichkeiten der Pharmakotherapie besonders große Bedeutung zu.

3.10.1 Antidepressiva

Wegen der starken Überlappung depressiver Symptomatik mit somatoformen Beschwerden wurden Antidepressiva schon frühzeitig mit Erfolg in der Therapie der somatisierten Depression, aber auch bei rein somatoformen Störungen erprobt (Doraiswamy et al., 2006; Fishbain, 2000). Die Wirkung auf Somatisierungssymptome scheint dabei zumindest zum Teil nicht direkt mit der antidepressiven Wirkung im Zusammenhang zu stehen, sondern ein eigenständiger Effekt zu sein. Bei körperdysmorphen Störungen gelten heute SSRI als Mittel der Wahl (Phillips und Hollander, 2008). Wenn jedoch Schmerzen im Vordergrund der Symptomatik stehen, scheinen bessere Effekte durch trizyklische AD und SNRI wie Venlafaxin, Duloxetin und Milnacipran erzielbar zu sein (Barkin et al., 2005; Begre et al., 2008; Freynhagen et al., 2006; Ikawa et al., 2006; Meighen, 2007; Onal et al., 2007; Schatzberg, 2004). Gerade längerfristig anhaltende Schmerzsymptome bei depressiven Patienten stellen für die Behandler oft eine große Herausforderung dar und sind stärker als andere Somatisierungssymptome mit schlechterem Therapieansprechen und längerer Dauer bis zu einer Remission assoziiert (Karp et al., 2005). Der Mechanismus des analgetischen Effekts verschiedener Antidepressiva ist nur unvollständig verstanden. Es wird eine Aktivierung absteigender schmerzhemmender Bahnen angenommen, jedoch zeigen trizyklische AD auch bei rein topischer Applikation schmerzlindernde Eigenschaften, die wohl auf peripheren Mechanismen beruhen und nicht durch systemische Aufnahme entstehen (McCleane, 2008). Inzwischen gibt es auch placebokontrollierte Studien, die für die SNRI Duloxetin und Milnacipran einen positiven Effekt auf Symptome der Fibromyalgie belegen, der nicht abhängig vom Vorhandensein depressiver Symptomatik ist (Arnold et al., 2007b; Dempsey, 2008; Vitton et al., 2004). Wenn die Gabe von Antidepressiva zu einer Verbesserung der Symptomatik geführt hat, empfiehlt sich eine langfristige Fortsetzung der Therapie, da ansonsten mit einer hohen Rezidivrate gerechnet werden muss. Die Pharmakologie der einzelnen Antidepressiva wird im

Kapitel 3.7 „Psychopharmakologische Behandlung: Depressive Episode" im Detail besprochen.

3.10.2 Antikonvulsiva

Antikonvulsiva werden im Bereich der affektiven Erkrankungen vor allem in der Behandlung von Manien und zur Phasenprophylaxe bipolarer Erkrankungen eingesetzt. Ihre Pharmakologie wird dementsprechend in Kapitel 5.2 „Psychopharmakologische Behandlung: Depression im Verlauf der bipolaren affektiven Störung" behandelt. Bei unipolaren Depressionen oder somatisierender Depression gibt es weniger Evidenz für antidepressive Effekte. Allerdings gibt es für einige neuere Antikonvulsiva Hinweise für eine Wirksamkeit bei verschiedenen Schmerz-Syndromen oder Erkrankungen aus dem somatoformen Formenkreis. Sie können daher fallweise auch im Rahmen einer somatisierten Depression zum Einsatz gelangen, besitzen in dieser Indikation jedoch keine explizite Zulassung.

Pregabalin

Pregabalin ist ein Antikonvulsivum, das durch eine Blockade spannungsabhängiger Kalziumkanäle wirkt. Neben der Indikation Epilepsie wird es auch bei neuropathischen Schmerzen und der generalisierten Angsterkrankung angewandt. Jüngere Untersuchungen belegen auch die Wirksamkeit bei Fibromyalgie (Arnold et al., 2008; Owen, 2007). Die übliche Anfangsdosierung liegt bei 150 mg/Tag und wird auf zwei bis drei Einzelgaben aufgeteilt. Wegen des sedierenden Effekts wird der Hauptanteil der Dosis bevorzugt abends verabreicht. Innerhalb der ersten Woche kann die Tagesdosis auf 300 mg gesteigert werden, nach einer weiteren Woche auf die Maximaldosis von 600 mg. Pregabalin wird mit einer kurzen Halbwertzeit von fünf bis sieben Stunden unverändert renal ausgeschieden, eine Dosisanpassung ist daher bei Nierenfunktionsstörungen notwendig. Es sind keine relevanten pharmakokinetischen Interaktionen bekannt. Im Allgemeinen wird Pregabalin gut vertragen. Häufiger berichtete unerwünschte Wirkungen umfassen Müdigkeit, Schwindel, Sehstörungen, Gewichtszunahme und gastrointestinale Symptome. Gelegentlich wurde auch über sexuelle Funktionsstörungen, Parästhesien, Ataxie und Stimmungsschwankungen berichtet.

Gabapentin

Auch das dem Pregabalin pharmakologisch engverwandte Gabapentin zeigt Wirksamkeit gegen Symptome der Fibromyalgie (Arnold et al., 2007a). Es ist jedoch mit einer durchschnittlich schlechteren Verträglichkeit und höheren Rate unerwünschter Wirkungen assoziiert als Pregabalin und bringt diesem gegenüber aus heutiger Sicht keine Vorteile.

Topiramat

Topiramat ist ein Antikonvulsivum, das durch eine Blockade spannungsabhängiger Natriumkanäle wirkt. Weiter bestehen ein Antagonismus an einem Subtyp glutamaterger Rezeptoren (Kainat-Rezeptor), ein fördernder Einfluss auf die GABAerge Transmission und eine schwache Hemmung der Carboanhydrase. Neben dem Einsatz in der Therapie der Epilepsie und Migräneprophylaxe wird Topiramat gelegentlich für therapieresistente bipolare Erkrankungen eingesetzt, während bei unipolarer Depression keine Wirkung belegt ist. Einige klinische Studien geben jedoch Hinweise für positive Effekte bei verschiedenen Somatisierungssymptomen, insbesondere bei Schmerz-Syndromen. Eine placebokontrollierte Studie zeigte eine Linderung der Beschwerden bei Patienten mit chronischen Rückenschmerzen, und auch über eine Reduktion der Symptomatik bei verschiedenen anderen somatoformen Störungen wird berichtet (Garcia-Campayo und Sanz-Carrillo, 2002; Guay, 2003; Muehlbacher et al., 2006; Siniscalchi et al., 2007). Die Ergebnisse der bisherigen Untersuchungen lassen darauf schließen, dass Topiramat in Einzelfällen somatisierender Depression mit Schmerzsymptomatik zu einer Linderung der Beschwerden führen kann. Die Dosierung sollte sehr langsam einschleichend begonnen werden, um die Verträglichkeit zu verbessern. Üblicherweise werden initial 25 bis 50 mg abends gegeben und alle ein bis zwei Wochen um 25 bis 50 mg erhöht, aufgeteilt in zwei Einzelgaben. Die Erhaltungsdosis orientiert sich am klinischen Effekt und liegt meist im Bereich von 200 bis 400 mg, die maximale Tagesdosis beträgt 1600 mg.

Topiramat wird vorwiegend renal ausgeschieden, bei eingeschränkter Nieren-

und Leberfunktion ist Vorsicht geboten. In niedriger Dosierung und bei langsamer Titration wird Topiramat oft gut vertragen, es kann jedoch potentiell eine Vielzahl unerwünschter Wirkungen aufweisen. Besonders zu beachten ist die mögliche Entwicklung einer metabolischen Azidose und, in seltenen Fällen, einer akuten Myopie mit sekundärem Engwinkelglaukom. Darüber hinaus können verschiedene zentralnervöse Symptome, Stimmungsschwankungen, Parästhesien, gastrointestinale Symptome, Oligohydrose, Hautreaktionen und Sehstörungen auftreten. Auf Grund des Carboanhydrase-hemmenden Effekts besteht ein erhöhtes Risiko zur Entwicklung von Nierenkonkrementen. Ein oft beobachteter, interessanter Effekt ist die Gewichtsabnahme unter Topiramat-Therapie. Sie wird häufig als positiv erlebt und konnte in einigen Untersuchungen auch eingesetzt werden, um einer Gewichtszunahme unter Therapie mit anderen Psychopharmaka gegenzusteuern (Egger et al., 2007; Nickel et al., 2005). Wechselwirkungen bestehen vor allem mit anderen Antikonvulsiva. So können Phenytoin und Carbamazepin den Topiramatspiegel relevant senken. Topiramat selbst kann möglicherweise den Spiegel von anderen Substanzen beeinflussen, darunter Lithium, Metformin und orale Kontrazeptiva, die klinische Relevanz bleibt jedoch unklar.

3.10.3 Antipsychotika

Antipsychotika werden fallweise bei somatisierter Depression eingesetzt, wenn die klinische Symptomatik wahnhaften Charakter annimmt oder psychotische Symptome bestehen. Darüber hinaus haben einige atypische Antipsychotika erwiesene antidepressive Potenz und können insbesondere bei Therapieresistenz Anwendung finden. Ihre Anwendung wird im Detail in Kapitel 7.2 „Psychopharmakologische Behandlung: Therapieresistente Depression" besprochen. Vereinzelt existieren Berichte über die Wirksamkeit bei somatoformen Beschwerden. So zeigte Amisulprid bei Glossodynie in einer niedrigen Dosis von 50 mg/Tag eine bessere und schnellere Wirkung als Antidepressiva (Maina et al., 2002) und in einigen Fällen fand sich ein günstiger Effekt von Olanzapin bei Somatisierungstörungen (Phillips, 2005). Ob atypische Antipsychotika eventuell eigene analgetische Effekte aufweisen, wird kontrovers diskutiert (Fishbain et al., 2004).

3.10.4 Benzodiazepine

Viele Patienten mit somatisierender Depression werden mit Benzodiazepinen behandelt, insbesondere, wenn aufgrund körperlicher Symptome oder im Rahmen einer Schmerzsymptomatik Schlafstörungen bestehen. Abgesehen von einem initialen schlafanstoßenden und anxiolytischen Effekt überwiegen allerdings bei längerfristiger Gabe von Benzodiazepinen negative Einflüsse. Neben Wirkverlust und Abhängigkeit kann es unter langfristiger Therapie mit Benzodiazepinen auch zu kognitiven Defiziten, depressiver Stimmungslage und zu einer Senkung der

Schmerzschwelle kommen (King und Strain, 1990a, 1990b). Es besteht daher keine sinnvolle Indikation für einen Langzeiteinsatz.

3.10.5 Hypericum

Hypericum, das Johanniskraut, ist ein Phytotherapeutikum, das unter anderem in der Therapie von leichten bis mittelgradigen depressiven Episoden verwendet wird (Butterweck, 2003).

Neben dieser Indikation bestehen auch Hinweise für die Wirksamkeit bei Somatoformen Störungen (Muller et al., 2004; Volz et al., 2002). Es kann eventuell als therapeutische Alternative für Patienten, die einer Medikation mit Psychopharmaka kritisch gegenüber stehen, erwogen werden. Die Pharmakologie von Hypericum wird in Kapitel 7.2 „Psychopharmakologische Behandlung: Therapieresistente Depression" besprochen.

3.10.6 Nichtmedikamentöse biologische Therapie

Experimentell wurden verschiedene biologische Therapieverfahren zur Linderung der Symptomatik bei somatoformen Erkrankungen angewandt. So zeigte die transkranielle Magnetstimulation (rTMS) positive Effekte bei Patienten mit Fibromyalgie (Lefaucheur, 2008; Passard et al., 2007; Sampson et al., 2006). Auch die Vagusnerv-Stimulation (VNS) könnte bei Depression mit Somatisierung in manchen Fällen wirksam sein. So zeigte sich unter langfristiger VNS-Therapie bei depressiven Patienten nach initial erniedrigter Schmerzschwelle ein insgesamt schmerzhemmender Effekt (Ansari et al., 2007; Borckardt et al., 2006; Kirchner et al., 2006). Derzeit wird die VNS in der Therapie der Fibromyalgie erforscht. Beide Methoden werden im Detail im Kapitel 2. „Behandlungsmethoden" besprochen.

3.11 Fallbeispiel:
Schwere depressive Episode

Frau R. wird von Ihrer Schwester in der Notfallambulanz einer psychiatrisch-psychotherapeutischen Klinik vorgestellt. Die Schwester hatte sich bereits einige Stunden zuvor telefonisch gemeldet. Der Patientin gehe es seit drei Wochen sehr schlecht, sie ziehe sich zurück, sei völlig apathisch, habe zu nichts mehr Lust, habe gestern und heute davon gesprochen, wie sinnlos das Leben für sie sei. Die Schwester der Patientin berichtet, dass sie ihren Bruder vor drei Jahren durch Suizid verloren habe, auch dieser habe sich zuvor stark zurückgezogen. Sie habe Angst, dass ihre Schwester ebenfalls gefährdet sei. Aufgrund der Verdachtsdiagnose einer schwerwiegenden depressiven Symptomatik und der, aufgrund der telefonischen Angaben möglicherweise bestehenden Suizidgefährdung, war dringend eine Vorstellung außerhalb der normalen Sprechzeiten angeraten worden.

Die 26-jährige Patientin betritt in bereits äußerlich erkennbaren depressiven Zustand widerwillig, mit langsamen Bewegungen nahezu amimisch das Sprech-zimmer. Sie habe sich von der Schwester zu diesem Termin überreden lassen, wolle jetzt aber wieder nach Hause, auf keinen Fall wolle sie in der Klinik bleiben. Auf Nachfrage bittet sie darum, dass ihre Schwester beim Gespräch dabei ist. Um eine vertrauensvolle Gesprächsatmosphäre zu schaffen, Ängste vor der für die Patientin ungewohnten Situation zu reduzieren, bleibt die Schwester in der Untersuchungssituation anwesend. Die Patientin verhält sich anfänglich äußerst ablehnend und einsilbig. Es gehe ihr nicht gut, das habe jedoch niemanden zu interessieren. Sie habe sich zurückgezogen, habe keine Lust mehr Freunde zu treffen. Sie sei jedoch selbst schuld an ihrem Zustand, habe viele Fehler gemacht in den letzten Jahren. Insbesondere sei sie unselbstständig, wohne noch bei den Eltern, könne sich nicht durchsetzen, habe daher auch an der Arbeitsstelle Ärger. Da nur sie selbst diese Fehler gemacht habe, könne ihr auch niemand helfen, so sei es wohl auch nachvollziehbar, dass es ihr so schlecht gehe. Perspektiven, dass es ihr wieder besser gehen könne, sehe sie nicht, sie habe einfach keine Kraft mehr sich zu ändern, das wäre jetzt wohl die gerechte Strafe dafür, dass sie so ein Mensch sei. Sie müsse sich halt zusammenreißen, das hätten ihre Eltern auch immer gesagt. Morgen wolle sie damit beginnen, sie wolle jetzt nach Hause. Ein gewisser emotionaler Rapport ist möglich, als die Beziehung zur Schwester angesprochen wird. Nein, die Schwester sei nicht überbesorgt, sie habe im Gegensatz zu ihr, ihr Leben selbstständig und wie eine erwachsene Frau gelebt, sei früh von zu Hause weggezogen und sei selbstbewusst. Sie sei die einzige gewesen, die zuletzt noch Verständnis für sie gehabt habe, sei die letzten Wochenenden regelmäßig zu Besuch gekommen, um sie aufzubauen, das rechne sie ihr hoch an. Die Schwester mache sich halt Sorgen, dass sie sich wie ihr Bruder etwas antun könnte; nein, das habe sie nicht vor, sie wolle auf keinen Fall hier bleiben. Sie habe auch gelitten unter dem Tod des Bruders, könne ihn jetzt wo es ihr so schlecht gehe jedoch besser verstehen. Sie selbst werde sich schon nichts antun, sie sei eben selbst dafür zu dumm und zu feige. Die ganze Familie habe damals unter dem Tod des Bruders gelitten, sie wolle den Eltern auf keinen Fall nochmals solches Leid zufügen. Trotzig fügt sie jedoch noch an „warum sollte ich immer darauf achten, wie es anderen geht, wenn es mir so schlecht geht wie jetzt, muss es meiner Familie ja nicht gut gehen."

Aufgrund der spontan berichteten und erfragten Symptomatik und des Untersuchungsbefundes ist eine akute Eigengefährdung zumindest nicht auszuschließen. Die Patientin leidet unter einem schweren depressiven Syndrom mit nahezu überwertig erscheinenden Schuld- und Versagensgefühlen, und offensichtlich nur bedingt vorhandener Krankheitseinsicht. Sie hat in der Vorgeschichte zwar noch keinen Suizidversuch unternommen, es besteht jedoch ein erheblicher sozialer Rückzug, eine ausgeprägte kognitive Einengung auf die Hoffnungslosigkeit ihrer Situation, indirekt bestätigt sie auch, dass sie sich mit dem Thema Suizid die letzten Wochen intensiver beschäftigt habe. Hinzu kommt der weitgehend fehlende emotionale Rapport mit vielen Hinweisen, dass die Patientin, um eine stationäre Aufnahme zu umgehen, sehr ausweichend zum Teil auch bagatellisierend antwortet. Die familiäre Belastung für Suizid und vermutlich auch depressive Erkrankungen gilt als weiterer Risikofaktor. Etwa 80% aller Menschen, die an einer schweren depressiven Störung leiden, haben Suizidgedanken, etwa 10–15% der Patienten unternehmen auch Suizidhandlungen. Etwa 15% der Patienten, die wegen einer depressiven Episode stationär behandelt wurden, sterben später durch Suizid (Berger, 1999; Schramm, 2003; Laux, 2008). Als wesentlichster Prädiktor gilt zwar ein Suizidversuch in der Vorgeschichte (Wolfersdorf, 1999), trotzdem erscheint die aktuelle Eigengefährdung der Patientin aufgrund der eigen- und fremdanamnestischen Angaben so erheblich, dass im Notfall auch eine Aufnahme gegen ihren Willen durchzusetzen ist. Die halbherzigen Non-Suizidäußerungen mit Hinweis auf ihre Feigheit bzw. fehlenden intellektuellen Möglichkeiten, eine Suizidhandlung erfolgreich durchzuführen, können bei nahezu völlig fehlendem emotionalen Rapport keine ausreichende Sicherheit für die nächsten Stunden bzw. Tage geben. Somit erscheint es in dieser Situation notwendig, ein direktives Vorgehen zu wählen und der Patientin die Notwendigkeit einer stationären Aufnahme transparent zu machen.

Welche Auswirkungen stationäre Aufnahmen gegen den ausdrücklichen Wunsch bzw. sogar gegen den Willen der

Patienten auf die weitere Behandlungsmotivation und damit den weiteren Behandlungserfolg depressiver Patienten haben, ist bislang wenig untersucht. Aus der eigenen Erfahrung berichten jedoch viele Patienten nach Remission der depressiven Symptomatik von unerträglichen Gefühlen der Ratlosigkeit, Ambivalenz und Entscheidungsunfähigkeit in dieser Situation. Viele erlebten die transparente Entscheidung des Arztes eher als Entlastung, gelegentlich berichten Patienten jedoch auch von ausgesprochen kränkenden Erfahrungen, manche Patienten sogar von ausgeprägten Intrusionen, Alpträumen und Ängsten nach einer geschlossenen stationären Aufnahme, so dass hier besonders sensibel vorzugehen ist. Bei Frau R. gelang es, durch eine Erweiterung der Anamnese durch fremdanamnestische Angaben der Schwester, eine kurze Information über das Vorliegen einer depressiven Erkrankung, durch konkretes Beim-Namen-Nennen der depressiven Symptomatik, insbesondere der massiven Schuld- und Versagensgefühle, der Hoffnungslosigkeit der Patientin und der Validierung des massiven Leidensdruckes unter dem sie steht, die ärztliche Entscheidung zumindest nachvollziehbar zu machen. Wir konnten eine gewisse Akzeptanz für die Maßnahme einer primär geschlossenen stationären Aufnahme erzielen. Die Fremdanamnese durch die Schwester der Patientin verdeutlichte eine abgrenzbare schwere depressive Episode, noch vor 4 Monaten sei die Patientin ein völlig anderer Mensch gewesen. Sie sei der Sonnenschein der Familie gewesen, habe sich gern mit Freundinnen getroffen, habe eine funktionierende Partnerschaft und sei von den Geschwistern immer am besten mit den nicht immer einfachen Eltern zurechtgekommen. Sie habe ansonsten viele Interessen, sei eine gute Zuhörerin, nehme leicht Kontakt auf. Dieser trotzige, fast feindselige Interaktionsstil sei für die Schwester sehr ungewöhnlich.

Es wurde angeboten, die psychiatrische und psychotherapeutische Weiterbehandlung auf offener Station nach Abklingen der bestehenden Eigengefährdung zu übernehmen. Dieses Angebot nahm die Patientin zwei Wochen später tatsächlich auf, obwohl sie es in der Aufnahmesituation vollständig ausgeschlossen hatte. Nach einem kurzen Vorgespräch mit der Patientin, die weiterhin schwer depressiv erschien, jetzt jedoch eine weitaus höhere Krankheitseinsicht und Behandlungsmotivation hatte, ausreichend emotionale Rapport aufnahm und mit Hinweis auf ihre Schwester und die wieder entstandenen Hoffnungen doch wieder gesund werden zu können, ein glaubhaftes Non-Suizidversprechen geben konnte, erschien auch eine Übernahme auf offene Station möglich. Die Patientin zeigte sich für das Angebot einer kombinierten medikamentösen und psychotherapeutischen Weiterbehandlung offen, sah sich durch die Tagesstruktur und Herausnahme aus der angespannten häuslichen Situation bislang entlastet und wollte sich auf eine mindesten drei- bis vierwöchige stationäre Weiterbehandlung einlassen.

Die medikamentöse Einstellung auf Citalopram 30 mg/d war bei guter Verträglichkeit bereits erfolgt (Bauer und Möller, 2006). Bei inzwischen deutlicher Besserung der Schlafstörungen unter Zugabe von Mirtazapin waren Benzodiazepine bzw. niederpotente Neuroleptika zum Übernahmezeitpunkt bereits ausgeschlichen worden. Eine aufgrund der überwertig erscheinenden Schuld- und Versagensgefühlen anfänglich differential-diagnostisch erwogene psychotische Depression hatte sich nicht bestätigt. Aufgrund des in der Aufnahmesituation ausgeprägten Trotzes der Patientin, der kaum verhohlenen Aggressionen gegenüber den Eltern und des anhaltenden passiv-aggressiven Interaktionsstils in Konfliktsituationen konnte eine komorbide Persönlichkeitsstörung nicht ausgeschlossen werden. Bei jungen Patienten sind im Rahmen depressiver Episoden jedoch häufiger atypische Symptome wie ausgeprägter Ärger, Gereiztheit oder Aggression anzutreffen (Schramm, 2003), zudem kann im Rahmen der noch schwer ausgeprägten depressiven Symptomatik eine Persönlichkeitsstörung nicht mit ausreichender Sicherheit diagnostiziert werden. Hinweise für weitere komorbide psychische Störungen ergaben sich nicht, eine organisch bedingte depressive Störung war ausgeschlossen worden.

Eine eindeutige depressive Symptomatik in der Vorgeschichte konnte nicht eruiert werden, die Patientin hatte nach dem Tod des Bruders unter Niedergeschlagenheit, Antriebslosigkeit, Schuldgefühlen gegenüber dem Bruder und Interessensverlust gelitten. Sie habe sich damals jedoch nicht zurückgezogen, habe aktiv Unterstützung gesucht, die Symptomatik sei innerhalb einiger Monate abgeklungen. Sie sei trotz der Belastungen beruflich und im Alltag weit besser zu recht gekommen als jetzt, habe außer weniger Tage weiterhin zur Arbeit gehen können. Diagnostisch ist daher aktuell von einer ersten schweren depressiven Episode auszugehen, die Symptomatik nach dem Tod des Bruders entsprach eher den Kriterien einer Anpassungsstörung. Bei inzwischen immerhin diskreter Besserung der depressiven Symptomatik unter Citalopram und Mirtazapin wurde eine weitere Evaluierung des medikamentösen Behandlungserfolgs in der dritten und vierten Woche, sowie die Möglichkeit einer Dosiserhöhung vereinbart. Anhand des Vulnerabilitäts-Stress-Modells wurde die Hypothese besprochen, dass Depressionen bei entsprechender Disposition unter anderem durch psychosoziale Stressoren, Reaktivierung von Traumata, nicht gelebte Trauer sowie ein Versagen bisheriger Schutzfaktoren ausgelöst werden können (Schramm, 2003; Backenstrass und Mundt, 2008). Die Patientin konnte hier bislang auf kein nachvollziehbares individuelles Krankheitsmodell zurückgreifen. Eine familiäre Disposition konnte sie jedoch aufgrund der rezidivierenden depressiven Symptome der Mutter und des Suizids des Bruders akzeptieren. Auslöser waren jedoch für sie nicht erkennbar, beruflich sei es zwar zu einer Kränkung gekommen, sie könne sich jedoch nicht vorstellen, dass dies zu dieser ausgeprägten Symptomatik führen könne. Sie vermute weiterhin, sich durch ihre Unselbstständigkeit und ihr geringes Durchsetzungsvermögen selbst in diese Situation gebracht zu haben. Zur weiteren Klärung möglicher auslösender und aufrechterhaltender Faktoren wird eine ausführliche Erhebung der biographischen Anamnese und der aktuellen psychosozialen Situation vereinbart. Die Patientin nimmt an einer Depressions-Informations-Gruppe teil, in der eine ausführliche Information über Symptome, Verlauf, Ursachen, medikamentöser, psychotherapeutischer und soziotherapeutischer Behandlungsmöglichkeiten erfolgt. Zur Verbesserung der Tagesstruktur nimmt sie an der Ergotherapie teil. Bezugspflegegespräche zur Unterstützung der Tagesstrukturierung, im Umgang mit hoffnungslosen Gedanken, im Aufrechterhalten sozialer Kontakte und im Umgang mit quälenden, depressiven Symptomen werden vereinbart.

Soziobiographische Anamnese: Frau R. ist die jüngste von drei Geschwistern. Der acht Jahre ältere Bruder habe sich vor über drei Jahren, für die ganze Familie wie aus heiterem Himmel, suizidiert. Sie habe ihn damals gefunden, er habe sich in der Garage mit Autoabgasen das Leben genommen. Der Bruder sei ein ruhiger und ehrgeiziger Mensch gewesen. Erst nach seinem Tod sei der Familie deutlich geworden, dass er sich die Monate zuvor stark zurückgezogen hatte. Ein Kollege des Bruders hatte der Familie nach dessen Tod davon berichtet, dass es in den Monaten zuvor berufliche Schwierigkeiten und Auseinandersetzungen mit dem Vorgesetzten gegeben habe. Der Bruder habe eine eigene Wohnung gehabt, er sei vor

allem an den Wochenenden zu Hause gewesen, habe ein Ingenieursstudium abgeschlossen. Die Eltern und er hatten geplant, dass er später das elterliche Haus übernehmen solle. Die sechs Jahre ältere Schwester sei ledig und arbeite als Grundschullehrerin, zu ihr habe sie eine vertrauensvolle Beziehung, die Schwester sei allerdings nicht mehr häufig zu Hause, lebe in einer fast 300 km entfernten Großstadt, habe sie allerdings, nachdem sie von ihrem schlechten Zustand erfahren habe, häufig an den Wochenenden besucht. Der Vater sei inzwischen 71 Jahre alt, jedoch noch sehr rüstig. Er habe ebenfalls studiert und im höheren Dienst des Rathauses der heimischen Kleinstadt gearbeitet. Er sei seit acht Jahren berentet. Die Mutter, inzwischen 68 Jahre alt, sei wie die Schwester Grundschullehrerin, habe allerdings nach der Geburt des Sohnes nicht mehr gearbeitet, da sie mit den Kindern, dem eigenen Haus und der Unterstützung der Schwiegereltern sehr gefordert gewesen sei. Der Vater sei sehr streng und dominant gewesen, habe nie eine Widerrede geduldet. Er sei allerdings auch ein Familienmensch, habe viel mit den Kindern unternommen, mit ihnen gelernt und sehr viel Wert auf gute Schulleistungen und gutes Benehmen gelegt. Sie habe immer eine gute Beziehung zum Vater gehabt, sei als Nachzügler auch besonders beachtet worden und habe es bei ihm sicher leichter gehabt, als die älteren Geschwister. Die Mutter sei, obwohl die Beziehung der Eltern aus ihrer Sicht nicht schlecht gewesen sei, nicht immer glücklich gewesen. Sie leide schon seit über 20 Jahren unter

Schmerzen, offensichtlich durch degenerative Gelenkerkrankungen und Bandscheibenprobleme. Zumindest einmal sei sie auch wegen Depressionen in Behandlung gewesen, wobei zu Hause nicht darüber gesprochen wurde. So weit sie wisse, habe die Mutter erhebliche Konflikte mit ihrer Schwiegermutter gehabt. Ihre Eltern seien noch vor ihrer Geburt in das Anwesen ihrer Großeltern gezogen. Der Großvater hatte dieses große, ältere Landhaus einige Jahre vor seiner Berentung erworben und hatte mit seinem älteren Sohn vereinbart, dass dieser später mit seiner Familie hier einziehe, Renovierung und Ausbau mit ihm gemeinsam durchführe. So sei sie mit Eltern und Großeltern unter einem Dach aufgewachsen, habe, so weit sie sich erinnern könne, trotz der Strenge des Vaters und der zeitweilig schlechten Stimmung der Mutter eine glückliche Kindheit gehabt. In der Schule sei sie immer gut zurecht gekommen, habe viele Freunde und Freundinnen gehabt, sei immer beliebt, jedoch eine Mitläuferin gewesen. Bereits damals habe sie sich schlecht behaupten können, sei Konflikten eher aus dem Weg gegangen. Nach dem Abitur habe sie eine kaufmännische Ausbildung gemacht und arbeite immer noch in ihrem Lehrbetrieb. Zuletzt habe sie eine Zusatzausbildung mit dem Ziel einer Leitungsposition im Betrieb gemacht und sei sehr gekränkt gewesen, als sie trotz guter Noten nicht, wie geplant, in dieser leitenden Position eingesetzt wurde. Wegen Einsparungsmaßnahmen sei die geplante Position weggefallen, stattdessen habe sie Zusatzaufgaben bekommen, die ihrer Ausbil-

dung nicht entsprächen. Darüber habe sie sich sehr geärgert.

Den ersten Freund habe sie bereits mit 16 Jahren gehabt, sie habe sich jedoch nur heimlich mit ihm getroffen, da die Eltern etwas dagegen gehabt hätten. Mit ihrem jetzigen Freund sei sie seit sechs Jahren zusammen, er sei drei Jahre älter als sie, sei Kfz-Mechaniker und wohne noch auf dem elterlichen Hof. Es sei ein langer Kampf gewesen, bis die Eltern akzeptiert hätten, dass der Freund, obwohl sie nicht mit ihm verheiratet sei, bei ihr übernachte. Die Beziehung sei gut, sie hätten vor zu heiraten und Kinder zu bekommen, allerdings befürchte sie, dass der Freund nicht mit einer depressiven Frau wie ihr zusammen bleiben wolle.

Der Tod des Bruders vor drei Jahren belaste die Eltern bis heute. Es sei immer ganz klar gewesen, dass der Bruder das elterliche Anwesen übernehme. Insbesondere der Vater habe den Tod des Bruders bis heute überhaupt nicht verwunden, habe große Schuldgefühle, sei nach dem Tod seines Sohnes auch sehr depressiv gewesen. Sie habe den Tod ihres Bruders aus ihrer Sicht vergleichsweise gut bewältigt, habe fast ein Jahr lang eine Selbsthilfegruppe für Angehörige von Suizidopfern besucht. Auch damals habe sie unter leichten depressiven Symptomen gelitten, habe jedoch weiterhin arbeiten können. Die Beeinträchtigungen seien nach zwei bis drei Monaten abgeklungen. Allerdings habe sie gegenüber dem Bruder Schuldgefühle gehabt, da sie sich gewünscht habe, dass er das Haus der Eltern ablehne, sodass sie dort bleiben könne. Dies sei jetzt auch definitiv so geplant, allerdings sei sie sich nicht sicher, ob sie das überhaupt noch wolle. Es sei jedoch nicht möglich über diese Zweifel mit den Eltern zu sprechen, der Vater reagiere dann sehr gekränkt und beleidigt, die Mutter mit Vorwürfen. Der Partner habe große Zweifel, ob es richtig sei, in das Haus ihrer Eltern einzuziehen, habe jedoch noch nicht eindeutig Stellung bezogen. Sie selbst habe die letzten Jahre unter dem Zusammenleben mit den Eltern teilweise auch gelitten. Zuhause werde sie immer noch behandelt wie das kleine Mädchen, sie könne sich gegenüber dem Vater kaum durchsetzen, wolle sich jedoch auch nicht als undankbar erweisen. Die Mutter habe ihr immer wieder deutlich gemacht, dass das Leben kein Wunschkonzert sei, auch sie habe in den sauren Apfel beißen müssen und habe zum Wohle der Familie den Beruf aufgegeben und sei mit den Schwiegereltern zusammengezogen. Sie habe sich auch zusammenreißen müssen, wenn es ihr schlecht gegangen sei. Die Patientin betont jedoch, dass die Eltern keinerlei Druck machten, was ihre Wohnsituation angehe, sondern immer wieder sagten, dass es ihre Entscheidung sei, ob sie mit dem Freund eine eigene Wohnung nehme.

Einen eindeutigen Auslöser für ihre depressive Symptomatik kann die Patientin aus der Erarbeitung ihrer Biographie nicht ableiten. Sie sieht am ehesten zeitliche Zusammenhänge mit der beruflichen Kränkung, erscheint jedoch bei der Schilderung der familiären Situation weit mehr emotional beteiligt, ratlos, vermeidet es, konkreter über ihre Lage zu sprechen, be-

tont bei dieser Thematik ihre Konzentrationsstörungen und weicht immer wieder in die Schilderung depressiver Symptome aus.

Aus störungsspezifischer Perspektive konnte bei der Patientin eine hohe Anzahl depressionstypischer Verhaltensweisen und Kognitionen erfasst werden: Beruflich, gegenüber den Eltern, im Freundeskreis hatte sie sich in den letzten Monaten vermehrt zurückgezogen, so dass verhaltenskontingente positive Verstärker, z.B. in Form sozialer Anerkennung, angenehmen Gesprächen, gemeinsamen Aktivitäten weitgehend ausblieben (Hautzinger, 1999). Zudem hatte die Patientin potentiell positive Aktivitäten wie abends ausgehen, sportliche Aktivitäten, Sex, sogar einen Urlaub mit dem Freund weitgehend vermieden, den Tag eher mit Grübeln und Klagen über ihren schlechten Zustand verbracht, was zu einer weiteren Reduktion positiver Verstärker geführt hatte. Aufgrund des offensichtlichen Konfliktes mit den Eltern und dem Partner über die weitere Lebensform war es zudem offensichtlich nicht gelungen, hier ausreichend Harmonie zu erzeugen. Durch die Erkrankung und das depressive Verhalten der Patientin war die Austragung des Konfliktes jedoch offensichtlich verschoben worden, statt Disharmonie hat die Patientin vermehrt Unterstützung, Schonung, Anteilnahme erhalten. Kognitive Verzerrungen (Beck et al., 1992) waren bei der Patientin ebenfalls zu beobachten. Sie beschrieb sich als unselbstständig, undankbar gegenüber den Eltern, sei auf Grund ihrer fehlenden Durchsetzungsfähigkeit selbst verantwortlich, dass es soweit gekommen sei. Sie war ständig mit ihren irrationalen negativen Gedanken über sich selbst, ihre Umwelt und die Zukunftsperspektiven beschäftigt, so dass Problemlösungen völlig ausgeschlossen erschienen. Dieses ständige Kreisen um Themen wie Hoffnungslosigkeit, eigenes Versagen oder Wertlosigkeit, Unlösbarkeit der Situation sowie Suizidgedanken wird nach Beck als aufrechterhaltend und verantwortlich für viele affektiven, motivationalen und psychischen Merkmale der Depression gemacht.

Psychodynamische Schulen betonen eher die Reaktivierung bestehender Konflikte als Auslöser von Depressionen; auch im Depressionsmodell nach Beck werden negative Erfahrungen im Verlauf der lebensgeschichtlichen Entwicklung depressiver Patienten, die sich als kognitive Schemata verfestigen, als auslösend für die kognitiven Störungen depressiver Patienten gesehen. Aus der Konfliktperspektive der Patientin sticht vor allem der für sie derzeit völlig unlösbare Aktualkonflikt hervor. Die Eltern der Patientin haben offensichtlich ein großes Interesse daran, die Autonomiebestrebungen der Patientin zu untergraben. Der Partner hingegen, kann sich möglicherweise eine gemeinsame Zukunft nur in einer gewissen Distanz zu den Eltern der Patientin vorstellen. Die Patientin, die sich selbst als sehr harmoniebedürftig und konfliktscheu charakterisiert, aber auch Schwierigkeiten betont, sich von den Eltern abzulösen, sieht hier offensichtlich keine befriedigende Lösung der Interessenkonflikte. Verborgene Ab-

hängigkeit und nicht realisierbare Individualisierungswünsche werden als typische Konfliktkonstellation für eine depressive Vulnerabilität gesehen (Backenstrass und Mundt, 2008).

Ressourcen bestehen sicherlich bei der Patientin. Sie hat bis vor einigen Monaten ihr Leben gut bewältigt, hat offensichtlich vielfältige, soziale Kompetenzen, war sehr beliebt und aktiv. Auch den Suizid des Bruders hat sie im Vergleich zu den anderen Familienmitgliedern offensichtlich gut bewältigt, hat sich im Jahr nach dem Tod des Bruders auch aktiv Hilfe geholt, sich ihrer Trauer und auch ihrer Schuldgefühle nicht geschämt. Es besteht insgesamt ein gutes soziales Netz, das von der Patientin allerdings ebenso wie viele positiv besetzte Aktivitäten in den letzten Monaten von der Patientin vernachlässigt wurde.

Aus der Beziehungsperspektive wird die Patientin als sehr klagsam, passiv und wiederholt auch als passiv-aggressiv erlebt. Viele Teammitglieder fühlen sich im Umgang mit der Patientin hilflos und zunehmend ärgerlich. Trotzdem gelingt es, der Patientin anders als sie es im familiären Umfeld erfahren hat, zu begegnen. Vorhaltungen, dass sie sich zusammenreißen soll, ihre Probleme selbstständig lösen soll, sowie Vorwürfe wegen ihrer passiven Haltung kennt sie bestens, hat diesbezüglich auch ausgeprägte Schuldgefühle entwickelt. Es wird daher versucht, ihr durch die Zuweisung der Patientenrolle (Schramm, 2003) eine gewisse Entlastung zu ermöglichen, die aktuellen Schwierigkeiten in der Lösung des Konfliktes als teilweise krankheitsbedingt verständlich zu machen, ihr depressionstypische kognitive Verzerrungen (Hautzinger, 1999) zu verdeutlichen sowie ihr Unterstützung in der Problembewältigung anzubieten. Die Patientin reagiert darauf zunehmend positiv, versucht aktiv die angebotene Hilfe anzunehmen, indem sie gemeinsame Gespräche mit der Schwester, dem Partner, den Eltern akzeptiert (Prince und Jacobson, 1995), vor allem um eine Realitätsüberprüfung der aktuellen Konfliktsituation zu ermöglichen, etwaige kognitive Verzerrungen in der Beurteilung der Situation zu erkennen.

Aus der interpersonellen Perspektive (Schramm, 2003; Backenstrass und Mundt, 2008; Mc Cullough, 2006) werden Depressionen immer in einem psychosozialen Kontext gesehen. Als häufigste Auslöser werden Rollenwechsel, anhaltende interpersonelle Konflikte (vor allem in der Partnerschaft, jedoch auch in der Herkunftsfamilie oder im beruflichen Umfeld) sowie Verlustereignisse mit nachfolgender, häufig pathologischer Trauerreaktion gesehen. Die interpersonelle Therapie der Depression nach Klerman und Weissman (Schramm, 2003) ist eine manualisierte schulenübergreifende Psychotherapieform, die störungsspezifische Besonderheiten der Depression berücksichtigt, psychotherapeutisch vor allem den auslösenden Aktualkonflikt bzw. den auslösenden interpersonellen Konflikt fokussiert, hierbei versucht, die bestehenden Ressourcen der Patienten, wenn notwendig auch mittels konkreter Unterstützung bei der Problembewältigung zu aktivieren. Auf der

Beziehungsebene wird hierbei eine Therapeutenrolle als „Anwalt des Patienten" gefordert, also eine eher Ressourcen aktivierende, weniger Defizite betonende Rolle. Im Gegensatz zum tiefenpsychologischen und kognitiven Vorgehen wird neben der intrapsychischen noch intensiver die interpersonelle Perspektive fokussiert, zum Teil das interpersonelle Umfeld der Patienten sogar bewusst mit in die Therapie einbezogen.

Bei derart schweren Depressionen gilt es bei manchen Psychiatern als umstritten, ob psychotherapeutische Interventionen überhaupt zielführend sind, ob es vielmehr nicht sinnvoller ist, den Patienten durch biologische Depressionsbehandlung erst in einen „psychotherapiefähigen" Zustand zu versetzen. Zudem gilt aufgrund der depressionstypischen kognitiven Verzerrung häufig die Regel, „in schwer depressivem Zustand keine wichtigen Entscheidungen zu treffen". Weitgehend unbestritten ist, dass bei derart schwerwiegenden melancholischen Depressionen biologische Behandlungsmöglichkeiten mit aller Entschiedenheit anzuwenden sind und es aus „neuropsychotherapeutischer" Sicht wichtig ist, alles einzusetzen, damit das Gehirn nicht lernt, sich depressiv zu verhalten und somit einer Chronifizierung bzw. einem schwerwiegenden rezidivierenden Verlauf möglichst vorzubeugen (Laux, 2008; Backenstrass und Mundt, 2008; Bauer und Möller, 2006; Mc Cullough, 2006). Trotz der schweren depressiven Symptomatik und der massiven depressionstypischen Verzerrungen bei der Patientin erschien uns der interpersonelle Konflikt derart bedrückend und aus Sicht der Patientin unlösbar, dass wir ein ausschließlich biologisches Behandlungsverfahren als nicht zielführend erachteten. Zudem erschien uns der sekundäre Krankheitsgewinn durch Vermeidung des Konfliktes so deutlich, dass eine aufrechterhaltende Komponente wahrscheinlich erschien und eine ausschließlich biologische Depressionsbehandlung somit möglicherweise zum Scheitern verurteilt war. Nach Grawe (Grawe, 1995, 1997; Grawe et al., 1996) ist ein integratives Vorgehen, das die Ressourcen und Motivation der Patienten beachtet wahrscheinlich einem schulenspezifischen Vorgehen überlegen. Die Patientin zeigte sich für ein kognitiv-verhaltenstherapeutisches Vorgehen wenig motiviert, Versuche das depressionsfördernde dysfunktionale Verhalten zu verändern, wurden von ihr teilweise regelrecht sabotiert. Ein eher theoretisches Erörtern der depressionstypischen kognitiven Verzerrungen war aufgrund der innerhalb kurzer Zeit auftretenden und klagsam dargebotenen Konzentrationsprobleme wenig hilfreich. Andererseits war die Patientin sehr daran interessiert, die kognitiven Verzerrungen im interpersonellen Kontext zu überprüfen. Die Hauptmotivation bestand in der Klärung des interpersonellen Fokus und bezüglich ihres Wunsches, hier konkrete Unterstützung in der Problembewältigung zu erhalten.

Das Einbeziehen der Schwester, des Partners und der Eltern (Backenstrass und Mundt, 2008; Reiter, 1995) führte tatsächlich schnell zu einer realistischen Klärung des interpersonellen Konfliktes. Die

Schwester validierte die Wahrnehmung der Patientin weitgehend. Die Eltern hätten immer sehr großen Wert auf familiären Zusammenhalt gelegt, hegten einen starken Wunsch, im Alter nicht alleine zu leben. Schon ihr Bruder sei unter erheblichen Druck aufgrund des Wunsches der Eltern, dass er das Haus übernehmen solle, gestanden. Sie selbst habe diesen familiären Druck als sehr bedrückend erlebt und sei froh, dass es ihr gelungen sei, das Weite zu suchen. Allerdings habe sie zum Teil ein schlechtes Gewissen, ihre jüngere Schwester in dieser Situation so alleine gelassen zu haben. Sie fühle sich in der Zukunft durchaus in der Pflicht, mehr Präsenz zu zeigen, um ihrer Schwester falls gewünscht, das Abnabeln zu erleichtern, ihren Eltern Ängste vor dem Alleinsein zu nehmen. Sie macht jedoch ihrer Schwester deutlich, dass dies nicht ohne Verletzungen und Kämpfe zu bewältigen sei, auch ihr Umzug habe zu längeren Irritationen in der Beziehung zu den Eltern geführt. Der Partner erscheint im Kontakt mit der Patientin ebenfalls sehr verständnisvoll und zugewandt. Er verstehe die Problematik seiner Partnerin vollkommen. Er selbst habe sich vor etwa sechs Monaten entschlossen, auf die seit vielen Jahren geplante Übernahme des elterlichen Hofes zu verzichten. Sein jüngerer Bruder, der ebenso wie er eine sehr intensive Beziehung zur Landwirtschaft habe, sei daraufhin mit seinem Einverständnis als Erbe des Hofes eingesetzt worden. Er selbst habe sich sehr schwer mit diesem Verzicht getan, habe jedoch ein Zeichen für eine gemeinsame Zukunft mit seiner Partnerin setzen wollen, da diese sich nicht vorstellen haben können, auf einem Hof Bäuerin zu werden, bzw. an der Seite eines Vollzeit-Landwirtes zu leben. Er sei sich bewusst, dass er damit ungewollt seine Freundin unter Druck gesetzt habe. Aufgrund der Dominanz der Schwiegereltern könne er sich auf keinen Fall vorstellen, gemeinsam unter einem Dach zu wohnen. Zudem erlebe er seine Freundin bei Anwesenheit ihrer Eltern immer noch eher als Mädchen und Tochter denn als erwachsene Frau. Andererseits habe auch er sich gescheut, den Schwiegereltern die Stirn zu bieten und klar zu verdeutlichen, dass er sich ein derartiges Lebensmodell nicht vorstellen könne. Auch er vermeide nach Möglichkeit Konflikte, habe keine Zerwürfnisse mit den Schwiegereltern provozieren wollen, habe seiner Freundin immer verdeutlicht, dass es ihre Aufgabe sei, mit den Eltern offen zu sprechen.

Während die Patientin an der Vereinbarung der Termine mit Partner und Schwester aktiv mitgewirkt hatte, sie sich auch interessiert und rege an den Gesprächen beteiligte, wurde aufgrund ihres Verhaltens deutlich, wie groß die Ängste vor dem Gespräch mit den Eltern waren. Wiederholt versuchte sie den Termin zu verschieben, fragte nach, ob man sie schon für ausreichend belastbar für ein derart belastendes Gespräch halte. Erst nachdem die Inhalte des Gesprächs und das Therapeutenverhalten transparent besprochen waren, konnte sie sich darauf einlassen. Trotzdem gelang es ihr nicht, die Eltern, wie vorbereitet, telefonisch zu einem gemeinsamen Termin einzuladen. Sie war

jedoch mit konkreter Unterstützung bei dieser Terminvereinbarung einverstanden, die Eltern waren sofort bereit, zu diesem Termin zu kommen, machten sich große Sorgen um den Zustand der Tochter sowie ihre völlige Kontaktvermeidung seit Aufnahme in der Klinik. Die Patientin bestand bei der Vorbereitung des Familiengesprächs darauf, dass ihre Gedanken bezüglich eines möglichen Auszugs von zu Hause auf keinen Fall angesprochen werden. Es wird vereinbart, die Eltern realistisch über die Erkrankung und den bisherigen Verlauf aufzuklären, sowie Informationen über bio-psycho-soziale Auslöser depressiver Erkrankungen zu geben und die häufige Rolle interpersoneller Stressoren in der Auslösung depressiver Erkrankungen zu betonen. Es ist geplant, die Eltern in diesem Zusammenhang selbst zu Vorstellungen über aktuelle Stressoren der Tochter zu befragen.

Die Patientin erscheint leichenblass zu dem Gespräch, ihr depressives Verhalten ist bei weitem ausgeprägter, als bei den vorhergehenden Angehörigengesprächen. Die Eltern fragen interessiert über den Zustand der Tochter nach, erscheinen sehr besorgt und reagieren entlastet auf die Information über die prinzipielle Behandelbarkeit depressiver Störungen. Zur möglichen Krankheitsentstehung können sie jedoch kaum beitragen. Die Tochter sei sonst immer so lebenslustig gewesen, man habe sich immer gut verstanden, auch beim Tod des Sohnes sei sie sehr stark gewesen, habe die Eltern unterstützt. Möglicherweise bestehen Probleme am Arbeitsplatz oder mit dem Freund. Zu

Hause würde es der Tochter an nichts fehlen, sie habe alle Freiheiten. Aufgrund der massiven Vermeidung des offensichtlichen Konfliktes werden die Eltern auf ihre eigenen Wünsche für die Zukunft angesprochen. Auf der Metaebene wird angesprochen, dass junge Frauen im Alter ihrer Tochter durchaus über einen Auszug von zu Hause nachdächten, sich nicht alle jungen Leute vorstellen könnten, mit den Eltern oder Schwiegereltern unter einem Dach zu wohnen. Erst jetzt kommt es zu einer offensichtlich emotionaleren Beteiligung insbesondere des Vaters. Natürlich bestehe der Wunsch, dass eines der Kinder das Anwesen, in das er viel Arbeit gesteckt habe, übernehme, so wie er es von seinem Vater übernommen habe. Trotzdem hätten selbstverständlich alle seine Kinder die Freiheit, zu machen was sie wollen, er sei sicher traurig, wenn niemand das Haus übernehme, es sei jedoch nicht die Aufgabe der Kinder sich mit seinen Emotionen auseinanderzusetzen. Letztendlich sei es dann seine Aufgabe, mit dieser Situation umzugehen, er meine auch, dass er dazu in der Lage sei. Nonverbal wird die Kränkung im Falle eines Auszugs der Tochter deutlich. Der Vater leidet noch immens unter dem Verlust des Sohnes, so dass die Vermeidung des Konfliktes von Seiten der gesamten Familie zunehmend verständlich wird. Die Mutter hält sich aus diesem Gespräch weitgehend heraus, macht jedoch ebenfalls deutlich, dass sie auch keine andere Möglichkeit gehabt hatte, als mit der Familie zusammenzuleben, dass sie von daher doch eine gewisse Solidarität ihrer Kinder im Alter erwarte.

Letztendlich ist durch die Einbeziehung der Angehörigen zwar keine Problemlösung möglich, jedoch erkennt die Patientin, dass sie hier tatsächlich vor einer großen Herausforderung steht, dass es tatsächlich unmöglich sein wird, als „everybody's darling" aus dieser Situation herauszukommen, dass es sich bei den Grundannahmen, unselbstständig und nicht ausreichend durchsetzungsfähig zu sein, um kognitive Verzerrungen handelt, dass es realistischer erscheint, dass auch andere in einer derartigen Situation an ihre Grenzen kommen. Entlastet ist sie durch die Validierung der Schwester und des Partners bezüglich der Schwierigkeit der Situation sowie deren klarer Aussagen, sie in der Lösung der Problematik noch mehr zu unterstützen. Die Patientin zeigt sich in der Folge zunehmend motiviert an der Problemlösung zu arbeiten. Zum Aufbau positiver Aktivitäten verbringt sie die Wochenenden wieder vermehrt mit dem Freund, nimmt auch wieder Kontakte zu gemeinsamen Freunden auf. Um Gedanken an einen Auszug konkreter zu machen, sich mit den eigenen Sehnsüchten und Ängsten auseinanderzusetzen, schauen sich die Partner gemeinsam Wohnungen an. Das Angebot, eine erschwingliche, sehr schön gelegene Wohnung bereits zwei Monate später anzumieten, führt tatsächlich zu dem Entschluss, die Eltern über den bevorstehenden Auszug zu informieren, sie jedoch gleichzeitig um ihre Hilfe bei der Realisierung dieser Aufgabe zu bitten. Während sich der Vater in diesem Gespräch überraschend loyal und unterstützend verhält, kommt es bei der Mutter zu einer völligen Dekompensation mit massiven Vorwürfen und Schuldzuweisung gegenüber der Tochter. Auch gegenüber dem Partner kann die Patientin ihre eigenen Wünsche und Gefühle klarer kommunizieren. Sie habe sich durch seine nicht mit ihr besprochene Entscheidung, auf den Hof zu verzichten, tatsächlich in Zugzwang gefühlt. Auch wenn sie tatsächlich Sehnsüchte habe, nur mit ihm in einer Wohnung zu leben, sei es immer ihr Traum gewesen, das elterliche Haus zu übernehmen. Sie wolle sich weiterhin die Option offen halten, nach erfolgreicher Abnabelung von zu Hause, eine andere Lösung zu finden. Zudem wolle sie weiterhin die Freiheit haben, sich gegen ihren Freund zu entscheiden, falls es beim Zusammenleben zu größeren Problemen oder Differenzen komme.

Trotz dieser weitgehend erfolgreichen Arbeit am Konflikt der Patientin kommt es nur zu einer Teilremission der depressiven Symptomatik. Citalopram wurde abgesetzt, als es auch nach Dosiserhöhung und über fünfwöchiger Behandlung nicht zu einer ausreichenden Besserung der Symptomatik kam. Nach Umstellung auf Venlafaxin kam es zwar zu einer deutlichen Besserung der Symptomatik, es kam jedoch zu einem derart instabilen Hypertonus, dass nach erfolgloser antihypertensiver Einstellung von internistischer Seite erneut zu einer Umstellung geraten wurde. Unter Nortriptylin war bei akzeptabler Verträglichkeit zwar eine gewisse antidepressive Wirkung erkennbar, trotzdem blieben die Beeinträchtigungen inakzeptabel, so dass verschiedene Versuche gemacht wurden, eine

Augmentation der antidepressiven Wirkung zu erreichen. Lithium musste hierbei bereits nach wenigen Tagen wegen einer Polyurie von über 6 l/d abgesetzt werden. Olanzapin musste ebenfalls abgesetzt werden wegen einer Gewichtszunahme von über 5 kg innerhalb von drei Wochen bei insgesamt wenig überzeugender Wirkung. Nachdem es auch unter Augmentation mit Quetiapin nur zu einer leichten Besserung gekommen war, die Patientin trotz zufriedenstellender Lösung des interpersonellen Konfliktes noch arbeitsunfähig erschien, inzwischen auch die Kündigung ihres Arbeitsplatzes aus betrieblichen Gründen erfolgt war, wurde mit der Patientin die Möglichkeit einer EKT bei therapieresistenter Depression besprochen (Laux, 2008; Bauer und Möller, 2006). Bereits nach zwei EKT-Behandlungen kam es völlig untypisch zu einer vollständigen Remission der Depression, so dass bei anhaltender Besserung die Behandlung bereits nach fünf EKT beendet werden konnte. Die Patientin war in der Folge selbstständig in der Lage, mit dem Arbeitgeber eine Abfindung zu verhandeln. Sie nutzte das noch bestehende Beschäftigungsverhältnis zu einer stufenweisen Wiedereingliederung und war in der Folge noch über zwei Monate am alten Arbeitsplatz vollbeschäftigt mit entsprechend positiver Auswirkung auf das Selbstwertgefühl sowie der adäquaten Einschätzung der beruflichen Fähigkeiten. Trotz des Absetzens von Nortriptylin nach einem Jahr war es auch drei Jahre nach Remission der depressiven Symptomatik zu keiner erneuten depressiven Episode gekommen.

Kritisch angemerkt muss werden, dass wir diese Patientin 21 Wochen bis zur weitgehenden Vollremission der depressiven Symptomatik in einem aufwändigen multimodalen stationären Konzept behandelten. Aus unserer Sicht und auch aus der subjektiven Sicht der Patientin erschien trotz der letztendlichen Remission erst unter EKT die Bearbeitung des interpersonellen Konfliktes sowohl in Hinsicht auf die vollständige Remission, als auch in Hinsicht auf den erfreulichen Verlauf in den drei Jahren nach der Entlassung notwendig. Aufgrund der krankheitsaufrechterhaltenden häuslichen Konfliktsituation hätte eine frühzeitigere Entlassung der Patientin aus unserer Sicht und aus der Sicht der Betroffenen unweigerlich zu einer Verschlechterung geführt bzw. eine Chronifizierung der depressiven Symptomatik begünstigt. Die weitgehende Vollremission schwer depressiver Patienten zum Entlassungszeitpunkt aus stationärer Behandlung gilt als wesentlicher Prädiktor bezüglich Relaps und Wiedererkrankung. Zudem scheint die kombinierte medikamentöse und psychotherapeutische Behandlung zwar nicht eindeutig die akute Behandlung depressiver Episoden zu begünstigen, wohl jedoch den weiteren Verlauf bezüglich der Häufigkeit und Schwere von Rückfällen. Trotzdem werden aus ökonomischen Gründen auch junge Patienten mit schweren depressiven Ersterkrankungen häufig in gerade teilremittiertem Zustand aus der stationären Behandlung entlassen, auf eine spezifische psychotherapeutische Behandlung der Depression wird teilweise gänzlich verzichtet. Ob es sich beim Verzicht auf begleitende psychotherapeutische Behandlung bzw. auf ausreichend lange stationäre Behandlung (bis zur weitgehenden Remission) um eine suboptimale Depressionsbehandlung mit negativen Auswirkungen auf die weitere Prognose handelt, bzw., ob auf eine optimale Behandlung dieser Patienten mit Hinblick auf das Leid rezidivierender depressiver Erkrankungen bzw. chronischer Depressionen für Betroffene und Angehörige, auch im Hinblick auf die volkswirtschaftlichen Folgen verzichtet werden kann, sollte weiterhin intensiv erörtert bzw. erforscht werden.

3.12 Fallbeispiel: Depressive Episode nach körperlicher Erkrankung

Herr B., ein 40-jähriger Polizist, kommt in Begleitung seiner Ehefrau und seiner noch rüstigen Mutter erstmalig in psychosomatisch-psychotherapeutische Behandlung. Bereits seit einem Bandscheibenvorfall vor sieben Monaten mit nachfolgender konservativer Behandlung sei es ihm nicht mehr richtig gut gegangen. Trotz nahezu vollständiger Remission der Schmerzsymptomatik habe er ängstlich auf erneute körperliche Symptome einer Bandscheibenproblematik geachtet, habe zwar, wie verordnet, physiotherapeutische Übungen und Krafttraining durchgeführt, körperliche Aktivitäten, die ihm früher Spaß gemacht hätten, wie z.B. Fußballspielen, Joggen, Radfahren oder Bergtouren machen aus Angst vor erneuter Überbelastung jedoch unterlassen. Aufgrund diskreter verbleibender Sensibilitätsstörungen habe er sich zunehmend Sorgen vor einem Rückfall, teilweise auch vor einer schwerwiegenden neurologischen Erkrankung gemacht. Er habe viel über die berufliche und finanzielle Zukunft nachgedacht, teilweise seine Familie schon vor dem finanziellen Ruin gesehen. Nach abgeschlossener Rehabilitation habe er seine Tätigkeit als Polizist wieder aufgenommen, die ersten Wochen sei eine stufenweise Wiedereingliederung vereinbart gewesen. Körperlich habe er sich dazu in der Lage gefühlt, trotzdem habe er sich bereits nach wenigen Wochen weniger leistungsfähig, häufig erschöpft, niedergeschlagen, antriebslos, zum Teil auch unkonzentriert erlebt. Auch zu Hause habe er immer weniger abschalten können, habe viel gegrübelt, Ängste vor Fehlern und inadäquaten Reaktionen im Beruf entwickelt. Zuletzt habe er kaum mehr schlafen können, sei regelmäßig zwischen zwei und drei Uhr morgens aufgewacht, danach oft stundenlang wach gelegen. Er habe kaum mehr Appetit und einen nahezu vollständigen Libidoverlust gehabt. Nach einer passageren leichten Besserung während eines dreiwöchigen Urlaubs habe er bereits am letzten Urlaubstag ähnliche Symptome entwickelt. Die Symptomatik habe anfänglich stark geschwankt, er habe durchaus auch einige gute Tage gehabt, sei auch teilweise hoffnungsvoll gewesen wieder „der Alte" zu werden. Jetzt gehe es ihm allerdings seit sechs Wochen durchgehend schlecht, auch die Krankmeldung vor drei Wochen habe daran nichts geändert. Trotz vollständiger Entlastung von beruflichen und häuslichen Verpflichtungen und großer Unterstützung durch seine Ehefrau, seine Schwester und seinen Schwager habe er kaum mehr an Gesundung glauben können, er sei sich zeitweilig fast sicher gewesen, doch an einer schwerwiegenden Erkrankung zu leiden. Er sei extrem nervös gewesen und habe die letzten Tage auch zunehmend unter Suizidgedanken gelitten, da er den Eindruck gehabt habe, dies sei für alle die beste Lösung.

Der Patient war zwar die letzten Monate wegen seiner Ängste vor erneuter körperlicher Erkrankung und fehlender Leistungsfähigkeit in regelmäßiger neurologischer Behandlung. Eine antidepressive Behandlung sei jedoch erst begonnen worden, als er sich auf Betreiben seiner Ehefrau bei einem niedergelassenen Psychiater vorgestellt hatte. Seit acht Tagen nehme er jetzt Venlafaxin in einer Dosierung von 150 mg/d sowie Mirtazapin in einer Dosis von 30 mg/d, worunter sich sein Zustand jedoch sowohl eigen- als auch fremdanamnestisch nochmals deutlich verschlechtert habe. Er habe zuletzt extrem agitiert gewirkt, kaum mehr ruhig sitzen können, weiterhin sehr schlecht geschlafen, teilweise sei ihm übel gewesen, er habe kaum mehr etwas zu sich nehmen können und habe inzwischen über 7 kg abgenommen. Am meisten hätten ihn und die Familie jedoch die ständig auftretenden Suizidgedanken beunruhigt, innerlich habe er sich schon ein Ultimatum gestellt, da er das Gefühl habe, diesen Zustand nicht länger als vier Wochen aushalten zu können.

Der Patient berichtet, dass er bislang nie in psychiatrischer Behandlung gewesen sei. Hypochondrische Befürchtungen wie im Anschluss an den Bandscheibenvorfall seien früher auch gelegentlich aufgetreten. Er habe sich Dinge immer schnell zu Herzen genommen, sich Vorwürfe gemacht, wenn etwas nicht gelungen sei und nach der Geburt der zwei Kinder auch zu Existenzängsten geneigt, jedoch noch nie eine derartige Symptomatik wie jetzt durchgemacht. Auch aus der Familienanamnese sind dem Patienten keine psychiatrischen Erkrankungen bei näheren Angehörigen bekannt.

Psychischer Befund: Der Patient ist bewusstseinsklar, zu allen Qualitäten orientiert, subjektiv bestehen zwar Konzentrations- und Gedächtnisstörungen, die jedoch nicht objektivierbar sind. Der Patient erscheint im Kontakt anfänglich völlig verzweifelt, verängstigt und hoffnungslos. Er ist jedoch im Rahmen kurzer Erklärungen über die Natur seiner Erkrankung und die Behandelbarkeit von Depressionen und die große Wahrscheinlichkeit, wieder völlig gesund zu werden, schnell entlastet und erleichtert und in der Folge auch wesentlich besser zu erreichen. Es besteht ein schweres depressives Syndrom mit anhaltend gedrückter Stimmungslage, Antriebsverlust, Interessensverlust, Anhedonie, Schuldgefühlen, Konzentrationsstörungen, innerer Unruhe, hypochondrischen Ängsten, Ängsten, nie wieder gesund zu werden und ausgeprägten Existenzängsten. Zudem bestehen Ein- und Durchschlafstörungen mit morgendlichem Früherwachen, ein Morgentief, Appetitverlust mit Gewichtsabnahme, Libidoverlust und körperliches Schweregefühl bei leichter Erschöpfbarkeit. Die geschilderten Ängste erschienen zwar deutlich übertrieben, der Patient war jedoch in der Lage, hier realistischere Einschätzungen zu akzeptieren, die Ängste erschienen nicht überwertig, auch sonst ergab sich kein Hinweis für eine psychotische Symptomatik. Es bestand kein Substanzmittelmissbrauch. In den letzten Tagen bestanden Suizidgedanken, die bezüglich der Art der Durchführung noch nicht konkret waren. Der Patient war insbesondere im Zusammenhang des Leides, das er im Falle eines Suizidversuchs über die Familie bringen würde, noch glaubhaft von Suizidvorhaben distanziert und bündnisfähig.

Wir nahmen Herrn B. aufgrund der Schwere der Symptomatik, der ausgeprägten Agitation sowie dem zeitweilig stark drängenden Charakter der Suizidgedanken mit seinem Einverständnis stationär auf. Er erschien offen führbar, erhielt jedoch aufgrund der ausgeprägten agitierten Komponente, der Ängste und Suizidgedanken Lorazepam mit zufriedenstellender Wirkung. Wir diagnostizierten eine schwere depressive Episode ohne psychotische Symptome (F32.2) und entschieden uns aufgrund der bei Aufnahme noch sehr schweren depressiven Symptomatik anfänglich gegen ein spezifisches Psychotherapieverfahren, sondern fokussierten die weitere Krankheitsaufklärung des Patienten, das akute Management der depressiven Symptomatik, die Optimierung der medikamentösen Behandlung sowie das weitere Erfassen von auslösenden bzw.

aufrechterhaltenden Faktoren (Schramm, 2003).

Nach ICD-10 werden zur Diagnose einer depressiven Episode mindestens zwei der drei Hauptsymptome depressive Stimmung, Verlust von Interesse oder Freude, vermehrte Erschöpfbarkeit oder Ermüdbarkeit verlangt. Zudem müssen mindestens zwei der Symptome Störung von Konzentration oder Aufmerksamkeit, Verminderung von Selbstwertgefühl oder Selbstvertrauen, Gefühle von Wertlosigkeit oder Schuldgefühle, negative Zukunftsperspektiven, Suizidgedanken, suizidale oder parasuizidale Handlungen, Schlafstörungen, verminderter Appetit, erfüllt sein (Laux, 2008). Bei unserem Patienten bestand das Symptom vermehrte Erschöpfbarkeit schon seit mehreren Monaten, die anfänglich stark schwankende Stimmungslage war seit mindestens sechs Wochen durchgängig zum depressive Pol verschoben. Nachdem sich Herr B. anfänglich noch über manche Dinge, insbesondere familiäre Ereignisse, Urlaub, bestimmte Freizeitaktivitäten freuen konnte, hier auch kein vollständiger Interessensverlust bestand, berichtete er von einer nahezu totalen Anhedonie und einem ausgeprägtem Interessensverlust in den letzten vier bis sechs Wochen. An weiteren Symptomen werden Schuldgefühle gegenüber Kollegen und vor allem der Familie beschrieben. Er habe sich hängen gelassen, die Kollegen müssten seine Arbeit seit Monaten zusätzlich bewältigen, seine Frau und die Kinder belaste er nur noch, manchmal habe er auch gedacht, das Beste sei, tot zu sein, um ihnen nicht mehr zur Last zu fallen. Zudem schildert der Patient sehr pessimistische Zukunftsperspektiven, über die er fast ständig nachgrüble, eine ausgeprägte Selbstwertminderung, massive Schlafstörungen mit fast täglichem morgendlichen Früherwachen sowie Appetitverlust mit über 7 kg Gewichtsverlust in den letzten zwei Monaten. Konzentrationsstörungen seien häufig, jedoch nicht ständig vorhanden, teilweise sei er auch noch in den letzten zwei Wochen zumindest über eine gewisse Zeit in der Lage gewesen, ein Buch zu lesen oder den Nachrichten zu folgen. Es bestehen zum Teil erheblich drängende Suizidgedanken. Somit sind auch zumindest sechs der sieben zusätzlichen Symptome erfüllt, was der Diagnose einer schweren depressiven Episode entspricht (Laux, 2008). Aufgrund der zumindest seit sechs Wochen bestehenden schweren depressiven Symptomatik ist das Zeitkriterium erfüllt. Der Patient ist nicht nur in seiner beruflichen Leistungsfähigkeit stark beeinträchtigt und daher seit drei Wochen krankgeschrieben, sondern auch zu Hause kaum mehr in der Lage den alltäglichen Verpflichtungen insbesondere im Haushalt und in der Erziehung der Kinder nachzugehen. Autofahren habe er aufgrund der Nervosität, aber auch aus Angst vor Suizidgedanken seit über drei Wochen ebenfalls nicht mehr können.

Die bei einer Erstmanifestation einer depressiven Störung empfohlene organische Abklärung (Bildgebung, Labor, EKG, EEG, körperliche Untersuchung und Anamneseerhebung) (Laux, 2008) erbrachte keinerlei Hinweise für eine organische Ursache der Symptomatik.

Auch wenn die nüchterne Beschreibung der Anamnese, der Symptomatik und der Befunde wenig Spielraum in der diagnostischen Einschätzung und in der Erstbehandlung zulassen, beschreiben sie nur unzureichend die Qualen, den Leidensdruck, die Verunsicherung und die weitgehende Handlungs- und Entscheidungsunfähigkeit, in der sich ein Patient mit einer derart schweren depressiven Symptomatik befindet. Zudem lassen sie keinerlei Rückschlüsse zu, welche therapeutischen Herausforderungen sich sowohl in der Beziehungsgestaltung, als auch der Motivationsarbeit für eine Behandlung der Symptomatik ergeben. Herr B. hatte über lange Zeit eine körperliche Problematik bzw. nachvollziehbare Sorgen über seinen Gesundheitszustand und seine berufliche Zukunft als Grund für seine Erschöpfbarkeit, Grübelzwänge, Niedergeschlagenheit, Schlafstörungen, Appetitminderung, Ängste und anhaltende körperliche Beschwerden gesehen. Vorsichtige Hinweise seiner Angehörigen, dass sie eine psychische Problematik vermuteten, hatte er als Kränkung und Zurückweisung erlebt. Auch die Vorstellung beim niedergelassenen Psychiater und in der Klinik war nur durch sanften Druck der Angehörigen möglich geworden. Der Kontakt mit dem niedergelassenen Kollegen habe seine schlimmsten Befürchtungen übertroffen, innerhalb weniger Minuten habe dieser eine Depression, eine „Stoffwechselstörung" im Gehirn diagnostiziert, das verordnete Medikament habe die Symptomatik nur verschlimmert, eine Besserung der Symptomatik sei nicht eingetreten. Auch

die Vorstellung in der Klinik habe er abgelehnt, er habe befürchtet, auf die „Geschlossene" gebracht zu werden und über Wochen nicht wieder hinaus zu dürfen. Bei seinen Kollegen „sei er am Ende", wenn diese von seinen Problemen erfahren würden, auch für seine Familie befürchte er das Schlimmste, wenn im Dorf herauskäme, wo er behandelt wird. Die erste Herausforderung in dieser Situation ist daher, trotz der ablehnenden Haltung des Patienten, eine therapeutische Beziehung aufzubauen, Hoffnung bezüglich der Behandlung der Symptomatik zu wecken, eine gewisse Entstigmatisierung der Erkrankung und Behandlung zu erreichen und trotzdem professionell die Möglichkeiten einer ambulanten bzw. die Notwendigkeit einer offenen stationären Behandlung oder geschlossenen Behandlung mit dem Patienten zu sondieren und im Notfall durchzusetzen. Vor allem bei Patienten mit mittelschweren oder schweren depressiven Episoden hat sich hierbei das in der interpersonellen Psychotherapie der Depression (Schramm, 2003) vorgeschlagene Vorgehen zur Zuschreibung der Patientenrolle, Psychoedukation, Entlastung von Schuldgefühlen, Aufbau von Hoffnung bezüglich Behandelbarkeit von Depressionen, Symptommanagement in der ersten Phase der Depressionsbehandlung bewährt. Dieses Vorgehen lässt noch sämtliche psychotherapeutische Optionen offen, sieht den Therapeuten zwar als Spezialist der Depressionsbehandlung, verlangt jedoch auch vom Patienten eine gewisse Verantwortung in Adhärenz und Mitarbeit. Der Ansatz führt häufig zu einer gewissen Hoffnung bezüglich der möglichen Besserung einer depressiven Symptomatik und einer Entlastung von Schuldgefühlen, wie z.b. an der Entstehung der Depression selbst schuld zu sein. Problematischer ist dieses Vorgehen bei chronifizierten Depressionen mit multiplen Behandlungsversuchen in der Vorgeschichte (Backenstrass und Mundt, 2008; Mc Cullough, 2006). Aufgrund der dichotomen Zusammenhänge zwischen chronischer Schmerzerkrankung und Depression erschienen uns bei diesem Patient psychoedukative Ansätze notwendig, die beide Problembereiche ausreichend erfassten und dem Patienten Zusammenhänge ausreichend verdeutlichten (Kapfhammer, 2008; Krömer-Herwig et al., 2007; Egle et al., 1999).

Bei Herrn B. konnte durch die Information, dass es sich bei Depressionen um behandelbare Erkrankungen handelt, durch die Bezeichnung seiner Symptomatik als typische Symptome einer Depression sowie durch die Beschreibung akuter notwendiger Behandlungsschritte eine zufrieden stellende therapeutische Basis installiert werden. Unter der Erklärung, dass eine derart schwere depressive Symptomatik unter intensiver stationärer Behandlung intensiver und schneller zu behandeln sei, sowie der Schilderung möglicher Komplikationen bei weiterer Behandlung im ambulanten Setting, insbesondere im Zusammenhang mit den drängenden Suizidgedanken, war der Patient letztendlich freiwillig für eine stationäre Behandlung zu gewinnen. Da keine psychotische Symptomatik vorlag, der Patient bei aller Agitation noch in der Lage war, sich Hilfe zu holen und diese anzunehmen, er paktfähig erschien und mit Hinweis auf die noch bestehende Hoffnung und auf seine Familie ein glaubhaftes Non-Suizid-Versprechen machte, erschien eine Behandlung auf offener Station unter transparenter Regelung von regelmäßigen pflegerischen Gesprächen und Ausgang vertretbar. Die Befürchtungen des Patienten bezüglich Stigmatisierung konnten zwar nicht zerstreut werden, der Patient fühlte sich jedoch hier zumindest derart ernst genommen, dass er hoffte durch die stationäre Behandlung keine weiteren Nachteile zu erfahren. Wir besprachen mit dem Patienten den Versuch, unter Beigabe sedierender Medikamente die begonnene Medikation mit Venlafaxin weiterzuverordnen, gaben Lorazepam in einer anfänglichen Tagesdosis von 1.5 mg/d mit ausreichender Besserung der Agitation, Angst und inneren Unruhe hinzu, wobei auch eine deutliche Reduktion der Suizidgedanken zu beobachten war. Mirtazapin setzten wir wegen der fehlenden Schlafinduktion und des Verdachts serotonerger Nebenwirkungen bei der Kombination von Venlafaxin und Mirtazapin wieder ab (Bauer und Möller, 2006). Wir vereinbarten unter Berücksichtigung der Biographie, aktueller psychosozialer Stressoren, den eigenen Vorstellungen des Patienten zur Krankheitsentstehung sowie den Ressourcen, auch psychotherapeutische Behandlungsmöglichkeiten zu erarbeiten. Dies kam dem Patienten, trotz des anfänglich sehr somatisch orientierten Krankheitsmodells und aufgrund der Skepsis bezüglich einer langfristigen psychopharmakologischen Behandlung, entgegen.

In den nächsten drei Therapiestunden erfolgten jeweils kurze psychoedukative Interventionen. Der Patient war zunehmend in der Lage, die depressive Symptomatik als Erkrankung anzusehen, die Patientenrolle anzunehmen und die Hoffnung zu schöpfen, in den nächsten Monaten wieder völlig zu genesen. Venlafaxin mussten wir allerdings wegen der anhaltenden unerträglichen inneren Unruhe und der damit verbundenen quälenden Bewegungsunruhe absetzen. Gemeinsam mit dem Patienten entschieden wir uns aufgrund der erwünschten sedierenden und Schlaf induzierenden Komponente für einen Behandlungsversuch mit Amitriptylin (Bauer und Möller, 2006). Über die zu erwartenden Nebenwirkungen sowie den verzögerten Wirkungseintritt erfolgte eine ausführliche Aufklärung. Zudem gelang es jedoch schon mit dem Patienten ausführlich die biographische Anamnese und die aktuelle psychosoziale Situation zu explorieren, mit dem Ziel, in der vierten Therapiestunde ein schlüssiges Modell zur Krankheitsentstehung zu entwerfen, und die weiteren psychotherapeutischen Schritte zu planen.

Der Patient wurde als mittlerer von drei Geschwistern geboren. Die zwei Jahre ältere Schwester sei jedoch von Geburt an schwer geistig und körperlich behindert gewesen und vor 14 Jahren verstorben. Der sechs Jahre jüngere Bruder habe immer eine sehr intensive Bindung zu ihm gehabt, habe sich sehr schwer getan, als er mit 20 Jahren aus dem Elternhaus gegangen sei. Der Vater sei Arbeiter gewesen, habe es trotz fehlender Berufsausbildung in seinem Betrieb zu einer recht angesehenen Stellung gebracht, habe sich auch einen gewissen Wohlstand erarbeitet. Zu den Kindern sei er immer streng gewesen, hatte recht rigide moralische Vorstellungen und eine intensive kirchliche Bindung. Er sei jedoch nie unberechenbar, ungerecht oder gewalttätig gewesen. Aufgrund seiner vielen Überstunden sei er jedoch wenig anwesend und selten für gemeinsame Spiele, Unternehmungen oder gesellschaftliche Aktivitäten außerhalb der Kirche zu gewinnen gewesen. Der Vater sei bereits vor fast 20 Jahren kurz nach seinem Auszug von zu Hause an Lungenkrebs verstorben. Sein Tod habe insbesondere für seinen Bruder, die behinderte Schwester und seine Mutter und zu einem geringeren Teil auch für ihn selbst erhebliche Nachteile, insbesondere finanzieller Art, gebracht. Der bescheidene Wohlstand sei schnell aufgebraucht gewesen, die Familie habe das noch nicht abbezahlte Haus verlassen müssen. Die Mutter habe ebenfalls keine Berufsausbildung gehabt, sie habe nach dem Tod der Schwester wieder eine Tätigkeit als Verkäuferin gefunden, sei eher überfürsorglich, oft etwas ängstlich gewesen, sei gegenüber der Schwester sehr geduldig und warmherzig gewesen. Er selbst habe dagegen aufgrund der schwierigen familiären Konstellation früh Verantwortung, insbesondere für seinen eigenen Lebensweg, aber auch in der Mitbetreuung der älteren Schwester und des jüngeren Bruders übernehmen müssen. Die Mutter sei seit über zehn Jahren be-

3. DepressiveE pisode / Episode einer Major Depression

rentet, sei trotz einiger altersbedingter Probleme rüstig, sie lebe jetzt alleine. Zu ihr bestehe weiterhin regelmäßiger Kontakt. Auch seine Kinder hätten eine gute Beziehung zu ihr entwickelt. Die Eltern hätten ihn oft dafür gelobt, dass er so früh Verantwortung seinen Geschwistern gegenüber übernommen habe und sehr selbständig gewesen sei. Die Familie habe er dadurch zu keinem Zeitpunkt belastet, sondern er habe den Eltern viel abnehmen können. Sowohl mit seinen Existenzängsten, als auch mit der jetzigen Problematik könne seine Mutter jedoch nur schwer umgehen.

Die Schulzeit sei unspektakulär verlaufen, er sei immer ein eher ruhiger, angepasster Schüler gewesen, habe durchweg mittlere Leistungen erbracht. Nach der mittleren Reife habe er ein technisches Gymnasium besucht, die Schule jedoch vor dem Abitur beendet, da er sich in den naturwissenschaftlichen Fächern überfordert gefühlt habe. Nach der Bundeswehrzeit sei er dann 20-jährig in den Polizeidienst eingetreten. Aufgrund der räumlichen Entfernung sei er kurz nach Beginn der Ausbildung von zu Hause ausgezogen. Der Polizeidienst habe sich damals angeboten, er habe eigentlich nicht genau gewusst, wie es nach dem Schulabbruch weitergehen soll. Eine Tätigkeit, für die er sich körperlich fit halten muss, habe ihn ebenso gereizt, wie der Kontakt mit Menschen. Die Sicherheit als Beamter sei jedoch ebenfalls wichtig gewesen, sein Vater sei zum Zeitpunkt der Berufswahl schon erkrankt gewesen. Obwohl Herr B. einräumt, für die Tätigkeit manchmal fast zu sensibel zu

sein, sei er insgesamt gut zurechtgekommen. Die letzten Jahre habe er sich jedoch häufig überlastet und in manchen Situationen unsicher gefühlt, er habe Ängste entwickelt, die er anfänglich nicht gekannt habe. Vor zwei Jahren habe er sich bei einer Beförderung übergangen gefühlt, die Beziehung zu dem aus seiner Sicht dafür verantwortlichen Vorgesetzten sei daraufhin deutlich abgekühlt, insgesamt habe er sich vor allem nach dem Bandscheibenvorfall von den Kollegen zurückgezogen. Als Polizist könne man es sich nicht leisten als sensibel und wenig belastbar zu erscheinen.

Gegenüber Mädchen sei er eher schüchtern gewesen, habe seine erste Freundin mit 19 Jahren kennengelernt, diese habe sich nach zweijähriger Beziehung von ihm getrennt, sie habe mit seiner Entscheidung für den Polizeidienst Schwierigkeiten gehabt, die Trennung habe ihn damals sehr traurig gemacht. Seine jetzige Frau kenne er seit dem 23. Lebensjahr, sie hätten zwei gemeinsame Söhne (14 bzw. 12 Jahre). Seine Frau sei seit fünf Jahren wieder halbtags in ihrem Ausbildungsberuf als Bankkauffrau tätig. Die finanzielle Situation sei zwar nicht rosig, sie kämen aber zurecht. Ängste bestehen jedoch für den Fall einer längeren Arbeitsunfähigkeit, da aufgrund einer nicht abbezahlten Eigentumswohnung noch erhebliche finanzielle Verpflichtungen vorhanden sind. Die Ehe sei insgesamt recht gut, seine Frau stehe auch zur Zeit zu ihm, bis Anfang des Jahres sei auch die Sexualität zufriedenstellend gewesen, hier habe er sich seit dem Bandscheibenvorfall ebenfalls stark zurückgezogen. Als Gemeinsamkeit nennt er vor allem die starke kirchliche Einbindung, den Familiensinn, die Freude an der Natur. Konflikte beständen nicht, seine Frau habe jedoch in den letzten Monaten stark auf Behandlung der psychischen Problematik bestanden, er habe sich in den letzten Wochen gegenüber seiner Frau und den Söhnen als Versager gefühlt und große Schuldgefühle der Familie gegenüber entwickelt.

Nach Erarbeitung der biographischen Anamnese konnte der Patient eigenständig Faktoren seines subjektiven Modells zur Krankheitsentstehung und -aufrechterhaltung formulieren. Als wesentlich hatte er dabei die Konsequenzen des Bandscheibenvorfalls bezüglich Aufrechterhaltung positiver Aktivitäten, ständigen Grübelns über mögliche katastrophale Auswirkungen auf sein eigenes Leben und die finanzielle Zukunft der Familie erlebt. Auch beruflich habe er seit dem Bandscheibenvorfall nicht mehr richtig Fuß fassen können, es sei zu einem ausgeprägten Rückzug im Kollegenkreis, zu Ängsten bei der Berufsausübung, zu erheblichen Schuldgefühlen und der zunehmenden Gewissheit, dem Beruf in Zukunft nicht mehr gewachsen zu sein, gekommen. Er sei sehr viel mit Befürchtungen über mögliche schwere körperliche Erkrankungen beschäftigt gewesen, auf Nachfragen räumte der Patient ein, sich im Internet mit ALS beschäftigt zu haben, sich aufgrund der körperlichen Schwäche und der gelegentlich auftretenden Faszikulationen viele Gedanken über die Konsequenzen einer derartigen Erkrankung gemacht zu haben. Hinzu sei eine übermäßige körper-

liche Schonung bei Überbetonung subjektiv als gesundheitsförderlich erlebte Maßnahmen, wie z.b. regelmäßige Arztbesuche mit überwiegend rückversichernden Motiven und fast zwanghaftem Fortführen physiotherapeutischer Maßnahmen, gekommen. Der Patient sah sich hier in einem Teufelskreis, der ihm jeglichen Lebensmut genommen habe und außerdem zu zum Teil katastrophalen, extreme Ängste auslösende Zukunftsvisionen geführt habe. Er formulierte hier als Ziel eine Reduktion bzw. einen anderen Umgang mit den bestehenden hypochondrischen Befürchtungen. Gleichzeitig wünschte er einen adäquateren Umgang mit dem durchgemachten Bandscheibenvorfall zu entwickeln, erkannte selbst, dass alleine die ängstliche Antizipation eines Rückfalls und die daraus abgeleiteten Verhaltenskonsequenzen zu einer massiven Einschränkung der Lebensqualität und zu einer Begünstigung der depressiven Symptomatik geführt haben. Als wesentliches Ziel der Psychotherapie nannte Herr B. jedoch auch eine motivationale Klärung der derzeitigen Kompensation. Die Erarbeitung der Biographie habe ihn teilweise sehr bewegt, er habe sich wiederholt Fragen gestellt, warum gerade er ein derart ausgeprägtes Sicherheitsbedürfnis habe, bereits bei kleineren Veränderungen dekompensiere, immer wieder zu Gesundheitsängsten und zu stellenweise völlig inadäquatem Pessimismus bzgl. der Zukunft neige. Auch die Frage, warum bereits bei geringerer Leistungseinschränkung derartige Schuldgefühlen auftreten, denen er sich zudem fast hilflos ausgeliefert fühle, habe er sich gestellt. Nachdem er bei der Aufnahme eine Rückkehr in den Beruf noch weitgehend ausgeschlossen hatte, sah er als übergeordnetes Therapieziel zumindest eine Klärung der weiteren beruflichen Möglichkeiten an und konnte bereits Wünsche nach einer beruflichen Reintegration äußern. Der Patient erscheint schon nach zweiwöchiger Behandlung mit Amitriptylin weniger unruhig und agitiert, er äußert sich inzwischen wieder recht zufrieden über die Schlafeffizienz. Stimmung und Antrieb erschienen nicht mehr so reduziert wie bei der Aufnahme, der Patient war insbesondere nicht mehr so verzweifelt und hoffnungslos, litt auch nicht mehr unter Lebensüberdruss, so dass wir mit der Bearbeitung der vereinbarten Ziele beginnen konnten.

Als wesentlich für die Entstehung der Depression sahen Patient und Therapeut den inadäquaten Umgang mit dem Bandscheibenvorfall an. Dem Patienten konnte die Bedeutung des zunehmend eingeengten Gesundheitsbegriffes, des ständigen Achtens auf körperliche Missempfindungen, des Schonverhaltens, des sozialen Rückzugs, der katastrophisierenden Kognitionen, der übermäßigen Unterstützung der Krankenrolle durch Angehörige sowie der inadäquaten Nutzung des Gesundheitswesens mit zunehmender Abhängigkeit von der Rückversicherung durch Ärzte verdeutlicht werden (Kröner-Herwig et al., 2007). Störungsspezifisch erwiesen sich hierbei psychoedukative, kognitivverhaltenstherapeutische und systemische Ansätze aus der störungsspezifischen Behandlung chronischer Schmerzen, hypo-

chondrischer Störungen und generalisierter Angststörungen als hilfreich (Kröner-Herwig et al, 2007; Rief und Hiller, 1998; Becker und Margraf, 2002; Nickel, 2008). Phänomene der Aufschaukelung körperlicher Missempfindungen durch Katastrophisierung sowie den Einfluss psychosozialer Stressoren auf die Ausmaße der negativen Gedanken und der Einengung auf körperliche Wahrnehmungen erkannte der Patient zunehmend. Er profitierte vom Entspannungstraining, kognitiven Ansätzen zur Neubewertung der katastophisierenden Gedanken sowie von verbesserten Möglichkeiten in der Aufmerksamkeitsumlenkung. Es gelang ihm, die fast zwanghafte Einengung auf subjektiv gesundheitsfördernde Maßnahmen, wie übermäßige Physiotherapie und ständige ärztliche Kontrollen, die objektiv hauptsächlich der kurzfristigen Beruhigung und Angstreduktion dienten, durch adäquatere Nutzung zu ersetzen. Wesentlich war auch der Aufbau von mehr Freude bereitenden genussvolleren Aktivitäten, eine Reduktion des Schonverhaltens und ein besseres Vertrauen in die Wahrnehmung eigener Grenzen sowie eine Neubewertung des Bandscheibenvorfalls als degenerative Veränderung und nicht als katastrophale Erkrankung. Hierbei war auch die erneute neurologische Untersuchung mit erstmaligem EMG, die dem Patienten half, die Faszikulationen gelassener zu sehen, hilfreich. Der Patient fühlte sich in seinen Ängsten ernst genommen und konnte erkennen, dass eine Wiedervorstellung bei seiner Symptomatik in sechs bis zwölf Monaten ausreichend ist.

Mit zunehmender Besserung der depressiven Symptomatik begann der Patient, sich auch wieder vermehrt mit der Klärung der psychosozialen Perspektiven zu befassen. Durch einen Kontakt mit einem Polizeipsychologen und Aufklärung über die Häufigkeit von Depressionen und anderen psychischen Störungen konnte er eigene Vorbehalte gegenüber der Erkrankung abbauen und Perspektiven in der Begegnung mit den Kollegen der Dienststelle entwerfen. Es gelang ihm, mit zwei Kollegen über die aktuelle Situation, seinen sozialen Rückzug und die vermeintlichen Vorbehalte gegenüber seiner Person zu sprechen. Aufgrund der hohen Wichtigkeit dieser Begegnungen für den Patienten wurden hier seine Ängste, ein sozial kompetenter Umgang mit der Situation und Problemlösestrategien ausführlich besprochen, zum Teil sogar im Rollenspiel eingeübt. Der Patient war hierbei über den unterstützenden kollegialen Umgang der langjährigen Arbeitskollegen mit der Situation positiv überrascht. Andererseits konnte er die offen angesprochenen Probleme erstaunlich gut annehmen und in die weitere Perspektivplanung aufnehmen. Die Kollegen hatten ihm verdeutlicht, dass seine psychischen Schwierigkeiten ein offenes Geheimnis gewesen seien, von einigen ganz konkret eine depressive Symptomatik vermutet worden sei. Es sei ihm auch mitgeteilt worden, dass der Umgang mit ihm aufgrund seines Rückzuges und seiner geringen Offenheit immer schwieriger geworden sei, dass einige Kollegen sich einfach nicht mehr getraut hätten, den Kontakt wieder herzustellen. Zudem war aufgefallen, dass er gerade nach seinem Urlaub unsicherer aufgetreten sei, sehr mit sich beschäftigt gewesen sei, so dass einige Kollegen Zweifel bezüglich seiner Verlässlichkeit in schwierigen Situationen geäußert hätten. Ihm wurde hier nochmals deutlich gemacht, dass er im Falle einer Rückkehr ausreichend belastbar sein sollte, und dass er nach Meinung der Kollegen aufgrund seiner Zuverlässigkeit und Kollegialität die letzten Jahre an der Dienststelle immer sehr geachtet gewesen sei. Nach weiteren Gesprächen mit dem Vorgesetzten konnten auch berufliche Reintegrationsperspektiven im Sinne einer stufenweisen Belastungserprobung nach weiterer Remission der Symptomatik, jedoch auch unter Einbeziehung alternativer Maßnahmen z.B. Änderung des Tätigkeitsprofils unter Berücksichtigung der Belastbarkeit des Patienten besprochen werden. Für Herrn B. waren diese Klärungen der psychosozialen Perspektiven sehr wichtig, da er durch die aktuelle Situation permanent Auslöser für seine beruflichen und finanziellen Befürchtungen vorfand, sich von langjährigen Kollegen abgeschnitten und isoliert fühlte und sich durch seine aktuelle und befürchtete endgültige Berufsunfähigkeit stark in seinem Selbstwertgefühl beeinträchtigt erlebte.

Nach Klärung der beruflichen Wiedereingliederungsmaßnahmen konnte der Patient aus der stationären Behandlung entlassen werden. Aufgrund der geklärten beruflichen Perspektiven, des weitaus adäquateren Umgangs mit den noch gelegentlich auftretenden krankheitsbezogenen Ängsten und der Möglichkeit, wieder positive Aktivitäten und soziale Kontakte aufzunehmen, sah er sich bei teilremittierter depressiver Symptomatik für die ambulante Weiterbehandlung ausreichend gerüstet. Die vom Patienten gewünschte und weiterhin angestrebte Klärung biographisch verankerter Konflikte konnte bis zu diesem Zeitpunkt nur angerissen werden, der Patient war hier jedoch für einige Themen sensibilisiert und konnte kurz nach der Entlassung die Therapie bei einem niedergelassenem Therapeuten fortsetzen. Als wichtige Themen sah er hierbei die weiterhin starke emotionale Irritation im Zusammenhang mit dem Tod des Vaters, wobei dessen Krankheit hier tatsächlich massive soziale und finanzielle Auswirkungen für die Familie gehabt hatte. Der Patient litt jedoch hauptsächlich unter dem Gefühl, sich seinem Vater bis zu dessen Tod nie wirklich nahe gefühlt zu haben. Zuwendung habe er hauptsächlich durch Funktionieren, Unterstützung der Familie und gute Leistungen bekommen. Die frühe Verantwortlichkeit für Bruder und Schwester hätten ihn teilweise sehr überfordert und verunsichert, insbesondere die ungewollte Rolle des Familienoberhauptes nach dem frühen Tod des Vaters. Auch die ausgeprägte Neigung zu Schuldgefühlen hätten in diesen familiären Zwängen bereits früh begonnen. Genuss oder Eskapaden mit Gleichaltrigen habe er sich nie zugestanden, habe immer an die Verpflichtungen und seine Verantwortung der Familie gegenüber gedacht. Er stehe mit diesen Verpflichtungen, die er in der eigenen Familie auch weiterhin erlebe,

permanent unter Stress, wobei dieser Stress mit Verlust der körperlichen Unversehrtheit zunehmend als unbewältigbar erschienen war, der Patient aufgrund der ausgeprägten Schuldgefühle auch nicht in der Lage war, adäquat mit eigenen Bedürfnissen (z.B. nach Genuss und Entspannung aber auch nach Unterstützung und emotionale Ausdruck von Schwäche) umzugehen.

Der Patient war im folgenden Jahr noch regelmäßig in unserer psychiatrischen Weiterbehandlung. Die stufenweise Belastungserprobung konnte er zwei Monate nach der Entlassung mit Erfolg aufnehmen, wobei es gerade in den ersten Wochen zu erheblichem Stress und affektiver Instabilität kam. Ein Wechsel in der Vollzeittätigkeit gelang aufgrund der noch über längere Zeit reduzierten Belastbarkeit erst acht Monate nach der Entlassung. Zu einer erneuten leichten depressiven Dekompensation kam es im Zusammenhang mit einem akuten Lumbago ohne neurologischer Begleitsymptomatik, wobei der Patient sehr schnell die hier erlernten Strategien reaktivieren konnte und sich noch vor Abklingen der körperlichen Symptomatik psychisch stabilisierte, da er offensichtlich wesentlich stabilere interne Kontrollüberzeugungen (Egle et al., 1999) entwickelt hatte, als noch vor einem Jahr. Von der weiteren Klärung zugrunde liegender Konflikte profitierte der Patient sehr, was sich auch in den psychiatrischen Kurzkontakten an einer vermehrten Offenheit für eigene Bedürfnisse, einer besseren Reflexionsfähigkeit für intrapsychische Konflikte mit bestehenden „Sollte-

Tyranneien" und sich daraus ableitenden Beziehungsproblemen erkennen ließ. Trotzdem kam es gerade in diesem Zusammenhang zu ausgeprägten Irritationen bezüglich der Kompatibilität der Berufswahl mit diesen Bedürfnissen bzw. auch bzgl. der Erwartungen an ihn in Ehe und Familie, wobei es Herrn B. hier zunehmend gelang, tragfähige Kompromisse zu erarbeiten, Konflikte mit seiner Frau offener auszutragen und sie als gleichwertige Partnerin in der Übernahme von Verantwortung und finanzieller Versorgung der Familie zu akzeptieren. Aufgrund der Schwere der depressiven Episode und der Ängste des Patienten vor einem erneuten Rückfall haben wir Amitriptylin trotz bestehender Nebenwirkungen (Mundtrockenheit, Gewichtszunahme von 7 kg) bis neun Monate nach der Entlassung weiterverordnet, danach langsam ausgeschlichen. Auch drei Monate nach Absetzen hat sich kein Hinweis für eine erneute Verschlechterung ergeben.

Zusammenfassend hatte der Patient aus unserer Sicht sehr von einem kombinierten pharmakologisch-psychotherapeutischen Vorgehen profitiert. Subjektiv waren für die Stabilisierung folgende Faktoren der individuellen Depressionsbehandlung wesentlich:

■ Die aus seiner Sicht unbestrittene und frühzeitig einsetzende antidepressive Wirkung der eingesetzten Psychopharmaka.
■ Die ausführliche Psychoedukation unter Berücksichtigung eigener Ängste und Vorbehalte vor einer Behandlung der psychischen Störung, die ihm erst den Weg für antidepressive Medikation, Psychotherapie der Depression und adäquateren Umgang mit seinen Ängsten vor Krankheit freigemacht hatten.
■ Die aktive Unterstützung in der Bewältigung seiner Gesundheitsängste, konkrete Maßnahmen der psychologischen Schmerztherapie und die konkreten Ratschläge im Umgang mit Sicherheits- und Schonverhalten, dem Aufbau positiver Aktivitäten, vor allem aber auch die Unterstützung bei der Wiederaufnahme der Berufstätigkeit. Er hatte sich hier völlig überfordert gefühlt und hätte aus eigenem Antrieb diese Schritte vermutlich nicht bewältigt.
■ Die intensive Klärung biographischer Zusammenhänge, die zu einer deutlichen Verbesserung der Wahrnehmung, der Einordnung und der Fähigkeit zum Ausdruck von Emotionen geführt hatte. Der Patient hat nun begonnen, Werte und Prioritäten neu zu überprüfen, er fühlt sich von Schuldgefühlen weniger überrollt und kann auch Konflikte weniger schuldbeladen austragen.

3.13 Fallbeispiel: Postpartale Depression

Frau T. kam drei Wochen nach der Entbindung eines gesunden Sohnes unter der Verdachtsdiagnose einer postpartalen Depression in unsere stationäre Behandlung. Sie war eine Woche nach der Entbindung nach Hause gegangen und habe sich da bereits körperlich unwohl gefühlt. Sie sei müde gewesen, schon nach geringen Anstrengungen sei sie völlig erschöpft gewesen, habe sich immer weniger vorstellen können, ihren Sohn alleine zu versorgen. Ihr Ehemann sei daraufhin zu Hause geblieben, ihr Zustand habe sich jedoch nicht verbessert. Sie sei ständig gereizt gewesen, habe ihrem Mann vorgeworfen, sie nicht ausreichend zu unterstützen. Vor allem habe sie unter einer ständigen Unruhe gelitten, habe kaum mehr ruhig sitzen können. Sie habe massive Schuldgefühle entwickelt, gegrübelt, dass sie ihren Sohn möglicherweise gar nicht gewollt habe und zunehmend die Überzeugung entwickelt, eine schlechte Mutter zu sein. Die Zukunft sei ihr absolut katastrophal erschienen, da ihr Mann als selbstständiger Versicherungskaufmann einen erheblichen Verdienstausfall durch ihre Erkrankung erlitten habe. Zudem habe sie an den gesamten familiären Planungen gezweifelt und habe befürchtet, so nie wieder arbeiten zu können; Lösungen habe sie zuletzt überhaupt nicht mehr gesehen. In der letzten Woche seien massive Schlafstörungen aufgetreten, sie habe kaum mehr essen können, auch bereits mehrere Kilogramm Gewicht verloren. Mit ihrem Mann sei es wiederholt zu Streit gekommen, andererseits habe sie sich aufgrund ihrer Erschöpfung und Ängste vollständig von ihm abhängig gefühlt und habe zuletzt keinen Moment mit ihrem Kind alleine bleiben können. In den letzten Tagen habe sie sich sogar so elend gefühlt, dass sie Gedanken entwickelt habe, so nicht weiter leben zu können. Ihr Mann habe sie

daraufhin erneut in der Gynäkologie vorgestellt. Da in der gynäkologischen Untersuchung außer einer übermäßigen Gewichtsabnahme in den ersten drei Wochen postpartum und einer mit der psychischen Befindlichkeit vereinbaren mäßigen Sinustachykardie von 102/min keine Auffälligkeiten festgestellt werden konnte, wurde die Patientin zur weiteren psychiatrisch-psychotherapeutischen Diagnostik überwiesen.

Die 37-jährige gepflegt erscheinende Ärztin erschien völlig aufgelöst zum Erstgespräch. Sie war unkonzentriert, fahrig, sehr unruhig und angespannt. Sie berichtete von großen Ängsten verrückt zu werden, sie kenne sich so überhaupt nicht, fühle sich ratlos und überfordert. Sie sei zuletzt ständig niedergeschlagen gewesen, habe viel geweint und sei wegen Kleinigkeiten aus der Haut gefahren. Von kleinsten Aktivitäten sei sie völlig erschöpft gewesen, habe andererseits kaum ruhig sitzen oder liegen können und nachts kaum mehr geschlafen. Sie erlebte diesen Zustand als extrem quälend. Der Sohn sei, obwohl es in der Beziehung auch Krisen gegeben habe, ein Wunschkind, sie habe sich allerdings bereits in den letzten Monaten vor der Entbindung vermehrt Sorgen um ihre berufliche Zukunft gemacht. Die Geburt sei sehr anstrengend gewesen, der Sohn sei erst nach fast 18-stündiger Wehentätigkeit zur Welt gekommen, trotzdem sei außer Einrissen im Dammbereich alles gut gelaufen. Diese seien inzwischen auch weitgehend verheilt. Anfänglich habe sie sich sehr gefreut, dass der Sohn gesund sei, richtig schlecht sei es ihr erst nach der Entlassung aus der Klinik gegangen. Am schlimmsten seien die ständigen Gedanken, ihr Kind nicht zu lieben, keine gute Mutter zu sein, ihrem Kind vielleicht sogar etwas antun zu können. Sie habe sich hier anfänglich versucht zu beruhigen, indem sie Rückversicherungen beim Ehemann eingeholt habe. Zunehmend habe sie jedoch vermieden, das Kind in den Arm zu nehmen, zuletzt habe sie dem Ehemann verboten, sie mit dem Kind alleine zu lassen, um kein Risiko einzugehen. Die Gedanken erlebe sie als völlig verrückt, da sie noch nie jemandem etwas angetan habe, gerade deshalb sei sie jedoch so beunruhigt und habe Angst, bald völlig durchzudrehen. Der Antrieb erschien eher gesteigert, die Patientin war in der Untersuchungssituation leicht irritabel, teilweise sehr gereizt, fast feindselig. Außer den noch mit einer Zwangssymptomatik oder Paniksymptomatik vereinbaren Gedanken ihrem Kind schaden zu können, ließen sich keine inhaltlichen Denkstörungen nachweisen. Der formale Gedankengang war sehr weitschweifig, jedoch noch kohärent. Wahrnehmungs- oder Ich-Störungen waren nicht erkennbar. Frau T. war durch Informationen über die Häufigkeit und Behandelbarkeit postpartaler psychischer Störungen entlastet, nahm bereits im Erstgespräch freundlicher und vertrauter Kontakt auf, so dass das trotz gelegentlicher inkonkreter Suizidgedanken gegebene Non-Suizidversprechen glaubhaft und die differenzierte Patientin trotz ihrer Agitation ausreichend absprachefähig erschien.

Die Patientin war bislang nie in psychiatrischer oder psychotherapeutischer Behandlung. Sie habe noch nie unter Depressionen oder derart ausgeprägten Angstsymptomen gelitten. Ihre Mutter habe sie immer als „hysterisch" bezeichnet, sie sei impulsiv und emotional, könne sich leicht und intensiv ärgern und habe eine Spinnenphobie, unter der sie jedoch nie gelitten habe. Den Vater habe sie bereits als 10-Jährige verloren. Das Verhältnis zur Mutter habe zuletzt darunter gelitten, dass diese den türkisch-stämmigen Ehemann nicht voll akzeptiert habe. Sie habe weder in der Schule, noch im Studium große Probleme gehabt, sei eine gute Schülerin mit vielen Freunden gewesen. Nachdem sie als Ärztin anfänglich acht Jahre an der Uniklinik gearbeitet hatte, eine Ausbildung zur Internistin abgeschlossen hatte, habe sie vor vier Jahren eine Stelle an einer Rehabilitationsklinik angenommen. Sie habe sich dort immer wohl gefühlt, habe nur begrenzt Überstunden gemacht, könne dorthin auch jederzeit zurückkehren und habe auch ein gutes Verhältnis zu den Kolleginnen und Kollegen und zu ihrem Chef. Nur die letzten Wochen vor dem Mutterschutz habe sie sich gelegentlich überfordert gefühlt, sie habe viel gegrübelt, ob Kind und Beruf für sie vereinbar seien, vor allem, da der Ehemann eher auf eine klassische Rollenverteilung dränge. Verheiratet sei sie seit fünf Jahren, trotz – zum Teil erheblicher – Meinungsverschiedenheiten fühle sie sich in der Partnerschaft sehr wohl. Der Ehemann könne gut zuhören, sie hätten viele gemeinsame Interessen. Als es ihr so schlecht ging, sei er viel für sie da gewesen.

Postpartale Depressionen sind häufige Komplikationen in den ersten sechs Monaten nach der Entbindung. Postpartale Depressionen treten mit einer Häufigkeit von 10–15% auf (Turmes und Hornstein, 2007; Monti et al., 2008; Rohde, 2008), die Häufigkeit für schwere postpartale Depressionen soll bei etwa 2–4% liegen. Als Risikofaktoren gelten neben einer bestehenden Disposition für affektive Erkrankung, verschiedene psychosoziale Problembereiche wie z.b. Stressoren in der Partnerschaft, exzessives Schreien der Babys in den ersten Monaten, geringere Bildung oder sozialer Status, frühe Mutterschaft, körperliche Gewalt in der Partnerschaft oder Migration (Rohde, 2008). Die Ausprägung ist sehr unterschiedlich, kann auch sehr schwer mit ‚schwersten stuporösen, agitierten oder psychotischen Depressionen sein. Eine nicht zu unterschätzende Problematik ist die Gefahr des mütterlichen oder auch erweiterten Suizids. Ein nicht geringer Teil der Patienten entwickelt in der Folge eine rezidivierende affektive Störung (Schöpf und Rust, 1994; Robling et al., 2000). Es gibt wenig kontrollierte Studien zur Behandlung postpartaler Depressionen. Allgemein wird empfohlen, leichtere bis mittelgradige Depressionen psychotherapeutisch, schwere Depressionen auch medikamentös zu behandeln. Die Studienlage für die pharmakologische Behandlung der postpartalen Depression ist allerdings dünn. Antidepressiva wie z.B. SSRI sind jedoch nach der vorliegenden Studienlage Placebo überlegen (Dennis, 2003; Yonkers et al., 2007/08). Ein Problem ist dabei der Übertritt dieser Substanzen in die Muttermilch, so dass bei medikamentöser Behandlung eine individuelle Kosten-Nutzen-Analyse bezüglich der Fortsetzung des Stillens erfolgen sollte, Stillen allerdings nicht als grundsätzliche Kontraindikation für eine antidepressive Behandlung anzusehen ist (Rohde und Schäfer, 2008). Bei schweren und therapierefraktären postpartalen Depressionen erörterten einige Autoren einen frühzeitigen Einsatz der EKT, da diese Behandlung bei vielen der Patientinnen erfolgversprechend sei, sie auf die Behandlung relativ schnell ansprechen und die Möglichkeit haben, aufgrund der damit verbundenen relativ kurzen Trennung von Mutter und Kind, weiter zu stillen (Forray und Ostroff, 2007). Psychotherapeutische und psychosoziale Interventionen scheinen ebenfalls erfolgversprechend zu sein. Für die postpartale Depression liegt eine adaptierte Form der interpersonalen Psychotherapie vor (Dennis, 2004; Dennis und Hodnett, 2007). Insgesamt scheinen die meisten Patientinnen nicht-medikamentöse Behandlungen vorzuziehen, einseitige Beratung bezüglich pharmakologischer Interventionen könnten ohnehin bestehende Behandlungsbarrieren verstärken (Dennis und Chung-Lee, 2006), was bei Behandlungsplanung und Beziehungsaufbau berücksichtigt werden sollte.

Einige Autoren postulieren jedoch, dass die Behandlung der postpartalen Depression nicht ausreichend für die Entwicklung der Mutter-Kind-Bindung ist, son-

125

dern, dass viele Mütter mit postpartalen Depressionen Unterstützung in der Interaktion mit den Kindern benötigen, da die Entwicklung der Kinder bei zu geringer Beachtung dieser Faktoren benachteiligt sei (Forman et al, 2007; Poobalan et al., 2007; Righetti-Veltema et al., 2003). Ein großes Problem ist hierbei die in Deutschland und Österreich geringe Verfügbarkeit von Mutter-Kind-Units zur Behandlung postpartaler Depressionen, so dass die Mütter häufig zur Behandlung ihrer psychischen Störung von den Kindern getrennt werden müssen, obwohl dies aufgrund der Ausprägung der psychischen Symptomatik nicht erforderlich wäre. Die Behandlung auf Mutter-Kind-Units führt zu kürzeren Behandlungszeiten, besseren Behandlungsergebnissen bezüglich der Depression, zu geringeren Störungen der Mutter-Kind-Beziehung und es wird häufiger vermieden, dass abgestillt werden muss. Es liegt zudem auf der Hand, dass Frauen unter diesen Umständen geringere Schuldgefühle und geringeren Stress bei einer stationären Behandlung erleben, dass sie häufiger bis zur Remission der Symptomatik in Behandlung bleiben und bei zusätzlicher spezifischer Unterstützung in der Folge eine suffizientere Mutter-Kind-Beziehung aufbauen können. Postpartale Depressionen der Mütter scheinen das Risiko für psychische Erkrankungen der Kinder deutlich zu steigern, eine störungsspezifische Behandlung der postpartalen Depressionen unter Berücksichtigung der Auswirkungen auf die Mutter-Kind-Beziehung dürfte daher auch erhebliche präventive Auswirkungen

haben. Die stationäre Behandlung behandlungspflichtiger postpartaler Depressionen auf Mutter-Kind-Units gilt im angloamerikanischen Sprachraum als Behandlung der Wahl, auch in Frankreich und Belgien wurden in den letzten Jahren einige Mutter-Kind-Units (in Frankreich 19, in Belgien 3) aufgebaut. In Deutschland werden bislang etwa 20% der notwendigen Betten gedeckt (Mutter-Kind-Units gibt es z.B. am Zentrum für Psychiatrie Wiesloch, der Universitätsklinik Heidelberg und der Klinik in Herten/Westfalen), in Österreich sind, bei einem geschätzten Bedarf von 80–100 Betten diese Mutter-Kind-Units bislang Fehlanzeige (Turmes und Hornstein, 2007; Wisner et al., 1996; Cazas et al., 2004; Mairhofer, 2003).

Unsere Patientin hatte aufgrund der Verdachtsdiagnose einer schweren postpartalen Depression in der Gynäkologie bereits eine antidepressive Behandlung mit Sertralin und Quetiapin begonnen. Sie hatte bereits in der Woche zuvor wegen der massiven Agitation und der Unmöglichkeit, eine förderliche Atmosphäre beim Stillen aufzubauen, abgestillt. Sie wünschte selbst, aus der aufgrund ihrer Ängste und Unruhe für alle Beteiligten ungeheuer angespannten häuslichen Situation, herausgenommen zu werden. Die Betreuung des Säuglings durch den Ehemann war gesichert, so dass die Patientin durch die stationäre Aufnahme deutlich entlastet war. Es erfolgte eine zusätzliche Behandlung mit Diazepam, da eine ausreichende Sedierung und Schlafinduktion notwendig erschien. Auch wir hatten keinerlei

Zweifel an der Diagnose einer postpartalen Depression mit begleitender Zwangssymptomatik, obwohl die ausgeprägte Agitation der Patientin ungewöhnlich erschien. Die Patientin wurde über die psychopharmakologischen und psychotherapeutischen Behandlungsmöglichkeiten ihrer Depression sowie der Ängste und Zwangsgedanken aufgeklärt. Aufgrund der Erstmanifestation einer depressiven Symptomatik erfolgte die routinemäßig Abklärung möglicher organischer Ursachen mittels körperlicher Untersuchung, EKG, EEG, Labor und Bildgebung.

Die organische Abklärung ergab eine vollständig TSH-Suppression, sowie deutlich erhöhte Schilddrüsenhormone (fT3 sowie fT4). Sowohl die Gynäkologen als auch wir hatten aufgrund der relativ eindeutig erscheinenden Befundlage für eine postpartale Depression auf eine vollständige Anamneseerhebung verzichtet. Die Wundversorgung der Patientin aufgrund der Einrisse im Dammbereich war großzügig mit jodhaltigem Desinfektionsmittel erfolgt. Bei bislang nicht bekanntem autonomem Adenom war es in der Folge zu einer ausgeprägten hyperthyreoten Stoffwechsellage gekommen. Durch die Behandlung mit Thyreostatika kam es innerhalb von drei Wochen zu einer weitgehenden Normalisierung der Stoffwechsellage und zum schnellen Abklingen der agitiert depressiven Symptomatik. Es persistierten allerdings die Ängste, dem Kind Schaden zufügen zu können sowie das Vermeidungsverhalten und die Rückversicherungsimpulse im Umgang mit dem Kind. Schwangerschaft und schwierige Geburts-

verläufe sowie Fehlgeburten werden in einigen Studien als häufiges *life event* im Jahr vor Entwicklung einer Zwangsstörung beschrieben (Brandes et al., 2004; Maina et al., 1999, Geller et al., 2001). Aufgrund des ausgeprägten Leidensdrucks der Patientin, der durch die Symptomatik bedingten Störungen in der Mutter-Kind-Beziehung und auch der ehelichen Beziehungen sowie der Einschränkungen der Berufstätigkeit des Ehemannes beim Persistieren dieser Symptomatik entschlossen wir uns hier zu einer psychotherapeutischen Behandlung. Im Rahmen einer 16-stündigen kognitiv-verhaltenstherapeutischen Kurzzeitbehandlung (kombiniert im stationären und später ambulanten Setting) mit zwei begleiteten häuslichen Expositionsübungen war bereits nach weiteren drei Wochen die Symptomatik nahezu vollständig verschwunden. Die Patientin fühlte sich nach zwei häuslichen Belastungserprobungen wieder in der Lage, ihr Kind alleine zu versorgen. Quetiapin und Diazepam konnte noch während des stationären Aufenthaltes abgesetzt werden und Sertralin vier Monate nach der Entlassung, ohne dass es zu einer Verschlechterung der Symptomatik gekommen wäre.

3.14 Fallbeispiel: Komorbide Depression

Der 44-jährige Herr W. kam bereits das dritte Mal wegen einer bekannten rezidivierenden depressiven Störung in unsere stationäre Behandlung. Bei den ersten

Aufenthalten war es unter Behandlung mit Paroxetin jeweils recht schnell zu einer Teilremission der depressiven Behandlung gekommen, der Patient konnte bereits nach wenigen Wochen stabil entlassen werden und seine Arbeit als Sachbearbeiter wieder aufnehmen. Im Gegensatz zu den ersten Aufenthalten hatte er sich diesmal allerdings nicht selbstständig um Aufnahme bemüht, sondern wurde von seiner Tochter im nächtlichen Notdienst gebracht. Im Erstgespräch war er mit der Anwesenheit der Tochter einverstanden, die ihrerseits wertvolle fremdanamnestische Angaben machen konnte.

Zur ersten depressiven Episode sei es vor zehn Jahren nach der Trennung von der Ehefrau gekommen. Er habe damals erfahren, dass seine jetzt 19-jährige Tochter aus einer außerehelichen Beziehung der Ehefrau stammte und, dass diese Beziehung, von der viele seiner Bekannten gewusst hätten, weiterhin Bestand hatte. Er sei daraufhin völlig verzweifelt gewesen, habe sich wochenlang zurückgezogen, große Mengen Alkohol konsumiert und habe keinen Mensch mehr sehen wollen. Trotzdem habe er nach einigen Wochen seinen Hausarzt konsultiert, der ihn zu einer stationären Aufnahme motivieren konnte. Er sei nach der Entlassung zwar nicht mehr ganz der Alte gewesen, habe sich weiterhin sehr zurückgezogen, seither keine partnerschaftliche Beziehung mehr gehabt und sei insgesamt misstrauischer und auch von der Stimmung her instabiler gewesen. Trotzdem sei er wieder einigermaßen auf die Beine gekommen, habe mit Ausnahme von zwei-

bis dreiwöchigen Phasen pro Jahr seine Arbeit wieder bewältigt und regelmäßig Sport, insbesondere Mountainbiking betrieben. Über den Sport habe er auch wieder einige Freundschaften aufbauen können, die aber im Vergleich zu früher wesentlich distanzierter verlaufen würden. Im Rahmen einer dreijährigen Psychotherapie sei es ihm recht gut gelungen, die Verletzungen und Enttäuschungen mit seiner Ehefrau zu bearbeiten, was insbesondere dazu geführt habe, dass er eine sehr stabile und vertrauensvolle Beziehung zu seiner Tochter habe erhalten können. Eine weitere ausgeprägte depressive Episode sei nach einer Kränkungssituation an der Arbeitsstelle aufgetreten. Ein Kollege sei zum neuen Bereichsleiter ernannt worden, dieser habe ihm, aufgrund seiner Art, Probleme offen anzusprechen, über Monate das Leben schwer gemacht. Erst nach der stationären Behandlung, wieder mit Hilfe der erneut aufgenommenen ambulanten Psychotherapie sei es ihm gelungen, die Dissonanzen mit dem neuen Vorgesetzten zu regeln. Man käme seither wieder einigermaßen miteinander aus, eine freundschaftlichere Beziehung, wie früher, sei jedoch ausgeschlossen. Für die aktuelle depressive Episode sehe er keine Auslöser. Er habe bereits in den letzten Monaten viele seiner Hobbys vernachlässigt, auch bei der Arbeit sei ihm vieles zu viel geworden, er habe nur noch mit Mühe das Pensum bewältigen können. Vor vier Wochen sei er ohne ersichtlichen Grund völlig dekompensiert, er habe seither das Haus nicht mehr verlassen und sich hauptsächlich von Alkohol ernährt. Seine Tochter habe noch Einkäufe für ihn erledigt, sie habe sich Sorgen gemacht und ihn fast täglich besucht. Auch im Haushalt sei sie ihm behilflich gewesen. Er wäre jetzt auch nicht in die Klinik gekommen, wenn seine Tochter nicht darauf bestanden hätte.

Die Tochter berichtete jedoch, sich große Sorgen zu machen. So schlecht sei es ihrem Vater noch nie gegangen. Er habe zum Teil unter massiven Unruhezuständen gelitten und sei nur noch selten aus dem Bett aufgestanden. In der Wohnung hätten sich der Müll und die leeren Flaschen getürmt. Ihr Vater trinke nicht regelmäßig, nur bei Depressionen käme es zu derartigen Alkoholexzessen. Er habe sicherlich schon 5 kg abgenommen und verschiedentlich Angaben gemacht, dass das Leben für ihn so keinen Sinn mehr habe. Sie halte ihn aufgrund seines verzweifelten Zustandes für suizidgefährdet und bestehe auf eine stationäre Aufnahme.

In der Untersuchungssituation erschien der Patient deutlich depressiv, ratlos, angespannt. Er versuchte, die Symptomatik allerdings eher zu bagatellisieren und den Untersucher zu überzeugen, ihn wieder nach Hause gehen zu lassen. Er räumte gelegentliche Suizidgedanken ein, sagte jedoch, dass er dies mit Rücksicht auf seine Tochter nie umsetzen würde. Letztendlich ließ er sich jedoch zu einer freiwilligen stationären Aufnahme gewinnen, wollte jedoch – wie die letzten Male – im Einzelzimmer aufgenommen werden, er hätte dafür eine Zusatzversicherung. Die Situation drohte hier nochmals zu kippen, als der Patient erfuhr, dass kein Einzel-

zimmer zur Verfügung stand und er, aufgrund der nicht ausgeschlossenen Eigengefährdung, sogar vorläufig auf der geschlossenen Station aufgenommen werden müsste. Auf die Bitte seiner Tochter hin fügte er sich jedoch der Situation, nachdem ihm eine möglichst schnelle Verlegung auf ein Einzelzimmer einer offenen Station zugesichert worden war. Bereits am nächsten Tage erschien der Patient deutlich gefasster, er hatte offensichtlich recht gut geschlafen, kam jedoch aus nicht nachvollziehbarem Grund in der Visite derart unter Druck, dass eine Verlegung auf die offene Station noch nicht möglich erschien. Am selben Tag nutzte der Patient einen Ausgang in Begleitung eines Pflegers völlig überraschend zur Flucht. Erst 16 Stunden später wurde er in der nachfolgend eingeleiteten polizeilichen Suche wegen Eigengefährdung zu Hause in völlig verzweifeltem und erneut stark alkoholisiertem Zustand aufgefunden und erneut bei uns vorgestellt. Erst jetzt war es im Rahmen eines langen, einfühlenden Gesprächs möglich, die konkreten Hintergründe der Flucht und auch des massiven sozialen Rückzuges und der Verzweiflungszustände der letzten Wochen zu erfassen.

Der Patient berichtete, dass er seit der Trennung von seiner Frau und seit der ersten Depression unter Waschzwängen leide, die sich auch nach Abklingen der Depression nie gebessert hätten. Anfänglich habe er sich recht gut damit arrangieren können, er habe die neue Wohnung ganz spartanisch eingerichtet, um sie leicht putzen zu können. Zudem habe er keinen Besuch mehr in seine Wohnung eingeladen und nach Kundenkontakt an seiner Arbeitsstelle regelmäßig die Hände gewaschen. Von Anfang an seien ihm die Wasch- und Putzzwänge völlig absurd vorgekommen. Auch die Ängste vor Ausscheidungen anderer Menschen, dadurch übertragene Erkrankungen sowie auch vor Erkrankungen, die durch Tierexkremente übertragen werden könnten, seien ihm übertrieben erschienen. Fast noch schlimmer seien die Befürchtungen, andere Menschen durch seine Ausscheidungen, insbesondere Kot, Urin, Blut, Sperma zu gefährden. Gegen die Angstzustände habe er nichts unternehmen können. Er habe versucht, die Gedanken zu unterdrücken und das Waschen und Putzen immer weiter hinauszuzögern, habe jedoch aufgrund der extremen Anspannung fast immer klein beigeben müssen. Aus Scham und auch aus Angst, für verrückt erklärt zu werden, habe er bislang mit niemanden über diese Waschzwänge gesprochen. Er habe die Symptome auch so gut verbergen können, dass niemand, nicht einmal seine Tochter, Freunde oder behandelnde Ärzte etwas gemerkt hätten. Selbst in der langjährigen Psychotherapie hätte er das Problem anfänglich aus Scham nicht angesprochen, später hätte sich dann die Gelegenheit nicht mehr ergeben.

Seit drei Jahren hätten jetzt die Zwänge erheblich an Intensität zugenommen. Er müsse bis zu 60-mal täglich die Hände waschen, müsse alles, was er in die Wohnung bringe vorher abwaschen, in seinem Keller türmten sich Gegenstände, die kontaminiert seien, die er nicht mehr anfassen könne. Am schlimmsten sei allerdings, dass er mit dem Vorderrad seines Mountainbikes ein totes Tier erfasst habe und seither nicht mehr Fahrradfahren konnte, wodurch er sich noch mehr zurückgezogen hätte. Vor vier Wochen habe er einen Hundehaufen vor seiner Eingangstür entdeckt, leider erst nachdem es stark geregnet hatte. Da der Regen alles völlig unkontrollierbar verteilt hätte, habe er wohl auch die Wohnung kontaminiert. Er habe aufgrund der starken Ängste und des Ekels seither die Wohnung nicht mehr verlassen können und sei völlig verzweifelt gewesen. Warum ihm die Besuche der Tochter keine Ängste bereitet hätten, könne er sich nicht erklären. Die Tochter habe sich, ohne nachzufragen, immer daran gehalten, die Schuhe beim Betreten der Wohnung auszuziehen, die Hände zu waschen und Mäntel und Taschen gleich im Eingangsbereich abzulegen. Auch sie habe nichts von seinen Ängsten und Zwängen geahnt, sie habe seine Marotten auf die Kränkung durch die Trennung geschoben. Schon die ersten stationären Aufenthalte seien durch die Zwänge schwierig gewesen. Durch die Aufnahme im Einzelzimmer habe er jedoch heimlich putzen und waschen können, habe nach der Entlassung abwaschbare Gegenstände gesäubert, andere Gegenstände entsorgt. Die Aufnahme im Zweibettzimmer sei kaum erträglich gewesen, er habe jedoch keine Möglichkeit gesehen, an der Situation etwas zu ändern, ohne seine Zwänge zuzugeben. Mit dem Mitpatienten habe er sich schnell über bestimmte Regeln einigen können. Als die Visite überraschend früh gekommen sei und er noch nicht darauf vorbereitet war, sei es passiert. Sein Pyjama sei auf dem noch ungemachten Bett gelegen, ein Pfleger habe sich auf das Bett gesetzt. Der Pfleger habe damit zum einem sein Bett kontaminiert. Zum anderen habe er als unerträglicher empfunden, dass er möglicherweise seinen Pyjama berührt habe und seine Ausscheidungen auf der ganzen Station verteilt habe. Seither leide er unter einer unerträglichen Anspannung. Er habe den Impuls gehabt, den Pfleger zu bitten, die Kleidung zu wechseln und die ganze Station zu putzen. Außerdem habe er ständig die Mitpatienten beobachten müssen, um festzustellen, ob diese dem Pfleger möglicherweise zu nahe gekommen wären. Letztendlich habe er nur noch die Möglichkeit der Flucht gesehen. Er sei fast 30km wie in Trance nach Hause gegangen, habe dort angekommen die starke Anspannung mit Alkohol ertränkt und sei dann von der Polizei aufgegriffen worden. Erstmalig seien in dieser hoffnungslosen Situation tatsächlich konkretere Suizidgedanken aufgetreten. Er könne aber hundertprozentig versprechen, sich nichts anzutun, er habe noch eine Verpflichtung gegenüber der Tochter.

Nach erstmaliger Schilderung der Leidensgeschichte einer seit fast zehn Jahren bestehenden, bis jetzt unter großem Aufwand verheimlichten, schweren Zwangssymptomatik, erschien der Patient deutlich entlastet, fast befreit. Eine kurze Psychoedukation über die Häufigkeit, die typische Symptomatik und die auch bei anderen Patienten zu beobachtende Ver-heimlichungstendenz der Erkrankung, sowie über Behandlungsmöglichkeiten, entlasteten den Patienten zusätzlich. Unter der Zusicherung einer Verlegung in ein Einzelzimmer auf einer offenen Station und konkreter Unterstützung beim erneuten Auftreten von Zwangssymptomen konnte ein tragfähiges therapeutisches Bündnis erarbeitet werden. Der Patient konnte sich auf eine mehrwöchige stationäre Behandlung einlassen.

Wir diagnostizierten bei Herrn W. eine schwere depressive Episode bei rezidivierender depressiver Störung. Erstmanifestation der affektiven Störung war mit 34 Jahren, inzwischen gab es mindestens drei Episoden einer Major Depression. Die über mindestens drei Wochen anhaltende Symptomatik mit anhaltend gedrückter, verzweifelter Stimmungslage, vollständigem Interessensverlust, Antriebsverlust, Konzentrationsstörungen, einem ausgeprägten Gefühl der Wertlosigkeit und starken Schuldgefühlen, Appetitverlust und inkonkreten Suizidgedanken rechtfertigte die Diagnose einer schweren depressiven Episode. Melancholiekriterien erschienen nicht erfüllt, da der Patient durchaus emotional reagibel erschien, weder unter einem Morgentief, noch unter frühzeitigen morgendlichen Erwachen litt, sich die teilweise ausgeprägte psychomotorische Unruhe und die ausgeprägten Schuldgefühle somit besser im Rahmen der Zwangsstörung erklären ließen. Zusätzlich bestand eine schwere Zwangsstörung (Y-BOCS 27 Punkte) mit Zwangsgedanken und -handlungen gemischt, die sich etwa zeitgleich mit der affektiven

131

Störung manifestierte, und auch beim Abklingen depressiver Symptome bestehen blieb. Es bestand eine ausreichende Einsicht in die Unsinnigkeit der Zwangssymptomatik. Psychotische Symptome bestanden nicht, wir diagnostizierten jedoch zusätzlich einen schädlichen Gebrauch von Alkohol. Aufgrund der noch vorhandenen erheblichen depressiven Symptomatik und des bereits an die schwere Zwangsstörung adaptierten Lebensstil verzichteten wir zu diesem Zeitpunkt auf eine Persönlichkeitsdiagnostik.

Sowohl bei körperlichen Erkrankungen (z.b. neurologischen Erkrankungen wie Parkinson oder Schlaganfall, kardiovaskulären Erkrankungen, onkologischen Erkrankungen) als auch bei psychischen Störungen (z.b. Angst- und Zwangsstörungen, Suchterkrankungen, Persönlichkeitsstörungen, Essstörungen, Demenzen) besteht eine hohe Komorbidität mit depressiven Störungen (Laux, 2008). Depressive Störungen gelten zudem als eigenständiger Risikofaktor für eine koronare Herzerkrankung. Depressive Patienten haben weitaus häufiger als eine nicht depressive Vergleichsgruppe Komorbiditäten für verschiedenste psychische Störungen. Die Komorbiditätsrate wird auf etwa 50 Prozent geschätzt (Schramm, 2003). Aufgrund unterschiedlicher Risikofaktoren für Patienten mit komorbider Depression und reiner Major Depression (Blazer et al., 1994), stellten sich die Autoren die Frage, ob es sich bei der komorbiden Depression um eine eher umweltbedingte psychische Störung handeln könnte. Da komorbide psychische Störungen sowohl in der akuten

Behandlung der depressiven Symptomatik, als auch in der mittelfristigen Vorbeugung eines Relaps, als auch in der langfristigen Vorbeugung weiterer depressiver Episoden Auswirkungen auf die Behandlungsergebnisse haben können (Nickel, 2008), ist eine Beachtung der Komorbiditäten von hoher therapeutischer Relevanz. Es ist einleuchtend, dass bei diesem Patienten, wie auch bei Patienten mit z.b. einer ausgeprägten Agoraphobie, einer sozialen Phobie (siehe dazu auch das Beispiel in Nickel et al., 2008), einer posttraumatischen Belastungsstörung, einer Bulimia nervosa oder einer Borderline Persönlichkeitsstörung ohne Kenntnis, Beachtung oder gesonderter Behandlung der Komorbidität, die akute und langfristige Behandlung erschwert wären.

Zwangserkrankungen weisen eine hohe Komorbidität mit depressiven Störungen auf (Voderholzer und Hohagen, 2006). Die Häufigkeit sekundärer Depressionen, z.B. im Sinne einer Demoralisation im Rahmen der zunehmenden Einschränkungen und Belastungen durch die Zwangsstörung, wird dabei jedoch als deutlich höher als die einer primären Depression angesehen (Ambühl, 2003; Reinecker, 1994). Behandlungsergebnisse und Verlauf von Zwangsstörungen scheinen sich beim Vorliegen komorbider Depressionen zu verändern (Hohagen et al., 1998; Rufer et al., 2004; Voderholzer und Hohagen, 2006). Zwangsstörungen sind mit einer Lebenszeitprävalenz von etwa 2% bei oft chronifiziertem Verlauf relativ häufig. Trotzdem werden sie häufig nicht diagnostiziert, was zum Teil an der hohen Verheimlichungstendenz der Patienten liegt. Viele Patienten begeben sich erst nach Auftreten sekundärer Probleme wie massiver sozialer Beeinträchtigungen oder Depressionen in Behandlung (Kapfhammer, 2008). Screening-Fragen zu Zwangsgedanken und -handlungen sollten daher bei der Diagnostik depressiver Patienten erwogen werden (Voderholzer und Hohagen, 2006). Da Zwänge gehäuft mit komorbider Depression und sozialen Defiziten auftreten, ist eine Hypothesenbildung bezüglich der Entwicklung der individuellen Problembereiche und der Veränderungsmöglichkeiten an Hand der individuellen biographischen Entwicklung häufig erforderlich. Daraus lassen sich dann auch entsprechende multimodale Interventionen ableiten (Hand, 2006; Poppe, 2008). Eine ähnliche Hierarchisierung potentieller Interventionen lässt sich auch bei anderen komorbiden Depressionen diskutieren.

Bei Herrn W. konnte retrospektiv nicht eindeutig geklärt werden, ob die Depression primär oder sekundär zur Zwangsstörung aufgetreten war. Beide Störungen waren offensichtlich nahezu zeitgleich im Zusammenhang mit einem chronischen partnerschaftlichen Konflikt und einem krisenhaften, belastenden Lebensereignis aufgetreten (die Trennung von der Partnerin; die Erkenntnis, dass diese eine langjährige außereheliche Beziehung unterhalten hatte, aus der die gemeinsame Tochter stammte). Vor der ersten depressiven Episode hatten noch nie psychische Probleme bestanden. Persönlichkeitsfaktoren wie ausgeprägte Aggressionshemmung und Konfliktscheu, eine Überschätzung der Verantwortlichkeit für verschiedene Lebenssituationen, fast rigide ethische Ansprüche an sich selbst und andere erschienen ebenfalls nicht für die Diagnostik wegweisend, wohl jedoch für die Planung der Psychotherapie. Die Akutbehandlung der Depression mit SSRI und Psychotherapie hatten bei früheren depressiven Episoden zu einer befriedigenden Stabilisierung der depressiven Symptomatik geführt. Die Zwangsstörung hatte zu diesem Zeitpunkt bei weitem nicht die Ausprägung wie in den letzten zwei Jahren, hatte aber trotzdem zu erheblichen Belastungen und Einschränkungen der sozialen Anpassung geführt – so erfolgte bei dem Patienten eine ca. zweistündige Belastung täglich durch Zwangshandlungen, sozialer Rückzug und Hemmnisse in Bezug auf neue Freundschaften und/oder Partnerschaften durch die Zwänge – und blieb nach Remission der Depression fast unverändert bestehen. Die nicht vollständige Remission der depressiven Symptomatik trotz intensiver Akut- und Weiterbehandlung könnte hier als Komplikation der nicht erkannten Komorbidität gesehen werden. Auch die zweite depressive Episode hatte sich offensichtlich hauptsächlich im Rahmen eines chronischen interpersonellen Konfliktes, diesmal am Arbeitsplatz entwickelt, retrospektiv war hier ein direkter Einfluss der komorbiden Zwangsstörung ebenfalls nicht erkennbar. Die Zwangsstörung hatte jedoch zu diesem Zeitpunkt schon erhebliche Auswirkungen auf die Stabilität sozialer Netze und verfügbarer Stressbewältigungsmechanismen, so dass zumindest ein indirekter

Einfluss hypothetisch möglich erschien. In den letzten drei Jahren vor der stationären Aufnahme war es zu einer deutlichen Zunahme der Zwangssymptomatik gekommen. Zum Teil durch die zeitliche Belastung, vor allem jedoch durch die Konsequenzen des zunehmenden Vermeidungsverhaltens – Das Leben des Patienten hatte in dieser Zeit vor allem in der Flucht vor und der Kontrolle von potentiellen Auslösern bestanden – war es zu einer zunehmenden Demoralisation und Hoffnungslosigkeit des Patienten gekommen. Auch der phasenweise ausgeprägte, schädliche Gebrauch von Alkohol war vor allem im Zusammenhang mit dem Versagen angstreduzierender Verhaltensweisen (Vermeidung, Zwangsrituale) im Rahmen der Zwangsstörung zu sehen. Durch Alkohol kam es zumindest noch zu einer passageren Spannungsreduktion, die im Rahmen der Zwangsrituale zum Teil nicht mehr gelang. Die Ursachen der aktuellen schweren depressiven Episode mit den genannten Komplikationen sahen wir überwiegend im Zusammenhang mit der Demoralisation durch die zunehmend schwere Zwangsstörung, der zunehmend geringer werdenden Effektivität bisheriger Verhaltensweisen zur Spannungs- und Angstreduktion und der zunehmend großen sozialen Beeinträchtigungen und Defizite im Zusammenhang mit Scham und Selbststigmatisierung.

Gemeinsam mit dem Patienten sahen wir daher vor allem bezüglich der mittelfristigen Stabilisierung und der langfristigen Vorbeugung weiterer depressiver Episoden keine Alternative zur störungsspezi-fischen Behandlung der Zwangsstörung (Lakatos und Reinecker, 1999; Voderholzer und Hohagen, 2006; Poppe, 2008; Nickel, 2008). Da Paroxetin in einer Dosierung von 20 mg/d offensichtlich bei früheren depressiven Episoden gewisse antidepressive Effekte gehabt hatte, verordneten wir es trotz der fehlenden Effekte in dieser Dosierung auf die Zwangssymptomatik in der Vorgeschichte erneut, steigerten allerdings die Dosis langsam auf 60 mg/d (Voderholzer und Hohagen, 2006). Innerhalb von weniger als 14 Tagen kam es zu einer deutlichen Besserung der depressiven Symptomatik, wobei eine Attribution bezüglich der bislang eingeleiteten Maßnahmen (pharmakologische Behandlung, Entlastung durch stationäre Aufnahme, erstmaliges therapeutisches Ansprechen der langjährigen Zwangserkrankung, zunehmende Hoffnung bezüglich der Wirksamkeit der geplanten störungsspezifischen Strategien) nicht möglich erschien. Nach Teilremission der depressiven Symptomatik gelang es sehr schnell, mit dem Patienten begleitete Expositionsübungen zu beginnen, wobei es vor allem im Rahmen der häuslichen Übungen zu einer fast kathartischen emotionalen Reaktion mit massiver Trauer und Wut über die Auswirkungen der vor Jahren kaum ausgetragenen ehelichen Konflikte kam. Der Patient berichtete, dass er diese Emotionen aus Scham über das, was ihm zugefügt worden war und über seine Unfähigkeit, den Realitäten ins Auge zu sehen, immer versucht hatte zu kontrollieren. Auch im Rahmen der ambulanten Therapie habe er eher versucht, rational mit den Kränkungen umzugehen, was immerhin geholfen habe, einen entspannten Kontakt zur Tochter aufzubauen, bezüglich der eigenen Verletzungen und Schamgefühle jedoch kaum Entlastung gebracht hatte. Durch die positiven Erfahrungen mit den Reizkonfrontationsübungen ermutigt, gelang es dem Patienten sogar, im hohen Angsthierarchiebereich selbstständig zu üben, er begann wieder das Mountainbiking mit Freunden zu aktivieren, es gelang, seine Wohnung zu entrümpeln und etwas persönlicher einzurichten, so dass er bereits wenige Wochen nach der Entlassung erstmalig seit mehr als 10 Jahren wieder in der Lage war, Freunde zu sich nach Hause einzuladen. Bis zum Ende der ambulanten Behandlung kam es zu einer weiteren Besserung der Zwangssymptomatik um subjektiv etwa 90%. Weitere Symptome der Depression waren nicht mehr aufgetreten, dem Patienten gelang es wieder. einen genussorientierten, kontrollierten Alkoholkonsum zu etablieren. Aufgrund der Beendigung der

Therapie ist uns der langfristige Verlauf nicht bekannt, wir hatten jedoch auf der Basis verschiedener Parameter (zunehmend bessere soziale Integration im Rahmen der Therapie, Zwangsstörung mit spätem Erkrankungsbeginn, gutes und schnelles Ansprechen der Zwangssymptomatik auf störungsspezifische Strategien wie Reizkonfrontation mit Reaktionsmanagement) eine gute Prognose der Zwangsstörung gestellt. Zudem gelang aus unserer Sicht eine adäquate Bearbeitung der Funktionalität (z.B. intrapsychisch: Emotionsregulation vor allem im Umgang mit Kränkungen, Trauer und anderen Emotionen; interpersonal: Nähe-Distanzregulierung, Schutz vor erneuten Enttäuschungen) (Nickel, 2008; Ecker, 2005). Aufgrund der rezidivierenden depressiven Störung und dem möglicherweise guten Ansprechen der Zwangsstörung auf die hoch dosierte Behandlung mit Paroxetin hatten wir bei guter Verträglichkeit eine langfristige Einnahme empfohlen.

4. Rezidivierende depressive Störung

4.1 Einleitung

In der Anamnese eines Patienten mit einer rezidivierenden depressiven Störung, nach DSM IV als Major Depression (kein Unterschied zur Bezeichnung einer einzelnen Episode) finden sich eine oder mehrere depressive Episoden, ohne dass hypomanische, manische bzw. gemischte Episoden in der Vorgeschichte aufgetreten sind. Es ist manchmal schwierig zu unterscheiden, ob es sich bei dem jeweiligen Patienten um eine einzelne Episode handelt, die im Verlauf unterschiedliche Intensität im Bereich von verschiedenen Symptomen zeigt, oder, ob es sich um einen definitiv rezidivierenden Modus handelt. Als Ende einer Episode gilt der Zeitpunkt, der das Ende einer zumindest zweimonatigen Periode markiert, in der die vorhandenen Symptome volle Kriterien der depressiven Episode nicht erfüllt haben. In diesen zwei Monaten kann es sich sowohl um eine vollständige, als auch um eine Teilremission handeln. Wenn jedoch im Verlauf einer rezidivierenden depressiven Störung eine andere, z.B. eine hypomane Episode auftreten sollte, müsste die Diagnose geändert werden. Als Ausnahme gilt eine andere affektive Episode, die durch antidepressive Medikation oder Toxineinwirkung aufgetreten ist. In diesem Fall wird lediglich eine Substanz induzierte affektive Störung zusätzlich als Diagnose gestellt.

Das Lebensrisiko, an einer rezidivierenden depressiven Störung zu erkranken, wird in bis jetzt untersuchten Normalpopulationen für Frauen mit bis zu 25% und für Männer mit bis zu 12% beziffert. Die Punkt-

prävalenz beträgt dementsprechend bis zu neun und bis zu drei Prozent, wobei weder ethnische noch soziale Ausgangsbedingungen hier eine Rolle zu spielen scheinen.

4.2 Besondere Merkmale

Obwohl in der Vorpubertät sowohl Jungen aus auch Mädchen mit gleicher Häufigkeit zu erkranken scheinen, zeigt die aktuelle Datenlage in der Erwachsenenpopulation bei Frauen ein bis zu zweimal häufigeres Auftreten dieser Erkrankung. Für die Erwachsenen ist sowohl für Frauen als auch Männer das häufigste Erkrankungsalter zwischen 25 und 44 Jahren. Die rezidivierende depressive Störung tritt bei Verwandten ersten Grades in der Allgemeinbevölkerung bis zu dreimal häufiger auf.

4.3 ICD-10-Forschungskriterien für rezidivierende depressive Störung bzw. Major Depression

Die ICD-10-Forschungskriterien (World Health Organisation, 1994):

G1. In der Anamnese findet sich wenigstens eine entweder leichte (F32.0), mittelgradige (F32.1) oder schwere (F32.2, F32.3) depressive Episode, die mindestens zwei Wochen anhielt mit einem Intervall von mindestens zwei Monaten ohne deutliche affektive Störung bis zur gegenwärtigen affektiven Episode.

G2. In der Anamnese keine Episode, die die Kriterien für eine hypomanische oder manische Episode (F30) erfüllt.

4. Rezidivierende depressive Störung

G3. Ausschlussvorbehalt: Die Episode ist nicht auf einen Missbrauch psychotroper Substanzen (F1) oder auf eine organische psychische Störung im Sinne des Kapitel F0 zurückzuführen.

Es ist empfehlenswert, den vorherrschenden Typus der früheren Episoden anzugeben (leicht, mittelgradig, schwer, unsicher).

F33.0 Gegenwärtig leichte depressive Episode

A. Die allgemeinen Kriterien für eine rezidivierende depressive Störung (F33) sind erfüllt.

B. Die gegenwärtige Episode erfüllt die Kriterien für eine leichte depressive Episode (F32.0).

F33.1 Gegenwärtig mittelgradige depressive Episode

A. Die allgemeinen Kriterien für eine rezidivierende depressive Störung (F33) sind erfüllt.

B. Die gegenwärtige Episode erfüllt die Kriterien für eine mittelgradige depressive Episode F32.1.

F33.2 Gegenwärtig schwere Episode ohne psychotische Symptome

A. Die allgemeinen Kriterien für eine rezidivierende depressive Störung (F33) sind erfüllt.

B. Die gegenwärtige Episode erfüllt die Kriterien für eine schwere depressive Episode ohne psychotische Symptome (F32.2).

F33.3 Gegenwärtig schwere Episode mit psychotischen Symptomen

A. Die allgemeinen Kriterien für eine rezidivierende depressive Störung (F33) sind erfüllt.

B. Die gegenwärtige Episode erfüllt die Kriterien für eine schwere depressive Episode mit psychotischen Symptomen (F32.3).

F33.4 Gegenwärtig remittiert

A. Die allgemeinen Kriterien für eine rezidivierende depressive Störung (F33) waren in der Vergangenheit erfüllt.

B. Der gegenwärtige Zustand erfüllt nicht die Kriterien für eine depressive Episode (F32) irgendeines Schweregrades oder für eine andere Störung des Abschnitts F3.

4.4 Diagnostische Kriterien für Major Depression bzw. rezidivierende depressive Störung nach DSM IV

Das DSM IV beschreibt die rezidivierende depressive Störung wie folgt (American Psychiatric Association, 1994):

A. Vorhandensein einer einzelnen Episode einer Major Depression.

B. Die Episode einer Major Depression kann nicht durch eine Schizoaffektive Störung besser erklärt werden und überlagert nicht eine Schizophrenie, Schizophreniforme Störung, Wahnhafte Störung oder Psychotische Störung.

C. In der Anamnese gab es niemals eine Manische Episode, eine Gemischte Episode oder Hypomane Episode. Beachte: Dieser Ausschluss gilt nicht, wenn alle einer Manischen, Gemischten oder Hypomanen Episode ähnlich Symptombilder substanz- oder behandlungsinduziert oder die direkte Folge eines medizinischen Krankheitsfaktors waren.

4.5 Diagnosestellung nach differentialdiagnostischen Überlegungen

Im diagnostischen Vorgehen ist grundsätzlich zu beachten, dass das Auftreten einer anderen affektiven Episode z.B. einer hypomanen, manischen oder gemischten Episode, die Diagnose einer rezidivierenden depressiven Störung ausschließt. In diesem Fall ist die Diagnose entsprechend dem Verlauf zu stellen. Falls die Affektstörung als die direkte körperliche Folge einer bestimmten körperlichen Erkrankung wie z.B. Multipler Sklerose bzw. Hypothyreose anzusehen ist, wird dementsprechend in diesem Fall eine rezidivierende depressive Störung aufgrund eines medizinischen Krankheitsfaktors diagnostiziert. Falls diese direkte kausale Wirkung der körperlichen Erkrankung nicht anzunehmen ist, wird in erster Linie die rezidivierende depressive Störung diagnostiziert und die entsprechende somatische Diagnose, z.B. die koronare Herzkrankheit gestellt. Dementsprechend geht man auch bei einer Substanzen induzierten affektiven Störung vor.

Die Unterscheidung zwischen einer Dysthymia und einer rezidivierenden depressiven Störung kann sich im retrospektiven Betrachten oft ausgesprochen schwierig gestalten. Beide Störungen benutzen die gleichen Symptomkriterien und oft bedarf es einer längeren Beobachtungszeit, um die Sicherheit der diagnostischen Erwägung zu erlangen. Eine Dysthymia kann nach dem Auftreten einer depressiven Episode nur dann diagnostiziert werden, wenn sie zuvor zumindest zwei Jahre lang bestanden hat, oder wenn die zuvor aufgetretene depressive Episode zumindest zwei Monate lang vollständig remittiert war.

Zwar treffen depressive Symptome auch im Verlauf der wahnhaften Störung bzw. einer Schizophrenie auf, in der Regel jedoch ist eine zusätzliche Diagnose der depressiven Störung nicht gerechtfertigt. Die schizoaffektive Störung zeigt mindestens zwei Wochen lang deutliche inhaltliche Denkstörungen (Wahn) bzw. Halluzinationen, bei denen das gleichzeitige Auftreten depressiver Symptome nicht obligatorisch ist.

4.6 Verlauf

Am häufigsten beginnt die rezidivierende depressive Störung zwischen dem 20. und 30. Lebensjahr. Ungefähr die Hälfte der Patienten, bei denen die erste depressive Episode aufgetreten ist, bekommt auch weitere Episoden. Diese Wahrscheinlichkeit erhöht sich mit jeder weiteren Episode und erreicht bei der dritten Episode 90%. Die symptomfreien Intervalle dauern manchmal Jahre, besonders am Anfang der Erkrankung. Es wird angenommen, dass bis zu 10% der Patienten nach der ersten depressiven eine manische Episode entwickeln werden.

Bei einer nicht vollständigen Remission, die bis zu einem Drittel der Patienten betrifft, ist die Wahrscheinlichkeit, weitere Episoden zu entwickeln, definitiv höher. Es gibt Hinweise dafür, dass eine Entwicklung von depressiven Episoden auf Basis einer dysthymen Störung für eine schlechtere Remission und längere Behandlungszeiten prädiktiv ist.

4.7 Psychopharmakologische Behandlung: Rezidivierende depressive Störung

4.7.1 Indikation für eine medikamentöse Rezidivprophylaxe

Eine längerfristige medikamentöse Behandlung wird im Falle der rezidivierenden depressiven Erkrankung empfohlen, wenn drei oder mehr Episoden innerhalb von fünf Jahren aufgetreten sind oder wenn bei zwei Episoden innerhalb von fünf Jahren zusätzliche prognostisch ungünstige Faktoren vorliegen (siehe Tabelle 19).

Die Dauer der Erhaltungstherapie sollte sechs bis zwölf Monate betragen. Wie lange eine daran anschließende Rezidivprophylaxe andauern sollte, ist wissenschaftlich noch nicht endgültig geklärt. In den meisten Fällen ist eine dreijährige Rezidivprophylaxe sinnvoll, besonders wenn die vorhergehende Episode innerhalb der letzten fünf Jahre aufgetreten ist oder wenn die Remissionskriterien nur schwer zu erreichen sind. Fünf bis zehn Jahre oder sogar eine lebenslange Rezidivprophylaxe wird für Hochrisikopatienten empfohlen, besonders dann, wenn zwei oder drei Absetzversuche der Medikation eine weitere Episode innerhalb eines Jahres zur Folge hatten (Bauer et al., 2002;

INDIKATIONEN FÜR EINE LANGFRISTIGE MEDIKAMENTÖSE BEHANDLUNG BEI REZIDIVIERENDER DEPRESSIVER STÖRUNG

≥ 3 Episoden in 5 Jahren

2 Episoden in 5 Jahren plus prognostisch ungünstige Faktoren:

- späte Erstmanifestation (> 60 Jahre)
- frühe Erstmanifestation (< 30 Jahre)
- kurzes Intervall zwischen den Episoden
- rasche Symptomentwicklung in den Episoden
- positive Familienanamnese für affektive Erkrankungen
- Komorbiditäten (Dysthymie, Angst, Substanz- und Alkoholmissbrauch)
- schwere Indexepisode, insbesondere Suizidalität
- schlechte Behandelbarkeit in der Erhaltungstherapie
- geringes Maß an Arbeitsfähigkeit

TABELLE 19

McAllister-Williams, 2006b). Wichtige Elemente einer Langzeitbehandlung von rezidivierenden depressiven Störungen beinhalten neben der Pharmakotherapie insbesondere auch Psychoedukation über die Therapieprinzipien und Medikation, sowie eine Überwachung der regelmäßigen Medikamenteneinnahme. Bei stabilen Patienten werden meist Kontrolluntersuchungen im Intervall von ein bis drei Monate ausreichen, während bei instabilen Patienten häufigere Termine notwendig sind. Im Rahmen der regelmäßigen Untersuchungen sollen auch die je nach ausgewählter Medikation nötigen Laborkontrollen (Blutspiegel, Leberfunktion, Nierenfunktion, etc.) durchgeführt werden, die im Kapitel 3. „Depressive Episode / Episode einer Major Depression" unter den einzelnen Präparaten beschrieben werden. Es empfiehlt sich, Patienten und Angehörige anzuleiten, ihren behandelnden Arzt schnellstmöglich zu informieren, wenn Frühwarnzeichen einer erneut beginnenden Depression auftreten.

4.7.2 Antidepressiva

Randomisierte placebo-kontrollierte Studien mit einer Untersuchungsdauer von bis zu zwei Jahren zeigen, dass trizyklische Antidepressiva (TZA), Monoaminooxidase-Hemmer (MAOI), selektive Serotonin-Wiederaufnahmehemmer (SSRI) sowie Serotonin-Noradrenalinwiederaufnahmehemmer (SNRI) wirksam sind und Rezidive verhindern können (Franchini et al., 1999; Keller et al., 2007; Kornstein et al., 2006; Sobocki et al., 2008; Williams

Jr., 2006). Jüngere Daten geben auch Hinweise dafür, dass die „neueren" Antidepressiva (wie Mirtazapin, Venlafaxin) eine überlegene Wirksamkeit in der Langzeittherapie und eine bessere Verträglichkeit gegenüber den traditionellen Antidepressiva (wie TZA) aufweisen dürften. Überdies zeigt sich, dass eine konsequente Rezidivprophylaxe die Gesamtkosten der Behandlung reduzieren kann. Zur Erhaltung sollte nach Möglichkeit dieselbe Therapie verwendet werden, die zur Remission geführt hat. Auch eine Reduktion der Dosis ist nicht sinnvoll, da dies zu einer Verminderung des rezidivprophylaktischen Effekts führen kann. Die einzelnen Substanzen werden im Kapitel 3.7 „Psychopharmakologische Behandlung: Depressive Episode" besprochen.

4.7.3 Lithium

Als Alternative zu einer langfristigen Therapie mit Antidepressiva kann auch eine Phasenprophylaxe mit Lithium begonnen werden, deren Wirksamkeit als gut belegt gilt (Souza und Goodwin, 1991). Untersuchungen zur Stärke des prophylaktischen Effekts im Vergleich zu Antidepressiva brachten unterschiedliche Ergebnisse, so dass diese Frage mit dem heutigen Wissensstand nicht mit Sicherheit beurteilt werden kann. Der Schutz vor Rückfällen scheint allerdings bei unipolar-depressiven Patienten nicht so stark ausgeprägt zu sein, wie bei bipolaren Patienten. Im Gegensatz dazu zeigen sich auch bei unipolar-depressiven Patienten Hinweise für eine antisuizidale Wirkung der Lithiumprophylaxe (Schou, 2000). Für die langfristige Therapie werden allgemein Lithiumspiegel im Bereich von 0,5 bis 0,8 mmol/L empfohlen, können jedoch abhängig von der individuellen Wirksamkeit und Verträglichkeit von Patient zu Patient im Bereich von 0,4 bis 1,0 mmol/L variieren (Schou, 1988). Wenn Lithium und Antidepressiva zusammen verschrieben wurden und therapeutischen Erfolg brachten, ist es in vielen Fällen zielführend, die Kombination auch als Rezidivprophylaxe aufrecht zu erhalten. Sollte es nötig oder gewünscht sein, die Medikation zu reduzieren, so birgt wahrscheinlich das Absetzen von Lithium ein geringeres Rückfallrisiko als das Absetzen der Antidepressiva (McAllister-Williams, 2006a), jedoch ist bei diesem Vorgehen auf eine mögliche, erhöhte Suizidalität in der Anschlussphase zu achten (Tondo et al., 1998). Die genaue Pharmakologie von Lithium wird in Kapitel 5.2.2.2.1 „Lithium" besprochen.

4.7.4 Carbamazepin

Carbamazepin wurde in einigen kleineren Studien als Phasenprophylaxe unipolar-rezidiverender Depression untersucht (Simhandl et al., 1993; Stuppaeck et al., 1993; Stuppaeck et al., 1994) und zeigte bei höherer Dosierung (Blutspiegel im Bereich von 28–40 µmol/) tendenziell bessere Wirksamkeit als bei niedrigerer Dosierung. Insgesamt ist die Datenlage nicht ausreichend für eine endgültige Beurteilung. Carbamazepin könnte aber eine Alternative für solche Patienten sein, die

nicht auf eine Rezidivprophylaxe mit Lithium bzw. Antidepressiva ansprechen oder diese nicht vertragen. Die genaue Pharmakologie von Carbamazepin wird in Kapitel 5.2.2.2.4 „Carbamazepin" besprochen.

4.7.5 Andere Substanzen

Es gibt aus kontrollierten Studien keine Hinweise für die Wirksamkeit anderer Antikonvulsiva wie Valproinsäure, Gabapentin oder Topiramat in der Phasenprophylaxe. Auch Lamotrigin, das in dieser Indikation in der klinischen Praxis häufig eingesetzt wird, wurde bisher nicht systematisch bei unipolar-rezidivierenden Depressionen untersucht.

4.7.6 Rückfälle unter laufender Rezidivprophylaxe

Kurze selbstlimitierte depressive Symptome leichterer Ausprägung (sogenannte „blips") sind auch unter laufender Rezidivprophylaxe keine Seltenheit und müssen nicht Anlass zu Sorge oder Umstellung der Therapie geben. Eventuell kann neben Aufklärung der betroffenen Patienten eine vorübergehende Gabe von Benzodiazepinen oder Dosisanpassungen als beruhigende Maßnahme von Vorteil sein (Rush, 1999). Sollte es jedoch zu einem Rezidiv kommen, ist eine möglichst frühe Intervention sinnvoll und kann die Episodenlänge verkürzen (Kupfer et al., 1989). In jedem Fall sollte zunächst wie auch bei der therapieresistenten Depression eine Pseudoresistenz und eventuelle zusätzliche depressionsfördernde Faktoren ausgeschlossen werden. In der Folge kommen prinzipiell alle augmentativen Strategien in Betracht, die schon bei primärer Therapieresistenz Anwendung finden (siehe Kapitel 7.2 „Psychopharmakologische Behandlung: Therapieresistente Depression"), auch wenn hierfür kaum evidenzbasierte Erkenntnisse aus klinischen Studien zur Verfügung stehen.

4.7.7 Erhaltungs-EKT

In einzelnen Fällen wurde die gute rezidivprophylaktische Wirkung einer Erhaltungs-EKT beschrieben, die jedoch bisher nicht systematisch untersucht ist (Procopio, 2003a). Sie kommt unter Umständen in Betracht, wenn alle medikamentösen Strategien versagt haben oder unverträglich waren und anamnestisch ein gutes Ansprechen auf die EKT-Therapie in der Akutphase bestand. Meist wird dabei nach Erreichen der Remission das Intervall zwischen den einzelnen Sitzungen um jeweils eine Woche erhöht, bis monatliche Abstände erreicht sind. Alle drei Monate sollte jedoch das Weiterbestehen der Indikation im Sinne einer Nutzen-Risiko-Analyse überprüft werden. Aufgrund des Fehlens von kontrollierten und gut strukturierten Studien, sind allfällige langfristige Risiken einer prophylaktischen EKT-Therapie unbekannt. Die bisherigen Untersuchungen weisen jedoch eher auf eine gute Verträglichkeit und vor allem auf das Fehlen relevanter kognitiver Beeinträchtigungen hin (Abraham et al., 2006; Andrade et al., 2002; Barnes et al., 1997; Dubin et al.,

1992; Navarro et al., 2008; Procopio, 2003b). Die Durchführung einer EKT-Therapie wird im Kapitel „Therapieresistente Depression" im Detail besprochen.

4.8 Fallbeispiel: Mittelgradige depressive Episode bei rezidivierender depressiver Störung

Frau L., eine 52-jährige Grundschullehrerin, stellte sich aus eigenem Antrieb vor. Sie erklärte, dass sie befürchte wie bereits früher an einer Depression zu erkranken, sie wolle durch die frühzeitige Behandlung Schlimmeres verhindern. Sie leide seit dem 40. Lebensjahr unter Depressionen, habe seither mehrere leichtere Episoden durchgemacht, die ambulant behandelt wurden, befand sich jedoch wegen zwei schwerer depressiver Episoden auch schon in stationärer Behandlung. Nach der letzten schweren depressiven Episode und der zweimonatigen stationären Behandlung vor fast vier Jahren sei es ihr recht gut gegangen. Sie habe die Arbeitsbelastung reduzieren können, mit einer Freundin regelmäßig Sport getrieben, sei beruflich und familiär gut zurecht gekommen. Da es zu keinerlei depressiven Symptome mehr gekommen war, habe sie in Absprache mit dem Hausarzt vor sieben Monaten Paroxetin, das ihr beim letzten Aufenthalt verordnet wurde und das sie außer einer Gewichtszunahme von 5 kg in den letzten Jahren auch gut vertragen habe, abgesetzt. Auch nach dem Absetzen des Medi-

4. Rezidivierende depressive Störung

kamentes habe sich der Zustand fast fünf Monate lang nicht verändert. Seit einigen Wochen fühle sie sich jedoch wieder energielos, komme morgens schwer aus dem Bett, fühle sich in der Schule häufig überfordert und habe Versagensängste entwickelt. Sie grüble viel, insbesondere über die dieses Jahr eingeführten Änderungen der Lehrpläne. Seit über drei Wochen könne sie nachts nicht mehr durchschlafen, wache meist um drei Uhr morgens auf, könne dann oft nicht mehr einschlafen. Ihre Stimmung sei insbesondere morgens sehr gedrückt, nachmittags meist deutlich besser. Zu ihren Freizeitaktivitäten müsse sie sich zum Teil mehr aufraffen als sonst, könne ihnen jedoch noch nachgehen. Aufgrund des ausgeprägten Morgentiefs habe sie sich von ihrem Hausarzt vor einer Woche krankschreiben lassen. Da es seither eher schlechter gegangen sei, und sie regelrechte Ängste habe, nächste Woche wieder zur Schule zu gehen und dort, wenn sie gefragt würde, ob es ihr wieder besser gehe, vielleicht sogar in Tränen auszubrechen, habe sie sich zur erneuten fachärztlichen Behandlung entschieden.

Die Patientin erschien in sportlich-elegantem Äußeren. Unter schwereren körperlichen Erkrankungen habe sie nie gelitten. Wegen einer Hypothyreose nehme sie Schilddrüsenhormone, ansonsten nehme sie keine Medikamente. Sie habe vor, wieder Antidepressiva einzunehmen, wolle dies jedoch erst fachärztlich abklären lassen. Die Einnahme von Baldrian-Dragees wegen der Schlafstörungen habe ihr nicht geholfen. Seit drei Jahren sei sie in der Menopause. Sie berichtete von einer er-

heblichen familiären Disposition für affektive Störungen. Ein Cousin leide unter einer manisch-depressiven Erkrankung, die Großmutter mütterlicherseits habe unter Depressionen gelitten und sich noch vor dem sechzigsten Lebensjahr das Leben genommen.

Wir diagnostizierten eine mittelgradige depressive Episode mit somatischem Syndrom: Die Patientin litt unter gedrückter Stimmungslage sowie erheblichem Energieverlust seit über drei Wochen. Ein ausgeprägter Interessensverlust war hingegen nicht zu eruieren. Zudem berichtete die Patientin von Appetitverlust, einer Gewichtsabnahme von 65 kg auf 59 kg in den letzten zwei Monaten, einem ausgeprägten Morgentief sowie Schlafstörungen mit morgendlichem Früherwachen. Ausgeprägte Konzentrationsstörungen bestanden nicht, die Patientin konnte sich über bestimmte Dinge noch ein wenig freuen. Wegen der Arbeitsunfähigkeit bestanden aber leichte Schuldgefühle gegenüber den Kollegen und ihren Schülern, jedoch noch in adäquatem Ausmaß. Hingegen litt die Patientin aufgrund ihrer Schwierigkeiten, sich mit dem neuen Lehrplan auseinander zu setzen und ihren Schwierigkeiten im Umgang mit technischen Hilfsmitteln zur Unterrichtsvorbereitung (Computer, Internet) unter erheblichen Selbstwertproblemen. Sie habe zuletzt sogar gedacht, für den Schuldienst nicht mehr geeignet zu sein, habe sehr negativ über ihre Zukunft nachgegrübelt. Suizidgedanken seien nicht aufgetreten, zum einen sei der Zustand nicht so schlimm, wie sie es von früher kenne, zum anderen habe sie gelernt, dass selbst schwere Depressionen vorübergehen und dass ihre Familie und der Freundeskreis zu ihr halte.

Im Erstgespräch waren somit vor allem zwei Fragen zu entscheiden. Sollte eine medikamentöse Behandlung eingeleitet werden und wenn ja, welche? Konnte die Behandlung ambulant erfolgen oder war eine stationäre Aufnahme indiziert?

Mit der sehr differenzierten Patientin, die bezüglich ihrer depressiven Erkrankung auch gut aufgeklärt erschien, war es leicht möglich, innerhalb kurzer Zeit einen Phasenkalender zu entwerfen. Erstmanifestation der affektiven Störung mit 40 Jahren. Damals bestand eine schwere depressive Episode mit teilweise vorhandenen konkreten Suizidgedanken. Keine Besserung der Symptomatik auf Mirtazapin, dann langsame Remission unter Amitripylin und Lorazepam. Die Episode sei nach fünf Monaten vollständig remittiert, sie sei allerdings erst nach zwei Monaten erstmalig zum Arzt gegangen, sei dann wegen der Schwere der Symptomatik sofort stationär aufgenommen worden. Amitriptylin sei dann über ein Jahr weiterverordnet worden, es sei ihr darunter zwar gut gegangen, sie habe jedoch fast 10 kg an Gewicht zugenommen, auch unter erheblicher Mundtrockenheit gelitten, so dass sie dieses Medikament nicht mehr habe einnehmen wollen. Etwa alle zwei Jahre seien dann ohne bestehenden Rückfallschutz leichtere depressive Episoden aufgetreten, in denen sie noch habe arbeiten können. Sie sei in dieser Zeit ausschließlich vom Hausarzt behandelt worden, habe Johanniskrautpräparate einge-

nommen, die Symptomatik sei jeweils nach zwei bis drei Monaten spontan abgeklungen. Vor viereinhalb Jahren sei es zu einer erneuten schweren depressiven Episode gekommen. Auch damals wurde sie stationär behandelt, sei schon Wochen zuvor krankgeschrieben gewesen, habe zeitweilig gedacht, nie wieder gesund werden zu können. Sie sei wieder mit Amitripylin behandelt worden, woraufhin sich die Symptomatik schnell gebessert habe. Aufgrund der erneut aufgetretenen Nebenwirkungen habe sie jedoch auf Umstellung der medikamentösen Behandlung gedrungen, in weitgehend remittierten Zustand sei dann auf Paroxetin umgestellt worden, auch darunter sei der Zustand stabil geblieben.

Bis zum Auftreten einer erneuten depressiven Symptomatik vor etwa zwei Monaten sei sie völlig stabil gewesen, es sei auch zu keinen leichteren depressiven Episoden mehr gekommen. Psychotherapeutisch sei sie bislang ambulant noch nie behandelt worden, dies wäre an ihrem Wohnort mit erheblichem Aufwand verbunden gewesen. Allerdings habe man jeweils während der stationären Aufenthalte intensiv psychotherapeutisch gearbeitet. Das erste Mal sei der Ehemann mehrfach zu Paargesprächen gekommen, es habe eine schwerwiegende häusliche Konfliktsituation bestanden. Das zweite Mal sei es überwiegend um berufliche Stressoren gegangen, sie habe bis heute die Stundenzahl um 25% reduziert.

Aufgrund der Anamnese entschieden wir uns zu einer Behandlung mit Citalopram gaben allerdings wegen der Schlafstörungen Trimipramin in einer Dosis von 50 mg zur Nacht hinzu. Bei den ersten stationären Aufenthalten hatte man sich offensichtlich aufgrund des schweren, eher agitierten depressiven Zustandsbilds und aufgrund der notwendigen Unterstützung des Nachtschlafs zu einer Behandlung mit Amitriptylin entschlossen, was bei der Patientin auch gut antidepressiv gewirkt hatte, wegen der Nebenwirkungen jedoch als Phasenprophylaxe inakzeptabel erschien. Im Akutstadium war bislang zwar noch kein SSRI ausprobiert worden, Paroxetin hatte jedoch offensichtlich zumindest eine phasenprophylaktische Wirkung. Diese Wirkung wird zudem durch die erneute Erkrankung sechs Monate nach Absetzen unterstrichen. Da sich SSRIs weniger in ihrer Wirkung, als in der Pharmakokinetik und den Nebenwirkungen unterscheiden, eine Gewichtszunahme unter SSRI allgemein nicht so häufig auftritt, allerdings häufiger unter Paroxetin als unter Citalopram auftreten soll, entschlossen wir uns zu einer Änderung des Präparats. Aufgrund der Anzahl depressiver Episoden in der Vorgeschichte, der erheblichen familiären Belastung und der positiven Vorerfahrung mit der phasenprophylaktischen Wirkung von Paroxetin erschien uns eine erneute Phasenprophylaxe zu diesem Zeitpunkt erstrebenswert.

Bei der diagnostizierten mittelgradigen depressiven Symptomatik und bei stabilem familiären Netz erschien eine ambulante Behandlung möglich. Es bestand keine akute Eigengefährdung, die Patientin war behandlungsmotiviert und -ein-

sichtig, daher auch in der Lage, sich bei einer weiteren Verschlechterung erneut vorzustellen. Die Patientin hatte jedoch trotz Krankschreibung in der letzten Woche eine erhebliche Zunahme der Symptomatik erlitten. Dies war möglicherweise darauf zurückzuführen, dass sie nach Erteilung der Arbeitsunfähigkeit nicht mehr das Haus verließ, um nicht von Eltern oder Kollegen gesehen zu werden, somit kaum mehr eine Tagesstruktur habe aufrechterhalten können, fast den ganzen Tag über gegrübelt habe. Ihr Sohn bereite sich auf das Abitur vor, sie könne ihm jetzt nicht derart zur Last fallen. Die Patientin hat die stationären Voraufenthalte in guter Erinnerung, ist sich sicher, dass sie im ambulanten Setting nicht so schnell remittiert wäre, so dass wir durchaus eine Indikation zur stationären Aufnahme sahen (fehlende Tagesstruktur und erhebliche Belastungen im häuslichen Umfeld) und dem Wunsch der Patientin entsprachen.

Das Vulnerabilitäts-Stress-Modell depressiver Erkrankungen geht davon aus, dass bei einer Disposition für affektive Störungen, psychosoziale Stressoren zu einer Auslösung oder Aufrechterhaltung depressiver Episoden führen können. Das Modell kann auch gut zur Erklärung eines individuellen Modells in der Entstehung der depressiven Episode und zur Begründung vorgeschlagener Behandlungsstrategien genutzt werden (Schramm, 2003). Die Patientin war bereits recht gut über Entstehung und Verlauf depressiver Erkrankungen informiert. Sie wusste um ihre familiäre Disposition für Depressionen, war auch über das hohe Risiko eines Rückfalls informiert und kannte Frühwarnsymptome einer erneuten depressiven Symptomatik sehr genau. Dadurch war es ihr auch leicht gefallen, die beginnende depressive Symptomatik wesentlich früher zu erkennen, als bei den ersten zwei schweren depressiven Episoden und auch früher aus eigenem Antrieb eine Behandlung einzuleiten. Aufgrund ihrer Informationen und Erfahrungen über die zuverlässige antidepressive Wirkung bestimmter Medikamente war sie problemlos für eine erneute medikamentöse Behandlung zu gewinnen. Als Schlüsselelemente in der Langzeitbehandlung der Major Depression bzw. der rezidivierenden depressiven Störung werden angesehen: Psychoedukation, Pharmakotherapie und Sicherstellung der Compliance der Patienten (Bauer und Möller, 2006).

Als besonders hilfreich hatte sie jedoch bei den ersten stationären Aufenthalten die Bearbeitung auslösender psychosozialer Stressoren erlebt. Sie habe die erarbeiteten Problemlösestrategien gut umsetzen können. Aus ihrer Sicht sei dies zur Remission und zum Rückfallschutz noch wesentlicher als die medikamentöse Behandlung gewesen. Frau L. wünschte erneut psychotherapeutische Behandlung. Sie sah die depressive Erkrankung vor allem im Zusammenhang mit beruflichen Konflikten und im Zusammenhang mit Überforderungsgefühlen, die zeitgleich mit verschiedenen Neuerungen am Arbeitsplatz aufgetreten seien. Von den letzten stationären Aufenthalten lagen ausführliche soziobiographische Anamnesen und eine ausführliche Dokumentation der psychotherapeutischen Behandlung vor. Der aktuelle psychosoziale Fokus, bestehende Ressourcen und Problembereiche sowie die psychosoziale Entwicklung konnten daher recht schnell erarbeitet werden.

Die Patientin ist das zweite von zwei Kindern. Der fast drei Jahre ältere Bruder sei Informatiker, habe zeitweilig ein Alkoholproblem gehabt, sei geschieden und kinderlos, habe jedoch seit der Behandlung seiner Alkoholproblematik sein Leben wieder in den Griff bekommen. Er sei beruflich recht erfolgreich und habe jetzt auch wieder eine Partnerin. Zu ihm bestehe nur oberflächlicher Kontakt. Bereits ihr Vater sei Lehrer gewesen, habe an einer Realschule unterrichtet, sei ein sehr gütiger, zuverlässiger, fleißiger und moralischer Mensch gewesen. Sie habe bis zu seinem Tod einen sehr intensiven Kontakt zu ihm gehabt. Für ihre zwei Söhne sei er immer ein wunderbarer Opa gewesen. Der Vater sei vier Jahre vor ihrer ersten Depression 70-jährig an Magenkrebs verstorben. Die Mutter habe keine abgeschlossene Berufsausbildung gehabt, sie habe als Sekretärin gearbeitet, sei jedoch nach ihrer Geburt zu Hause geblieben. Sie sei eine gute Hausfrau und auch sehr unterstützende Mutter gewesen. Die Mutter habe jedoch immer große Ängste vor Veränderungen gehabt, sei ungern alleine gewesen und sei häufig sehr besorgt gewesen. Die Mutter hatte unter dem Suizid ihrer eigenen Mutter sehr gelitten. Sie habe unter großen Schuldgefühlen gelitten, da sich ihre Mutter, kurz nachdem sie selbst mit ihrem Mann zusammengezogen war und die Mutter alleine gelassen hatte, suizidierte. Die Großmutter habe bereits seit ihrem 35. Lebensjahr unter Depressionen gelitten, sei jedoch nie in stationärer Behandlung gewesen. Sie selbst habe die Großmutter nicht mehr gekannt, die Mutter sei vor sechs Jahren an den Folgen eines Schlaganfalls verstorben.

Sie selbst sei ein ruhiges, eher schüchternes Mädchen gewesen. Trotzdem habe sie immer gute Freundinnen gehabt, sei aufgrund ihrer guten Schulleistungen und ihrer Freundlichkeit auch bei den Lehrern beliebt gewesen. Sie habe immer eine enge Beziehungen zu den Eltern gehabt, sei zum Beispiel noch während des Studiums mit den Eltern in Urlaub gefahren und habe fast jedes Wochenende zu Hause verbracht. Sie habe ihren Mann während dem Studium kennen gelernt, vorher habe sie keine längeren Beziehungen gehabt und auch noch keine sexuellen Erfahrungen. Sie sei zwar mit jungen Männern ausgegangen, habe bis dahin jedoch den „Richtigen" noch nicht gefunden. Ihr Mann habe damals ebenfalls an der pädagogischen Hochschule studiert, sei immer sehr künstlerisch und musikalisch interessiert und versiert gewesen. Er habe das Studium abgebrochen und eine Ausbildung zum Grafiker gemacht. Die Beziehung sei jetzt wieder gut, nachdem sie vor ihrer ersten Depression in einer massiven Krise gewesen seien, sogar kurz vor der Trennung gestanden hätten. Die sexuelle Beziehung sei zwar eher eingeschlafen, das liege jedoch vor allem an ihrem reduzierten Interesse seit der Geburt der eigenen Kinder und verstärkt seit der Menopause. Die seltenen sexuellen Kontakte seien je-

doch nach wie vor befriedigend, sie habe auch den Eindruck, dass ihr Mann mit der Situation nicht unzufrieden sei. Sie hätten zwei Söhne, einen Sohn mit 22 Jahren, der Architektur studiere, der andere sei 19-jährig und gerade in seinen Abiturvorbereitungen. Zu beiden Söhnen habe sie eine gute Beziehung, beide hätten selbst schon mehrjährige Beziehungen und seien sehr selbstständig. Ihre eigene Berufsentscheidung sei eher pragmatisch gewesen. Sie hätte bei ihrem Abitursdurchschnitt fast alles studieren können, habe sich auch ein Medizinstudium überlegt, hier aber zu große Ängste vor den Anforderungen gehabt. Sie habe immer Kinder bekommen wollen, habe das Studium daher als gute Möglichkeit gesehen, später Familie und Beruf zu vereinbaren, die pädagogische Hochschule sei zudem nur 70 km von zu Hause entfernt gewesen.

Ein Problem sei gewesen, dass ihr Mann in seinem Beruf als Grafiker nie viel verdient hätte, sie somit nach der Geburt der Kinder wieder sehr früh habe berufstätig werden müssen. Nach dem Tod ihres Vaters vor 16 Jahren habe sich in den nächsten Jahren eine so ausgeprägte eheliche Krise eingestellt, dass die Partner kurz vor der Trennung gestanden hätten. Sie habe sich in ihrer Trauer um den Vater von ihrem Mann, der sehr mit seiner unbefriedigenden beruflichen Situation beschäftigt gewesen sei, alleine gelassen gefühlt. Der jüngere Sohn sei gerade in den Kindergarten gekommen, der ältere eingeschult worden, sie habe aufgrund der prekären finanziellen Situation wieder auf eine Vollzeitstelle aufgestockt, der Ehemann habe jedoch trotzdem wenig Zeit in Haushalts-Tätigkeiten und Kindererziehung eingebracht. Der Vater habe sie bis zu seinem Tod sowohl finanziell, als auch in der Kinderbetreuung gut unterstützt, so dass auch hier durch seinen Tod eine Lücke entstanden sei. Der Ehemann habe sich immer mehr zurückgezogen, habe zeitweilig auch zuviel getrunken, habe selbst einen leicht depressiven Eindruck gemacht. Das Problem sei vor allem der völlig fehlende Austausch gewesen, beide Partner seien Konflikten immer eher aus dem Weg gegangen und hätten lange versucht, es dem anderen recht zu machen. Die Hilflosigkeit beiderseits habe erheblich zu der ausgeprägten Krise beigetragen. Hier hätten die acht Paargespräche, die im Anschluss an die erste depressive Episode geführt worden seien, viel bewirkt. Am Wesentlichsten sei dabei wohl gewesen, dass beide gelernt hätten, ihre Wünsche und Erwartungen an den jeweils anderen offener auszudrücken, dem anderen zuzuhören und gemeinsame Problemlösungen zu erarbeiten. Dies habe damals dazu geführt, dass sie ihre Tätigkeit nochmals für zwei Jahre auf eine halbe Stelle reduziert habe und ihr Mann in dieser Zeit ausreichend Energie und Unterstützung für seinen Traum, sich selbstständig zu machen, gehabt habe. Er habe sich in diesem Schritt durch ihre Sorgen und Ängste vor dem Risiko immer ausgebremst gefühlt, sei andererseits an seiner Arbeitsstelle noch viel unglücklicher gewesen, als sie wahrgenommen hatte. Ihr Mann habe durch diesen beruflichen Schritt sehr profitiert, sei seither sehr viel selbstbewusster und aus-

geglichener, er habe sich, obwohl er teilweise beruflich deutlich mehr eingespannt gewesen sei, deutlich mehr Zeit für die Familie und häusliche Pflichten nehmen können. Obwohl sie finanziell für einige Jahre recht bescheiden hätten leben müssen, habe sie ihren Mann auch wieder viel mehr respektieren, zum Teil sogar wieder bewundern können, was sich auf die eheliche Situation sehr positiv ausgewirkt habe. Der Mann habe, als seine eigene kleine Firma gut gelaufen sei, eine Grafikerin und eine Assistentin einstellen können, dadurch habe er sich soviel Freiräume geschaffen, dass es ihr selbst bei inzwischen zwei eingeschulten Kindern, auch wieder gelungen sei, Vollzeit einzusteigen und eine eigene Klasse als Klassenlehrerin zu haben. Ihr habe die Tätigkeit zwar Spaß gemacht, problematisch seien jedoch immer mehr ihre hohen Ansprüche sowohl in der Schule als auch in ihrer familiären Rolle geworden. Sie habe sich immer mehr unter Druck gesetzt und oft Schuldgefühle gehabt. Trotz des immer höheren zeitlichen Aufwands habe sie immer mehr das Gefühl bekommen, den Anforderungen und Erwartungen nicht gerecht werden zu können. Einige Wochen vor den Sommerferien sei sie dann nach zwei Jahren völlig zusammengebrochen, habe sich trotz anfänglich fast unerträglicher Schuldgefühle gegenüber Kollegen und Schülern stationär aufnehmen lassen und auch damals von der Psychotherapie subjektiv sehr profitiert. Trotz der erneuten Reduktion der Stundenzahl habe sie weiterhin eine Klasse als Klassenlehrerin führen können. Vor allem sei es ihr auch gelungen, einen adäquaten Umgang mit ihren zum Teil überhöhten und perfektionistischen Anforderungen an sich selbst zu finden und die Fähigkeit zu entwickeln, ihre Belastungsgrenzen sehr viel frühzeitiger wahrzunehmen. Ihr ehemaliger Rektor, der ihr bei der Wiedereingliederung sehr geholfen habe, habe ihr nochmals deutlich gemacht, wie sehr er sie persönlich und beruflich schätze, sie allerdings auch für ihre fehlenden Signale in Überforderungssituationen und ihre Schwierigkeiten, Hilfe anzunehmen, gerügt. Aufgrund ihrer in der Therapie gewonnenen eigenen Veränderungen, der seither sehr offenen Zusammenarbeit mit ihrem Rektor und der etwas reduzierten zeitlichen Belastung sei sie die letzten Jahre gut in der Schule zurecht gekommen. Leider sei der Rektor vor einem Jahr in Pension gegangen, mit dem neuen Schulleiter habe sie sich noch nicht anfreunden können.

Nach Erarbeitung der biographischen Anamnese und der bisherigen psychotherapeutischen Maßnahmen wird schnell deutlich, dass es erneut zu einer ausgeprägten Belastung im beruflichen Bereich gekommen ist. Die Patientin fühlt sich durch die neuen Lehrpläne, insbesondere im Fach Deutsch, sehr belastet, genauso wie von den Anforderungen, neue Medien und Internetnutzung in den Unterricht zu integrieren. Sie sei bislang weitgehend ohne Computer und Internet ausgekommen, habe hier auch ausgeprägte Defizite. Im Vordergrund standen jedoch interpersonelle Probleme mit dem neuen Schulleiter, er habe sie nicht mehr als Klassenlehrerin, sondern aufgrund ihrer Teilzeit-

stelle nur noch als Fachlehrerin in verschiedenen Klassen eingesetzt, was für sie neben der Kränkung auch Mehrarbeit sowie wesentlich mehr Anwesenheitsverpflichtung an der Schule mit sich bringe. Ihre Versuche, sich mit dem Schulleiter über die Einführung der Lehrpläne und der geplanten Veränderungen zu unterhalten, seien fehlgeschlagen, so dass sie hier keine Möglichkeit mehr gesehen habe, sich Hilfe zu organisieren.

Sehr deutlich wurde auch die emotionale Belastung bei der Schilderung der aktuellen beruflichen Situation. Die Patientin war enorm gekränkt von der Reaktion des Schulleiters. Die geplanten Veränderungen erlebte sie als völlig überfordernd, sah sich nicht in der Lage, diesen Anforderungen gerecht zu werden, sondern hatte große Angst zu versagen, von den Eltern angegriffen und von den Schülern abgelehnt zu werden. Auch von den Kolleginnen sei sie sehr enttäuscht, niemand habe sich solidarisch gezeigt, alle hätten vor dem neuen Schulleiter gekuscht. Zudem fühlte sie sich vom ehemaligen Schulleiter alleine gelassen, er habe es offensichtlich versäumt, den Nachfolger auf die Besonderheiten im Kollegium und auf ihre schwierige Situation aufmerksam zu machen.

Als therapeutische Basis vereinbarten wir mit der Patientin, die aufgrund ihrer Überzeugung, in dieser Situation nicht mehr zurecht kommen zu können, bereits einen Pensionsantrag stellen wollte, Entscheidungen dieser Tragweite bis zum Abklingen der Depression zurückzustellen. Zur Aktivierung von Ressourcen und günstigeren Tagesstrukturierungen vereinbarten wir entsprechend dem multi-modalen Ansatz der Station ein Therapie-programm mit Entspannungstraining (PMR), verschiedenen Sport- und Bewegungsgruppen sowie zur Intensivierung emotionaler Prozesse Musiktherapie mit der die Patientin bei Voraufenthalten bereits gute Erfahrungen gesammelt hatte. Sie wurde außerdem im Rahmen der Ergotherapie im Bürotraining angemeldet, um Berührungsängste mit der Arbeit am Computer abzulegen und erste Erfahrungen mit Programmen zur Textverarbeitung und Präsentation zu machen. Die Patientin konnte sich auf diese Vorgehensweise sehr gut einlassen. In den Einzelgesprächen konnte insbesondere der interpersonelle Konflikt mit dem neuen Schulleiter und der Umgang mit der veränderten Situation thematisiert werden (Schramm, 2003).

Die Patientin erkannte in den Einzelgesprächen schnell, dass sie im Konflikt mit dem neuen Schulleiter durch auch schon in früheren Konflikten relevanten Schemata in eine hilflose Situation geraten ist. Konkrete eigene Wünsche an diese veränderte Situation konnte sie in der Folge konkreter ausdrücken: Sie wollte in ihrer schwierigen Situation mit bereits in der Vorgeschichte mehreren depressiven Episoden akzeptiert und gesehen werden, wünschte sich hier ähnliche Unterstützung wie vom alten Schulleiter. Sie wünschte zudem eine Würdigung der bisherigen Leistungen. Sie hatte in den Reaktionen des Schulleiters auf ihre Kritik und die geäußerten Wünsche, einige Veränderungen weniger dynamisch durchzusetzen, Ungeduld und Geringschätzung

wahrgenommen. Für konkrete Veränderungen wünschte sie sich konkrete Fortbildungsmaßnahmen, mehr Zeit und konkrete innerschulische Hilfsmaßnahmen, um den Schülern und Eltern trotz der geplanten Veränderungen mit einer gewissen Sicherheit begegnen zu können. Die Entscheidung, keine Klasse mehr als Klassenlehrerin zu betreuen, erlebte sie als Degradierung, als fehlenden Vertrauensvorschuss. Zudem befürchtete sie durch die anfallenden Vorbereitungszeiten für den Unterricht in völlig unterschiedlichen Klassen eine zeitliche und mentale Mehrbelastung, der sie sich auch in gesunden Phasen nicht mehr gewachsen fühlte. Diese Maßnahme erschien ihr völlig inakzeptabel. Eine gewisse Sicherheit konnte sie sich durch die Übungen im Bürotraining erarbeiten, die geplanten Umstellungen machten ihr in der Folge deutlich weniger Angst. Frau L. entdeckte während der Arbeit an diesem interpersonellen Fokus gewisse Ähnlichkeiten mit der viele Jahre zurückliegenden Krise mit ihrem Mann. Auch damals sei es sehr hilfreich gewesen, eigene Erwartungen und Wünsche offen und konkret anzusprechen, die Sichtweise des Gegenübers wahrzunehmen und ohne ständige Bewertungen zuzuhören. Frau L. entschied sich, nachdem es zu einer deutlichen Besserung der depressiven Symptomatik gekommen war, zu einem Gespräch mit dem Schulleiter über die aktuellen Probleme. In mehreren Rollenspielen hatte sie sich ganz konkret auf diesen Termin vorbereitet, sich sehr genau die Problembereiche, die sie ansprechen wollte, überlegt und Problemlösemöglichkeiten herausgearbeitet. Als sehr wesentlich hatte sie dabei angesehen, welches Entgegenkommen sie im Zusammenhang mit ihren Einschränkungen aufgrund der depressiven Erkrankung erwarten könne und die für sie völlig inakzeptable Situation als reine Fachlehrerin.

Leider konnten zu unserer Überraschung mit dem neuen Schulleiter keine für die Patientin akzeptablen Kompromisse gefunden werden. Der Rektor war von seinem Vorgänger durchaus über die Stärken und Problembereiche der Lehrerin informiert worden. Trotz der in den letzten Jahren erfolgreichen beruflichen Wiedereingliederung sah er die Belastbarkeit der Kollegin als kritisch an und zeigte nur geringes Interesse daran, ihr entgegenzukommen. Auch eine Rücknahme der Entscheidung über die Verteilung der Klassenlehrer käme für ihn nicht in Frage, Frau L. müsse sich mit dieser Situation abfinden, auch andere Kolleginnen mit Teilzeitstellen hätten diese Entscheidung akzeptieren müssen. Auch nachdem wir auf Wunsch der Patientin gemeinsam mit ihr ein Gespräch mit dem Schulleiter und unserer Patientin in die Wege leiten, wurde deutlich, dass der Schulleiter offensichtlich nicht zu einem größeren Entgegenkommen mit der Patientin bereit war. Frau L. war nachvollziehbar sehr verbittert und enttäuscht über diese Gespräche. Sie stabilisierte sich nach einem erheblichen passageren Rückfall schnell, ohne allerdings eine Vollremission der depressiven Symptomatik zu erreichen und wurde in diesem Zustand in die ambulante Weiterbehandlung entlassen. In der

Folge sah sie sich den von ihr erwarteten Anforderungen trotz deutlicher Besserung der depressiven Symptomatik nicht gewachsen. Nachdem sie über weitere sechs Monate arbeitsunfähig zu Hause geblieben war, stellte sie einen Pensionsantrag, dem zu unserer Überraschung auch erstaunlich schnell stattgegeben wird. Die Patientin stabilisierte sich nach der Berentung zwar schnell, konnte dem damit verbundenen Rollenwechsel auch durchaus Positives abgewinnen. Trotzdem blieb die Verbitterung über das Verhalten des Vorgesetzten und über die fehlende Würdigung ihres Engagements für die Schule erhalten. Sie erlebt dies auch nach der Pensionierung als erhebliche intrapsychische Belastung und Kränkung, verzichtet z.B. auch auf eine offizielle Verabschiedung. Trotzdem gelang es ihr den mit der Pensionierung verbundenen Rollenwechsel in der weiteren ambulanten Psychotherapie gut zu verarbeiten. Nach vollständiger Remission der depressiven Symptomatik im weiteren ambulanten Setting blieb Frau L. auch noch zwei Jahre nach der Aufnahme unter phasenprophylaktischer Behandlung mit Citalopram bezüglich der depressiven Symptomatik vollständig stabil.

Kritisch zu sehen ist hier vor allem die teilweise vorhandene Bereitschaft, relativ junge Patienten, die aus unserer Sicht bei entsprechendem Entgegenkommen beruflich gut zu integrieren wären, früh in Pension zu entlassen. Tragfähige Reintegrationsangebote konnten in diesem Fall offensichtlich nicht angeboten werden. In anderen Fällen liefen die teilweise stufen-

5. Depression im Verlauf von Erkrankungen des bipolaren Spektrums

5.1 Einleitung

Eine bipolare Störung I wird durch eine oder mehrere manische Episoden oder gemischte Episoden charakterisiert, die häufig abwechselnd mit depressiven Episoden auftreten (American Psychiatric Association, 1994). Falls anstatt von manischen nur hypomane Episoden zu beobachten sind, wir diese Störung als bipolar II bezeichnet.

Zyklothymia, bzw. eine zyklothyme Störung ist eine chronische, flukturierende mindestens über zwei Jahre ununterbrochen dauernde affektive Störung, die durch Perioden mit hypomanen Symptomen und zahlreichen Perioden mit depressiven Symptomen gezeichnet ist (American Psychiatric Association, 1994). Die Kriterien einer manischen Episode oder einer depressiven Episode dürfen, um diese Diagnose stellen zu können, zu keinem Zeitpunkt erfüllt werden.

5.2 Psychopharmakologische Behandlung: Depression im Verlauf einer bipolaren affektiven Störung

5.2.1 Allgemeine Therapieprinzipien

Für eine effektive und kunstgerechte Behandlung bipolarer Erkrankungen ist ein hohes Maß an pharmakologischen Kenntnissen nötig. Nicht nur werden regelmäßig Substanzen aus allen Untergruppen der Psychopharmaka eingesetzt, es muss auch laufend die Medikation an die jeweilige Phase angepasst werden. Häufig sind sehr engmaschige Kontrollen der Therapie notwendig und fast immer werden Kombinationstherapien mit drei oder mehr Medikamenten eingesetzt, die einen speziellen Fokus auf mögliche Interaktionen notwendig machen. In den letzten Jahren gab es gerade auf dem Gebiet der bipolaren Erkrankungen zahlreiche neue Erkenntnisse, so dass die verschiedenen nationalen und internationalen Therapierichtlinien häufigen Änderungen und Aktualisierungen unterliegen (Beckford-Ball, 2006; Goodwin und Young, 2003; Grunze et al., 2004; Yatham et al., 2006).

Eine möglichst frühzeitige medikamentöse Therapie führt zu einer deutlichen Verbesserung des Krankheitsverlaufs. Der Beginn der dauerhaften medikamentösen Behandlung sollte daher angesetzt werden, sobald die Diagnose einer bipolaren Erkrankung gestellt wurde, also bereits im Rahmen einer ersten manischen Phase. Einige Therapierichtlinien empfehlen sogar den Einsatz einer dauerhaften Phasenprophylaxe, wenn bei positiver Familienanamnese für bipolare Erkrankungen eine depressive Phase auftritt (Beckford-Ball, 2006; Goodwin, 2003; Grunze et al., 2004). Es ist von großer Bedeutung, Patienten bereits zu Beginn der Therapie über die Prinzipien der Therapie und die Notwendigkeit einer Phasenprophylaxe sowie kontinuierlicher Anpassungen des Therapieschemas aufzuklären, um die Voraussetzungen für eine hohe Therapietreue zu schaffen.

5.2.1.1 Basistherapie

Die Grundlage der medikamentösen Therapie bilden Substanzen, die das Auftreten neuer affektiver Episoden verhindern können. Man nennt derartige Medikamente Stimmungsstabilisierer oder „Mood Stabilizer (MS)". Dieser Ausdruck umfasst eine heterogene, schlecht definierte Gruppe von Medikamenten, deren Gemeinsamkeit eine phasenprophylaktische Wirksamkeit bei bipolaren Erkrankungen sein soll. Dabei bleibt oft unklar, ob der Ausdruck nur für Substanzen verwendet wird, die gegen beide Pole der Erkrankung – Manie und Depression – Schutz bieten, oder, ob auch schon der Schutz gegen einen der beiden Pole für die Bezeichnung „Mood Stabilizer" ausreicht. Als klassische „Mood Stabilizer" gelten vor allem Lithium und Valproinsäure (VPA), mit gewissen Einschränkungen auch Carbamazepin (CBZ). Lamotrigin hingegen scheint kaum prophylaktische Wirksamkeit gegen Manien, sehr wohl aber gegen Depressionen zu besitzen. In jüngerer Zeit werden immer öfter auch atypische Antipsychotika (AAP) zur Phasenprophylaxe eingesetzt. Während viele AAP in der Manie wirksam sind, zeigte bisher nur Quetiapin als Monotherapie und Olanzapin in Kombination mit Antidepressiva deutliche Wirksamkeit in der bipolaren Depression. AAP werden immer öfter auch in der Langzeittherapie bipolarer Störungen eingesetzt, so dass der Ausdruck „Mood Stabilizer" heute noch unklarer umrissen ist und am besten vermieden werden sollte. Aus Gründen der Übersichtlichkeit bezieht sich im Folgenden der Ausdruck „Mood Stabilizer" oder Stimmungsstabilisierer nur auf die klassischen Vertreter Lithium und Antiepileptika. In wenigen Fällen kann mit einer Monotherapie der erwünschte prophylaktische Effekt erzielt werden. Die Mehrzahl aller bipolaren Patienten wird mit Kombinationstherapien – meist Lithium oder ein Antiepileptikum zusammen mit einem atypischen Antipsychotikum – als Basistherapie behandelt, aber auch andere Strategien, wie die Kombinationen von Lithium mit Antiepileptika finden häufigen Einsatz.

Wirkmechanismen der „Mood Stabilizer"

Die phasenprophylaktische Wirksamkeit der MS war lange Zeit ausschließlich empirisches Wissen, während pharmakologisch-biologische Erklärungsmodelle erst spät erstellt wurden und noch immer viele Lücken aufweisen. Keinesfalls darf der Effekt der „Stimmungsstabilisierung" als eine Einschränkung der natürlichen affektiven Schwankungsbreite missverstanden werden, sondern lediglich als eine Gegensteuerung zu den pathologischen Auslenkungen der Stimmung im Sinne einer Depression oder Manie. Aus heutiger Sicht ist der wahrscheinlichste gemeinsame pharmakologische Angriffspunkt von Substanzen mit stimmungsstabilisierenden Effekten nicht direkt im Bereich der Neurotransmitter- und Rezeptorebene gelegen. Vielmehr finden sich sehr subtile Auswirkungen im Bereich der Signaltransduktion von Neuronen, die ihrerseits direkte und indirekte Wirkungen auf die

Expression von verschiedenen Genen besitzen. Eine Gruppe von derart durch MS beeinflussten Gene stellen die sogenannten „clock genes" (Uhrwerkgene) dar, die wiederum mit unterschiedlich langen Zyklen (zirkadian, monatlich, saisonal) eine Kaskade von biogenen Rhythmen wie Neurotransmitterproduktion und -abbau, Hormonausschüttung und Immunantwort regulieren. Diese biogenen Rhythmen sind bei affektiven Erkrankungen gestört und stellen vermutlich einen zentralen Punkt in der Pathogenese depressiver und manischer Episoden dar. Sowohl für klassische MS, als auch für die Gruppe der atypischen Antipsychotika ist ein Effekt auf die Expression unterschiedlicher Gene, darunter auch „clock genes", bekannt. Ein mögliches Erklärungsmodell für die Wirksamkeit von MS stellt damit die Beeinflussung der Signaltransduktion in Neuronen dar, mit direkten und indirekten Effekten auf die Expression von Genen, die die Neurotransmission, aber auch die Hormonproduktion und immunologische Vorgänge regulieren und damit eine ganze Kaskade von sekundären Effekten erzielen können.

Auswahl der Basistherapie

Es gibt nur wenige Daten, die aufgrund von klinischen Parametern eine Bevorzugung von manchen MS gegenüber anderen rechtfertigen können. Wie in vielen Bereichen der Medizin erfolgt daher häufig die Auswahl der Medikation durch Negativkriterien – also Unverträglichkeiten, Wechselwirkungen mit Begleitmedikation, Komorbiditäten und Kontraindikationen. Trotzdem gibt es einige wenige positive Prädiktoren für das Ansprechen auf eine bestimmte Substanz (Tabelle 20). Die klassischen Formen der bipolaren Erkrankung

KLINISCHE PRÄDIKTOREN FÜR THERAPIEANSPRECHEN		
	„Klassische" Bipolare Erkrankungen	„Atypische Verlaufsformen"
	euphorische Manie Muster Manie-Depression Indexepisode Manie vorwiegende Manie Bipolar Typ I	Dysphorie Muster Depression-Manie gemischte Phasen vorwiegende Depression Rapid Cycling Bipolar Typ II zahlreiche affektiven Episoden in Anamnese
Lithium	+++	+
Antiepileptika und Atypische Antipsychotika	++	+++

TABELLE 20

scheinen gut auf eine Basistherapie mit Lithium anzusprechen. Sie sind oft gekennzeichnet durch eine euphorische manische Indexepisode, eine Abfolge der Phasen von der Manie zur Depression, sowie die Abwesenheit von Rapid Cycling und gemischten Phasen. Antiepileptika und atypische Antipsychotika bewähren sich hingegen in vielen Fällen von „atypischer" bipolarer Erkrankung mit vorwiegender Depression, Dysphorie, gemischten Phasen und Rapid Cycling. Auch wenn anamnestisch bereits mehrere affektive Phasen bestanden haben, scheint das Ansprechen auf Lithium insgesamt geringer zu sein als auf AAP und Antiepileptika. Diese klinischen Anhaltspunkte für die Medikamentenauswahl sind lediglich als tendenzielle Durchschnittswerte zu verstehen und können im individuellen Einzelfall abweichen. In fast allen Fällen – mit Ausnahme milder, unkomplizierter Verlaufsformen – wird wegen der erwiesenen besseren Wirksamkeit eine Kombinationstherapie mehrerer Präparate gewählt werden. Hinsichtlich der Kombination verschiedener Präparate soll ein individueller Zuschnitt auch auf den Typ und bisherigen Verlauf der Erkrankung erfolgen. Wenn Manien oder gemischte Phasen stark im Vordergrund stehen, wird der Akzent auf klassische Mood Stabilizer und atypische Antipsychotika gesetzt, die einen entsprechenden Schutz vor manischen Rezidiven bieten. Bei Bipolar Typ II-Patienten und starkem Überwiegen der depressiven Phasen kommen Strategien in Betracht, die einen stärkeren Schutz vor depressiven Rückfällen bieten. Diese umfassen neben Lamotrigin vor allem atypische Antipsychotika mit erwiesener antidepressiver Wirksamkeit (Quetiapin, Olanzapin), in seltenen Fällen aber auch dauerhafte Kombinationen von antimanisch wirksamen Substanzen mit Antidepressiva. Eine längerfristige Verabreichung von Antidepressiva kann allerdings mit Komplikationen behaftet sein und unterliegt genauen Bedingungen, die im Kapitel bipolare Depression besprochen werden.

5.2.1.2 Zusatztherapie in einer affektiven Phase

Wenn trotz prophylaktischer Basistherapie eine affektive Phase auftritt, muss die medikamentöse Therapie entsprechend angepasst werden. Dieser Schritt sollte möglichst frühzeitig erfolgen, da in vielen Fällen so der volle Ausbruch der Phase verhindert oder zumindest abgeschwächt werden kann. Aus diesem Grunde sind auch sehr regelmäßige ärztliche Kontrollen mit einem ständigen Abfragen nach dem Vorhandensein eventueller Frühwarnzeichen einer wieder beginnenden Depression oder Manie nötig.

5.2.2 Behandlung der bipolaren Depression

Die medikamentöse Behandlung bipolardepressiver Patienten stellt eine besonders hohe Herausforderung an das ärztliche Können und Wissen dar. Erst während der letzten Jahre wurden systematische klinische Studien an bipolar-depressiven Patienten durchgeführt und die Therapieempfehlungen im Vergleich zu unipolaren Depressionen auf den Boden der evidenzbasierten Medizin gestellt. Die wichtigste Maxime in der Behandlung ist es, nicht nur die depressive Phase bis zur Vollremission zu behandeln, sondern dieses Ziel ohne Nachteile für den Gesamtverlauf zu erreichen. Manche potentiell wirksame Optionen bergen das Risiko der Auslösung manischer Phasen („Switch", oder „treatment emergent mania") und der Phasenakzeleration in sich. Darunter versteht man die Beschleunigung des Ablaufs der einzelnen depressiven und manischen Phasen mit immer kürzer werdenden Abständen. Um dies zu vermeiden, muss aus ärztlicher Sicht daher oft Zurückhaltung und große Vorsicht geübt werden. Für die Patienten selbst ist jedoch gerade durch den Kontrast zu manischen und hypomanischen Zuständen, die nicht selten als „Wunschzustand" beschrieben werden, das wichtigste Ziel, die depressive Phase so schnell und vollständig wie möglich hinter sich zu bringen, sei es auch unter Inkaufnahme der erwähnten Risiken. Oft haben Patienten auch die Vorerfahrung, dass ein gewisses Medikament – meist ein Antidepressivum – in der letzten depressiven Phase besonders „gut" gewirkt hat, ohne einen potentiellen Zusammenhang mit einer nachfolgenden manischen Phase zu erkennen. Hier ist eine sehr sorgfältige und vollständige Aufklärung nötig. Ein Großteil der zu behandelnden Fälle bipolarer Depressionen betrifft bereits mit ein oder mehr Substanzen vorbehandelte Patienten, so dass jedes neue Arzneimittel

sehr sorgfältig auf die Prämedikation abgestimmt werden muss. Auch bei Patienten, die gegenwärtig keine Medikation einnehmen, wird nur in sehr seltenen Fällen eine medikamentöse Monotherapie angewendet werden können. Mit der Auswahl der neuen Kombinationsstrategie kann dann eine Weichenstellung unter Berücksichtigung von Art und Subtyp der bipolaren Erkrankung erfolgen. Bei klassischen Bipolar Typ I-Patienten mit ausgeprägten manischen Phasen wird der Akzent dabei auch in einer depressiven Phase eher auf Kombinationen von antimanisch wirksamen Medikamenten liegen, während bei Patienten mit im Vordergrund stehenden Depressionen häufiger Lamotrigin und Antidepressiva verwendet werden.

5.2.2.1 Stellenwert von Antidepressiva

Antidepressiva werden weltweit routinemäßig in der Behandlung der bipolaren Depression eingesetzt und bleiben auch in dieser Indikation die meistverordneten Medikamente, obwohl viele Therapierichtlinien in unterschiedlichem Ausmaß zum zurückhaltenden Einsatz auffordern. Während europäische und internationale Richtlinien den Gebrauch von Antidepressiva mit der Einschränkung empfehlen, dass sie nicht als Monotherapie und immer zusammen mit einem antimanisch wirksamen Medikament gemeinsam verordnet werden sollten, sind nordamerikanische Therapieempfehlungen oft von noch größerer Skepsis getragen und empfehlen meist bei bipolaren Depressionen zunächst andere Therapiestrategien. Hintergrund der Skepsis sind einerseits Zweifel an der grundsätzlichen Wirksamkeit, andererseits Befürchtungen vor negativen Auswirkungen auf den Krankheitsverlauf. Bis vor wenigen Jahren gab es nur wenige Daten aus klinischen Studien um diese Fragen zufriedenstellend zu beantworten und auch aus heutiger Sicht fällt eine endgültige Beurteilung schwer. Eine große Meta-Analyse zur Wirksamkeit zeigte einerseits signifikante Vorteile verschiedener Antidepressiva gegenüber Placebo, wobei SSRI und Bupropion besser abschnitten als Trizyklika, die einen geringeren antidepressiven Effekt hatten (Gijsman et al., 2004). Dies steht auffällig im Gegensatz zu ähnlichen Untersuchungen bei unipolarer Depression, wo Trizyklika sehr gute Wirksamkeit beweisen. Andererseits konnte in einer weiteren, sehr groß angelegten klinischen Studie in Nordamerika auch kein signifikanter Effekt von SSRI oder Bupropion im Vergleich zu Placebo gefunden werden (Sachs et al., 2007b). Diese widersprüchlichen Ergebnisse lassen somit abermals Zweifel an der Effektivität von Antidepressiva insgesamt aufkommen. Viel eindeutiger ist die Datenlage zu Sicherheit und zu den unerwünschten Wirkungen, die es erlaubt, Präferenzen zwischen den verschiedenen Klassen antidepressiver Medikation zu formulieren. SSRI und Bupropion zeigen bezüglich der Auslösung manischer Phasen ein geringeres Risiko als Trizyklika. Auch Venlafaxin scheint häufiger mit neu auftretenden manischen Phasen assoziiert zu sein als SSRI und Bupropion, was möglicherweise als Klasseneffekt auch auf andere duale Antidepressiva wie Duloxetin und Milnacipran zutrifft. Von dem Gebrauch trizyklischer Antidepressiva ist daher bei bipolaren Patienten insgesamt abzuraten und auch duale Antidepressiva sollten nie als erste Option gewählt werden. Auch die Empfehlungen zur Dauer der antidepressiven Therapie unterscheiden sich von denen der unipolaren Depression. Es erscheint sinnvoll, in den meisten Fällen die antidepressive Medikation schon früher als nach sechs bis zwölf Monaten im Anschluss an die Remission abzusetzen, wie es meist im Falle einer unipolaren Depression empfohlen wird. Nur eine kleine Gruppe bipolarer Patienten, in deren Krankheitsverlauf vorwiegend Depressionen oder nur depressive Phasen und Hypomanien (Bipolar Typ II) auftreten, und die keine positive „Switch-Anamnese" für antidepressive Medikation besitzen, scheinen von einer länger dauernden antidepressiven Medikation zu profitieren. Innerhalb dieser Subgruppe kann eine langfristige antidepressive Therapie in Einzelfällen vertretbar sein und sogar Vorteile bringen (Altshuler et al., 2003, 2006). Die Empfehlungen sind in der Tabelle 21 zusammengefasst. Im Gegensatz zu Antidepressiva sind andere Therapiestrategien in der bipolaren Depression nicht mit einem erhöhten Risiko zur Auslösung manischer Phasen oder Phasenakzeleration assoziiert, die aus diesem Grunde oft als Strategie erster Wahl empfohlen werden.

ANTIDEPRESSIVA BEI BIPOLARER DEPRESSION		
	„Switchrisiko"	
SSRI	mäßig	Möglich als 1. Wahl zusammen mit einem antimanisch
Bupropion	mäßig	wirksamen Medikament
Venlafaxin	höher	Nur als 2. Wahl zusammen mit einem antimanisch
Andere duale AD	vermutlich höher	wirksamen Medikament
TCA	hoch	Nicht empfehlenswert!
Andere AD	keine ausreichende Datenlage	

TABELLE 21

5.2.2.2 „Mood Stabilizer" in der bipolaren Depression

5.2.2.2.1 Lithium

Lithium ist der älteste und wahrscheinlich bekannteste „Mood Stabilizer". Seine antimanische Wirkung wurde erstmals 1949 vom australischen Psychiater John F. Cade beschrieben. In den folgenden Jahren entwickelte der Däne Mogens Schou die Lithium-Therapie – die erste effektive Phasenprophylaxe bei der bipolar affektiven Störung und damit die erste grundlegend wirksame psychopharmakologische Therapie überhaupt. Es gibt nur wenige Hinweise aus klinischen Studien für eine akut-antidepressive Wirksamkeit von Lithium in der Monotherapie. Überdies waren die gezeigten antidepressiven Effekte nur sehr moderat und die vergleichsweise lange Wirklatenz beschränkt den Einsatz in der Akuttherapie (Franchini et al., 1996; Souza et al., 1991). Unbestritten ist jedoch die Wirksamkeit von Lithium in der Augmentationstherapie mit Antidepressiva. Hierfür besteht sowohl eine robuste Evidenz bei Patienten mit unipolarer als auch mit bipolarer Depression (Ebert et al., 1995; Heit et al., 1998).

Pharmakologische Effekte

Lithium besitzt verschiedene Auswirkungen auf die Signaltransduktion in Neuronen, deren genaue Folgen Gegenstand intensiver Forschung sind. Mit dem heutigen Erkenntnisstand ist davon auszugehen, dass es unter Therapie mit Lithium unter anderem auch zu einer Beeinflussung der Expression verschiedener Gene kommt, die eine ganze Kaskade von nachgeordneten Folgeerscheinungen auslöst. Insbesondere kommt es zu einer Aktivierung neurotropher und antiapoptotischer Faktoren (Chen et al., 2000b, 2000a; Manji et al., 2002). Auch eine gesteigerte Neuroneogenese konnte in einigen Bereichen des ZNS, insbesondere im Hippocampus, nachgewiesen werden. Darüber hinaus verstärkt Lithium über verschiedene Mechanismen unter anderem die GABAerge und serotoninerge Transmission und hat eine bremsende Wirkung auf zirkadiane

Rhythmen („clock genes"). Die zahlreichen Effekte der Therapie mit Lithium können zum Teil auch bei anderen „Mood Stabilizern" und atypischen Antipsychotika gefunden werden und sind trotz großer Erkenntniszugewinne in den letzten Jahren nur sehr lückenhaft verstanden.

Anwendungsgebiete

Lithium wird zur Therapie manischer Syndrome und zur Phasenprophylaxe bei bipolar affektiven und rezidivierenden depressiven Erkrankungen sowie als Augmentationsstrategie bei therapieresistenter Depression eingesetzt. Klassische Formen der bipolaren Erkrankung mit reiner Euphorie scheinen besser anzusprechen als atypische Verläufe und Bipolar Typ II-Erkrankungen (siehe Tabelle 20). Ein akut antidepressiver Effekt ist zwar belegbar, aber eher gering ausgeprägt und wegen einer relativ langen Wirklatenz von geringerer Relevanz für die unmittelbare Therapie depressiver Zustände. Es gibt Hinweise, dass mit zunehmender Anzahl manischer und depressiver Episoden die Wahrscheinlichkeit für ein Therapieansprechen sinkt. Eine sehr besondere und möglicherweise einzigartige Eigenschaft von Lithium ist die erwiesene antisuizidale Wirkung bei bipolaren Patienten, aber auch in der unipolaren Depression (Cipriani et al., 2005; Guzzetta et al., 2007; Maj, 2003; Schou, 1998).

Pharmakokinetik

Lithium wird nahezu vollständig enteral resorbiert, nicht metabolisiert und ausschließlich renal ausgeschieden. Die Eli-minationshalbwertszeit hängt von der Präparationsform ab. In der bevorzugt zu verwendenden retardierten Form werden Steady-State-Konzentrationen nach fünf bis sieben Tagen regelmäßiger Einnahme erreicht und die Plasma-Eliminations-Halbwertszeit beträgt etwa 24 Stunden. Die früher noch üblichen nichtretardierten Präparationsformen sollten wegen der deutlich höheren Nebenwirkungsraten heute nicht mehr eingesetzt werden.

Kontrolluntersuchungen vor und während der Therapie

Vor einer Einstellung auf Lithium sind Kontrolluntersuchungen notwendig. Da Lithium ausschließlich renal ausgeschieden wird und eine sehr geringe therapeutische Breite hat, muss eine Bestimmung der Nierenfunktion (Serumkreatinin, Kreatininclearance, Harnsäure, Harnstatus) durchgeführt werden. Diese sollte auch unter fortlaufender Therapie im ersten Jahr monatlich, später vierteljährlich wiederholt werden. Auch die Patienten sollten genau darüber aufgeklärt werden, dass eine Beeinträchtigung der Nierenfunktion, ebenso wie jede Änderung des Wasserhaushalts (Fasten, starkes Schwitzen etc.) zu signifikanten Veränderungen des Lithiumspiegels führen kann. Die Schilddrüsenfunktion (TSH, T3,T4) sowie EKG und EEG sollen vor Therapiebeginn, nach drei und nach sechs Monaten, später jährlich kontrolliert werden. Da es unter Therapie mit Lithium nicht selten zu einer Gewichtszunahme kommt, sollte auch der BMI, sowie Blutzucker und Blutfette regelmäßig kontrolliert werden. Bei Frauen im gebärfähigen Alter muss wegen möglicher teratogener Effekte unbedingt eine Schwangerschaft ausgeschlossen werden.

Dosierung

Die Dosierung wird anhand von Blutspiegelbestimmungen individuell durchgeführt. In einer akut manischen Phase sollte rasch bis zu einem Spiegel von 1,0–1,2 mmol/l aufdosiert werden, während typische Zielwerte in der Erhaltungstherapie und Augmentationstherapie zwischen 0,6 mmol/l und 0,8 mmol/l liegen. Diese Zielwerte sind als Richtwerte zu verstehen, die individuell je nach klinischem Ansprechen und Verträglichkeit differieren können. Gerade bei älteren Patienten, die oft eine höhere Empfindlichkeit gegenüber neurotoxischen Wirkungen haben, können auch geringere Dosierungen ausreichend sein. Spiegelbestimmungen sollten in der Einstellungsphase nach Erreichen des Steady-States wöchentlich, danach monatlich, erfolgen.

Unerwünschte Wirkungen

Lithium wird von vielen Patienten über sehr lange Zeiträume eingenommen und oft ohne wesentlich beeinträchtigende Nebenwirkungen vertragen. Gerade in der Initialphase der Therapie wird aber häufig über kognitive Beeinträchtigungen, Gewichtszunahme, Tremor und Polyurie berichtet, die störendes Ausmaß annehmen können und nicht selten zu einem Therapieabbruch führen. Eine ausführliche Aufklärung über die oft transiente Natur dieser Symptome ist daher von besonderer Bedeutung. Weiter kann Lithium jedoch eine ganze Reihe unerwünschter Wirkungen aufweisen. Diese sind in Tabelle 23 zusammengefasst.

Wechselwirkungen und Kontraindikationen

Bei schweren Nierenfunktionsstörungen, schweren Herzkreislauferkrankungen sowie Störungen des Natriumhaushalts (z.B. Morbus Addison) ist Lithium kontraindiziert. Relative Kontraindikationen beste-

BLUTSPIEGEL IN DER LITHIUMTHERAPIE	
Zielwerte	
akute Manie	1,0–1,2
Phasenprophylaxe und Augmentation	0,6–0,8
Intoxikation	Meist ab >1,6
	individuell sehr unterschiedlich, auch schon im therapeutischen Bereich möglich!
Kontrolle	■ Im 1. Monat wöchentlich
	■ danach monatlich
	■ immer bei unklaren körperlichen oder psychischen Beschwerden

TABELLE 22

LITHIUM: UNERWÜNSCHTE WIRKUNGEN	
Elektrolyt/Wasserhaushalt	Gewichtszunahme
	Ödeme (Gesicht, Knöchel)
Endokrinium	Struma
	Hypothyreose
	Hyperparathyreoidismus
Niere	Polyurie, Polydispie
	renaler Diabetes insipidus
	Glomerulonephritis (selten)
Leukocytose	
Haut	Akne
	Exanthem
	Haarausfall
Kardiovaskulär	Repolarisationsstörungen
	Arrhythmien
ZNS/PNS	Feinschlägiger Tremor
	Ataxie, Dysarthrie
	kognitive Störung
	Müdigkeit
Gastrointestinal	Diarrhoe
	Übelkeit
Adaptiert nach Benkert und Hippius, Kompendium der psychiatrischen Pharmakotherapie, Springer	

TABELLE 23

hen auch bei schwerwiegenderen Komorbiditäten wie Morbus Parkinson, Epilepsie, Myasthenien, Hypothyreosen oder Psoriasis. Für Patienten die wegen verschiedener Erkrankungen bereits polypharmazeutisch behandelt werden, erscheint Lithium wegen Wechselwirkungen und erhöhter Nebenwirkungsraten weniger geeignet. Lithium soll zwei bis drei Tage vor Narkosen bzw. Operationen abgesetzt werden, da es die Wirkung vieler Muskelrelaxantien stark verlängern kann. Die Durchführung einer EKT ist zwar prinzipiell möglich, aber wegen der erhöhten Nebenwirkungsrate (insbesondere mnestische Störungen) nicht ohne Vorbehalt zu empfehlen. Lithium kann mit zahlreichen Psychopharmaka interagieren. Eine gegenseitige Verstärkung der Wirkung, aber auch der unerwünschten Wirkungen ist für zahlreiche Psychopharmaka (Antidepressiva, Antipsychotika, Mood Stabilizer) beschrieben worden. Derartige Kombinationen sind nicht unüblich, sollten aber sorgfältig hinsichtlich unerwünschter Wirkungen überwacht werden. Auch für Kombinationen mit Phenytoin und manche Kalziumantagonisten wurde eine erhöhte Neurotoxizität beschrieben. Durch Hemmung der renalen Ausscheidung kann der Blutspiegel erhöht werden (nichtsteroidale Antirheumatika, Diuretika, ACE-Hemmer, Methyldopa und manche Antibiotika). Umgekehrt können Methylxanthine (Koffein, Theophyllin), Natriumbikarbonat und Acetazolamid den Spiegel senken. Lithium selbst kann die Wirkung von Digoxin und Thyreostatika verstärken und die von Clonidin und Sympathikomimetika abschwächen.

Schwangerschaft und Stillzeit

Vor Beginn der Therapie muss ein Schwangerschaftstest durchgeführt werden und die Patientin auf das teratogene Potential von Lithium und die Notwendigkeit einer effektiven Kontrazeption hingewiesen werden. Fehlbildungen entstehen vor allem im 1.Trimenon und betreffen insbesondere das kardiovaskuläre System. Insbesondere wurde über das gehäufte Auftreten der Ebstein Anomalie (komplexe Fehlbildung der Trikuspidalklappe) berichtet, aber auch die Rate von Frühgeburten und perinatalen Komplikationen ist erhöht. Da Lithium in die Muttermilch übergeht, dort Konzentrationen von 10–50% des mütterlichen Serumspiegels erreicht und die Auswirkungen auf die kindliche Entwicklung nicht ausreichend erforscht sind, muss auch vom Stillen abgeraten werden. Bei einer geplanten Schwangerschaft soll Lithium zwei Wochen vor dem Konzeptionstermin abgesetzt werden. Im 2. und 3. Trimenon kann nach sorgfältiger Risiko-Nutzen-Abwägung eine Wiederaufnahme der Lithiumtherapie erwogen werden, wenn das Risiko eines Rückfalls in eine manische oder depressive Phase als insgesamt schwerwiegender als das mögliche teratogene Potential eingeschätzt wird. In diesem Fall soll die Tagesdosis auf mehrere kleine Einzelgaben verteilt werden, um Plasmaspitzenwerte zu vermeiden.

Lithiumintoxikation

Die Diagnose einer Lithiumintoxikation muss klinisch gestellt werden und richtet sich nicht ausschließlich nach dem Blutspiegel. Zwar treten Intoxikationssymptome bei den meisten Patienten erst ab Serumkonzentrationen über 1,6 mmol/l auf, gerade bei älteren Patienten, Vorschädigung des ZNS, Komorbiditäten oder polypharmazeutischer Behandlung kann dies aber auch bereits im therapeutischen Bereich der Fall sein. Grundsätzlich sollte bei jedem Patienten unter Lithium eine Spiegelkontrolle erfolgen, wenn unklare neue körperliche oder psychische Symptome auftreten. Neben einer akzidentellen oder suizidalen Überdosierung gibt es häufige Begleitumstände, die den Lithiumspiegel in einen toxischen Bereich anheben können. Über diese Faktoren sollte auch jeder Patient im Detail aufgeklärt werden. So können Kalium- und Kochsalzmangel, wie sie im Rahmen einer natriumarmen Diät, durch Verwendung von Diuretika und Laxantien, Diarrhoe oder starkes Schwitzen entstehen können, ein starkes Ansteigen des Lithiumspiegels zur Folge haben. Ebenso können Faktoren, die die renale Clearance beeinträchtigen, schnell zu einem Akkumulieren von Lithium führen. In dieser Hinsicht sind insbesondere auch Medikamente wie NSAR (nichtsteroidale Antirheumatika) und ACE-Hemmer zu erwähnen. Die Symptome einer beginnenden Lithiumintoxikation sind zunächst unspezifisch und können wegen der Sedierung und Verlangsamung als Depression, wegen der kognitiver Beeinträchtigungen und Desorientierung aber auch als „verworrene Manie" fehlinterpretiert werden. Klinisch typischere Symptome sind Übelkeit und Erbrechen, Diarrhoe und grobschlägiger Händetremor. Im weiteren Verlauf zeigen sich häufig Dysarthrie und Ataxie, im fortgeschrittenen Stadium schließlich Rigor, Hyperreflexie, Faszikulationen, Krampfanfälle, Hypotonie, Herzrhythmusstörungen und Bewusstseinstrübung bis zum Koma. Sehr leichte Intoxikationssymptome können durch Absetzen von Lithium, Infusion isotoner Kochsalzlösung und evtl. Gabe von Carboanhydrasehemmern wie Acetazolamid behandelt werden. Schwerere Intoxikationen sind potentiell lebensbedrohliche Zustände, die intensivmedizinische Versorgung und Hämodialyse erforderlich machen.

Absetzen von Lithium

Nicht selten stellt sich bei einer bestehender Lithiumtherapie die Frage des Therapieabbruchs oder der medikamentösen Umstellung. Dies geschieht oft auf Wunsch des Patienten wegen objektiv oder subjektiv störender unerwünschter Wirkungen. Allerdings muss ein Abbrechen einer erfolgreichen Therapie sehr sorgfältig gegen die möglichen negativen Folgen abgewogen werden. Insbesondere sollte auch der Patient genauestens aufgeklärt werden, um die für seine Entscheidungsfindung nötigen Informationen zu erhalten. Es gibt deutliche Hinweise, dass nach einem Absetzen von Lithium der natürliche Verlauf der bipolaren Erkrankung stark beschleunigt sein kann und vermehrt affektive Phasen auftreten. Außerdem wurde auch für mindestens ein Jahr nach dem Absetzen eine deutlich erhöhte Suizidrate festgestellt, die weit über dem ohnehin schon stark erhöhten Schnitt bipolarer Patienten liegen kann. Mit diesem Wissen im Hintergrund muss jedenfalls ein Patient in der Zeit nach dem Absetzen von Lithium besonders sorgfältig betreut und regelmäßig gewissenhaft auf mögliche Anzeichen von Suizidalität exploriert werden.

5.2.2.2.2 Valproinsäure (VPS)

Einsatzgebiete

Valproinsäure gehört zu den meistverwendeten Stimmungsstabilisierern in der Behandlung bipolarer Erkrankungen. Im Vergleich zu manischen Syndromen sprechen unipolare wie auch bipolare akut depressive Syndrome weniger gut auf eine Therapie mit Valproinsäure an (Bowden et al., 1994; Hayes, 1989). Etwas bessere antidepressive Effekte scheinen insgesamt bei gemischten Episoden, Rapid Cycling, Bipolar Typ II-Patienten und agitiert depressiven Phasen aufzutreten (DeBattista et al., 2005; Freeman et al., 1992), die Ergebnisse aus den bisherigen Studien sind jedoch zum Teil widersprüchlich oder wegen sehr geringer Patientenzahlen nur mit Zurückhaltung zu interpretieren. In der Prophylaxe scheint VPS stärkere Effekte auf die Verhinderung manischer als depressiver Rückfälle zu besitzen. Neben diesen Anwendungsgebieten wird VPS auch in der Therapie der Epilepsie, Migräneprophylaxe, Aggression und bei Impulskontrollstörungen eingesetzt.

Dosierung

Die Dosierung richtet sich nach dem angepeilten Blutspiegel, der im Bereich von 50–100 mg/l liegen sollte. Meist sind dafür Dosierungen zwischen 750 mg und 2000 mg/Tag notwendig. Die empfohlene Initialdosis liegt bei 1000 mg/Tag, aufgeteilt auf zwei Einzelgaben, die Hauptdosis abends. Bei manischen Episoden kann das Ansprechen durch schnelle Dosissteigerung („Loading") und Blutspiegel am oberen Ende des therapeutischen Bereichs verbessert werden, während bei depressiven Phasen eher eine langsame Dosissteigerung zu empfehlen ist (Grunze et al., 1999). VPS kann bei akuter Manie auch als intravenöse Infusion in einer Dosierung von 1200 mg bis 1800 mg/Tag (20 mg/kg Körpergewicht) verabreicht werden

Pharmakologische Effekte

VPS blockiert spannungsabhängige Natriumkanäle und hat einen fördernden Einfluss auf die GABAerge Transmission. Zudem entwickelt die Substanz über verschiedene Angriffspunkte in der Signaltransduktion eine Vielzahl von Effekten auf die Zellfunktion und Genexpression von Neuronen, die sich zum Teil mit jenen von Lithium oder anderen Stimmungsstabilisierern überlappen. Der genaue Wirkmechanismus ist bisher nur sehr lückenhaft verstanden.

Pharmakokinetik und Wechselwirkungen

VPS wird stark proteingebunden und in der Leber über verschiedene Abbauwege (Beta-Oxidation, Glukuronidierung) zu mehr als fünfzig Metaboliten abgebaut. Der Abbau kann durch verschiedene Medikamente stark induziert werden (siehe Tabelle 24), wobei es neben niedrigeren Serumspiegeln verstärkt zur Produktion eines toxischen Metaboliten (4-en-VPS) kommt, der mit den hepatotoxischen Nebenwirkungen in Verbindung gebracht wird. Umgekehrt kann der Spiegel von VPS durch die Komedikation verschiedener Medikamente, insbesondere von NSAR und Makroliden, ansteigen. Besondere Vorsicht ist bei einer Kombination mit Lamotrigin angezeigt, da VPS den Spiegel von Lamotrigin auf etwa das Doppelte hebt. Dadurch steigt die Gefahr von Lamotrigin-assoziierten Nebenwirkungen, insbesondere der Entwicklung von Exanthemen. Bei gleichzeitiger Verabreichung mit Topiramat steigt die Gefahr einer Hyperammonämie und Encephalopathie. VPS selbst gilt als Hemmer verschiedener Glucuronyltransferasen und des Cytochroms 2C19. Weitere ausgewählte Wechselwirkungen sind in Tabelle 24 zusammenge-

AUSGEWÄHLTE MÖGLICHE WECHSELWIRKUNGEN VON VPS		
Spiegel von VPS steigt durch	Spiegel von VPS sinkt durch	Einfluss von VPS auf
Aspirin	*Carbamazepin*	*Lamotrigin*: Spiegel steigt
Cimetidin	*Oxcarbazepin*	Cave: Exantheme!
Ibuprofen		*Zonisamid*: Spiegel sinkt
	Cave: vermehrt neurotoxische Metabolite!	
Clarithromycin	*Rifampicin*	*Topiramat*: verstärktes Risiko für Neurotoxizität und
Erythromycin	*Panipenem, Meropenem*	Hyperammonämie
	Mefloquin	
Fluvoxamin	*Phenytoin*	*Trizyklische AD*: Spiegel steigt
Fluoxetin		
Topiramat		*Clozapin*: Spiegel steigt initial, sinkt längerfristig
Cimetidin		*Benzodiazepine* (Diazepam, Lorazepam, Clonezepam): Spiegel steigt
		Antikoagulantien, ASS: Blutungsrisiko steigt

TABELLE 24

fasst. Die Halbwertszeit der retardierten Formulierung liegt im Mittel bei 18 Stunden, die Ausscheidung erfolgt vorwiegend renal.

Unerwünschte Wirkungen

Klinische Studien zeigen in der Regel eine bessere Verträglichkeit von VPS im Vergleich zu anderen Stimmungsstabilisieren. Relativ häufig kommt es neben einer Gewichtszunahme jedoch zu zentral- und periphernervösen Nebenwirkungen (Sedierung, Tremor, Ataxie, Parästhesien, Verwirrtheit, selten auch Encephalopathie). Die neurotoxischen Effekte können durch Kombination mit anderen Medikamenten wie Topiramat oder Phenytoin verstärkt werden. Eine weitere mögliche Nebenwirkung ist die Hepatotoxizität, die manchmal stark ausgeprägt ist und in Einzelfällen tödlich verlaufen kann. Als Risikofaktoren gelten das Säuglings- und Kleinkindalter, sowie männliches Geschlecht. Die Patienten sollten über mögliche Warnsymptome einer beeinträchtigten Leberfunktion (Übelkeit, Appetitverlust, Lethargie, Ikterus) ebenso aufgeklärt werden wie über das seltene, aber mögliche Auftreten einer Pankreatitis (Bauchschmerzen, erhöhte Amylase- und Lipasewerte). VPS kann die Entstehung einer Thrombopenie und Leukopenie begünstigen und insbesondere bei Kombinationen mit Antikoagulantien oder Thrombozytenaggregationshemmern zu einer unerwünschten Verstärkung der Blutungsneigung führen. Andere Nebenwirkungen umfassen mehrere gastrointestinale Symptome (Übelkeit, Diarrhoe, Völlegefühl). Sie treten dosisabhängig und bei Plasma-Peaks häufiger auf und sind bei den Retardpräparaten insgesamt etwas seltener. In selteneren Fällen sind Hautreaktionen (Exantheme, Erythema multiforme, Lupus erythematodes, Vaskulitiden, Lyell-Syndrom) beschrieben und gelegentlich kann es zu einem – reversiblen – Haarausfall kommen. Als Ursache hierfür wird ein Effekt auf den Zink- und Selenhaushalt angenommen und eine entsprechende Substitution als Therapieversuch empfohlen. Unter Therapie mit VPS besteht bei weiblichen Patientinnen nach neuren Erkenntnissen auch eine erhöhte Gefahr zur Entwicklung eines polyzystischen Ovar-Syndroms und erhöhter Testosteronwerte. VPS ist kontrainidiziert bei hepatischer Porphyrie, schwerwiegenden Leber- und Pankreasfunktionsstörungen, relevanten Blutgerinnungstörungen und einer positiven Familienanamnese für schwere Lebererkrankungen. Vorsicht ist auch geboten bei Knochenmarksschädigungen, Lupus erythematodes, Enzymopathien (z.B. OTC-Mangel), schwerer Niereninsuffizienz und Hypoproteinämien).

Schwangerschaft und Stillzeit

VPS hat teratogenes Potential und kann insbesondere im ersten Trimenon die Entwicklung von Neuralrohrdefekten begünstigen. Weiter gibt es Berichte über erniedrigte IQ-Werte und Entwicklungsverzögerungen von Kindern, die in utero VPS ausgesetzt waren (Vinten et al., 2005). Generell sollte daher auf eine Therapie mit Valproinsäure in der Schwangerschaft verzichtet werden und alle Patientinnen im gebärfähigen Alter über die Notwendigkeit einer effektiven Kontrazeption aufgeklärt werden. Sollte es dennoch zu einer ungewünschten Schwangerschaft kommen oder nach einer sorgfältigen Risiko-Nutzenabwägung eine Entscheidung für die Weiterführung der Therapie fallen, empfiehlt sich als präventive Maßnahme die Substitution mit Folsäure und eine sonographische Kontrolle in der 18.–20. Schwangerschaftswoche. Wegen der erhöhten Blutungsneigung kann in den letzten sechs Schwangerschaftswochen sowie bei Neugeborenen nach der Geburt eine Vitamin-K Substitution erwogen werden. Da VPS in die Muttermilch übergeht und gerade bei Säuglingen ein stark erhöhtes Risiko für schwerwiegende Hepatotoxizität besteht, ist auch vom Stillen abzuraten oder – wenn nicht anders möglich – sind jedenfalls engmaschige Kontrollen der kindlichen Leberwerte durchzuführen.

Kontrolluntersuchungen vor und während der Therapie mit VPS

Bevor eine Therapie mit VPS begonnen wird, sollen Leberfunktion, Kreatinin, Thrombozyten und Blutgerinnung kontrolliert werden. Diese Untersuchungen müssen nach einem Monat wiederholt werden und im Falle pathologischer Werte während des ersten halben Jahres monatlich erfolgen. Bei stabilen Patienten reichen im weiteren Verlauf halbjährliche Kontrollen. Wie bei allen Medikamenten, die mit Gewichtszunahme assoziiert sind, sollten bereits zu Beginn der Therapie

Körpergewicht, BMI, Blutdruck, Blutfette und Blutzuckerwerte bestimmt und regelmäßig kontrolliert werden. Bei Patientinnen muss eine Schwangerschaft ausgeschlossen werden und es empfiehlt sich wegen des erhöhten Risikos für ein polyzystisches Ovar-Syndrom eine gynäkologische Kontrolle. Im weiteren Verlauf sollte sorgfältig auf mögliche Anzeichen hormoneller Störungen geachtet werden (Hirsutismus, Akne, Menstruationsstörungen).

5.2.2.2.3 Lamotrigin

Einsatzgebiete

Lamotrigin zeigt deutliche antidepressive Effekte in der Erhaltungstherapie bei bipolaren Störungen, insbesondere auch bei Rapid Cycling und Bipolar Typ II-Patienten. Ein akut antidepressiver Effekt ist dagegen weniger gut belegt und jedenfalls geringer ausgeprägt (Bowden et al. 2003; Calabrese et al. 2000). Da die Substanz wegen der Gefahr der Entstehung eines Arzneimittelexanthems sehr langsam aufdosiert werden muss, ist darüber hinaus der Einsatz in der Behandlung akuter Depressionen sehr eingeschränkt. Lamotrigin besitzt keine ausreichend belegte Wirksamkeit zur Therapie oder Prophylaxe manischer Zustände und sollte daher bei bipolaren Patienten nicht ohne zusätzliche antimanisch wirksame Medikation verabreicht werden. Neben bipolaren Erkrankungen findet Lamotrigin auch häufig Einsatz in der Prävention depressiver Phasen bei rezidivierenden unipolaren Depressionen, ist für diese Indikation je-

doch weder systematisch untersucht noch explizit zugelassen. Weiter bestehen Hinweise für die Wirksamkeit bei schizoaffektiven Störungen (Erfurth et al., 1998).

Pharmakologische Effekte

Lamotrigin beeinflusst über verschiedene Mechanismen spannungsabhängige Natriumkanäle und inhibiert die Ausschüttung von Glutamat und Aspartat. Der genaue Wirkmechanismus für die Therapie affektiver Symptome bleibt unklar. Einige Untersuchungen zeigen eine Wiederaufnahmehemmung von Serotonin und anderen Monaminen (Xie und Hagan, 1998).

Pharmakokinetik und Wechselwirkungen

Lamotrigin wird nach rascher, fast vollständiger Resorption mit einer Halbwertszeit von etwa 24–35 Stunden nach Glukuronidierung vorwiegend renal ausgeschieden. Das Cytochrom P 450-System ist nicht wesentlich am Stoffwechselweg beteiligt, jedoch können Enzyminduktoren wie Carbamezepin den Abbau beschleunigen. Lamotrigin selbst führt bei dauernder Verabreichung zu einer geringen Induktion des eigenen Stoffwechselwegs ohne starke klinische Relevanz. Eine wichtige Interaktion besteht jedoch mit Valproinsäure, mit der es um die Glukuronidierung konkurriert. Bei gleichzeitiger Verabreichung kann der Lamotriginspiegel um das Doppelte ansteigen und so zu vermehrten Nebenwirkungen führen. Da bei plötzlichen und schnellen Spiegelanstiegen die Gefahr allergischer Hautreaktionen bis hin zu einer schweren, lebensbedrohlichen

Lamotrigin-Unverträglichkeitsreaktion deutlich erhöht ist, ist diese Wechselwirkung mit Valproinsäure von besonderer klinischer Relevanz und muss bei der Dosierung (niedrigere Lamotrigindosis und langsamere Dosissteigerung) berücksichtigt werden. Lamotrigin ist ein Hemmer der Dihydrofolatreduktase und kann den Folsäurespiegel senken. Umgekehrt kann die Verabreichung oraler Kontrazeptiva den Plasmaspiegel von Lamotrigin reduzieren.

Unerwünschte Wirkungen

Generell wird Lamotrigin gut vertragen und besitzt im Vergleich zu anderen Stimmungsstabilisierern einige Vorteile. So kommt es in der Regel kaum zu einer Gewichtszunahme und nur selten zu kognitiven Beeinträchtigungen (Bowden et al., 2006). Die wichtigste mögliche Nebenwirkung stellen Unverträglichkeitsreaktionen dar. Bei 10% aller Patienten kommt es zu harmlosen Hautreaktionen („Rash"). Diese werden begünstigt durch zu schnelle Dosissteigerungen, aber auch durch zusätzliche exzessive Licht- oder Allergenexposition und finden sich bei jungen Patienten im Kindes- und Jugendalter etwas häufiger. Es ist empfehlenswert, alle Patienten über diese Zusammenhänge aufzuklären und sowohl starke Lichtexpositionen als auch zusätzliche Allergene (insbesondere neue Kosmetika, Waschmittel etc.) zu vermeiden. In seltenen Fällen (1:1000, 1:100 bei Kindern) kann es zu einer systemischen Reaktion mit Fieber, Lymphknotenschwellungen und schweren allergischen

Haut- und Schleimhautreaktionen (Quincke-Ödem, Steven Johnson-Syndrom, Lyell Syndrom) kommen, die unter Umständen lebensbedrohlich sind. Es ist unumgänglich, alle Patienten vor Behandlungsbeginn auf diese Gefahr und die Frühwarnzeichen hinzuweisen, damit sie gegebenenfalls sofort Hilfe aufsuchen können. Andere unerwünschte Wirkungen umfassen unter anderem Kopfschmerzen, Schwindel, Verschwommensehen, Reizbarkeit, Arthralgien und gastrointestinale Beschwerden. Selten wurden auch Aggressivität und Konjunktividen beschrieben. Relative Kontraindikationen bestehen bei schweren Leber- und Nierenfunktionsstörungen. Regelmäßige Spiegelkontrollen sind für Lamotrigin nicht zwingend vorgesehen, können aber bei Verdacht auf Wechselwirkungen oder mangelhafte Compliance sinnvoll sein.

Dosierung

Um die Gefahr einer Hautreaktion zu minimieren empfiehlt sich eine sehr langsame Dosissteigerung. Die Initialdosis liegt bei 25 mg/Tag und wird alle zwei Wochen um 25 mg gesteigert bis die Zieldosis von 200 mg/Tag (maximal 400 mg/Tag) erreicht ist. Wenn allerdings gleichzeitig Valproinsäure eingenommen wird, muss die Dosissteigerung noch langsamer erfolgen. Die Anfangsdosis liegt dann bei 25 mg jeden zweiten Tag für 14 Tage. Danach kann um 25 mg alle zwei Wochen gesteigert werden. Die Zieldosis liegt dann bei 100–200 mg. Auch bei Leber- und Nierenfunktionsstörungen muss die Dosierung in Absprache mit dem Internisten eventuell reduziert werden.

Schwangerschaft und Stillzeit

Lamotrigin galt längere Zeit als vergleichsweise sicher bezüglich seines teratogenen Potentials. Neuere Untersuchungen zeigen jedoch nun auch für Lamotrigin, vor allem in den höheren Dosisbereichen, fruchtschädigende Effekte mit deutlich erhöhten Fehlbildungsraten vor allem an Mund und Gaumen. Generell sollte daher – wenn immer möglich – auf eine Therapie mit Lamotrigin während der Schwangerschaft verzichtet werden. Sollte nach sorgfältiger Risiko-Nutzenabwägung die Therapie dennoch weitergeführt werden, so ist zu berücksichtigen, dass die Lamotrigin-Clearance in der Schwangerschaft deutlich beschleunigt ist und sich nach der Geburt rasch normalisiert. Es sind daher entsprechende Spiegelkontrollen und gegebenenfalls Dosisanpassungen notwendig.

5.2.2.2.4 Carbamazepin (CBZ)

CBZ wird heute bei bipolaren Erkrankungen seltener und in der Regel nicht als erste Option eingesetzt, nicht zuletzt da es mit zahlreichen Substanzen interagiert und so Kombinationstherapien oft erschwert. Akute antidepressive Effekte der CBZ-Behandlung sind weniger gut dokumentiert als die antimanische Wirksamkeit (Bocchetta et al., 1997). Insgesamt wurden weniger als 100 Patienten in kontrollierten Studien untersucht und der gefundene antidepressive Effekt ist eher moderat (Post et al., 1996). Es gibt aber Evidenz, dass die Kombination mit Lithium potenter ist als die CBZ-Monotherapie (Dilsaver et al., 1996). Ähnlich wie mit Valproinsäure scheint das Ansprechen bei Patienten mit gemischten Phasen, Rapid Cycling und atypischen Verläufen tendenziell besser zu sein. CBZ kann eine Alternative für Patienten sein, die Gewichtsprobleme haben, oder die nicht auf andere Medikamente ansprechen (Akiskal et al., 2005). Zusammenfassend kann CBZ als antimanisch und phasenprophylaktisch, jedoch nicht als ausreichend gut wirksame Substanz in der akuten Therapie der bipolaren Depression bezeichnet werden. CBZ wird auch in der Therapie der Epilepsie, im Alkoholentzug, bei rezidivierender unipolarer Depression und zur Therapie pathologischer Aggression und Impulsivität eingesetzt.

Pharmakologische Eigenschaften

CBZ blockiert spannungsabhängige Na-Kanäle und inhibiert die glutamaterge Transmission. Der genaue antimanische und phasenprophylaktische Wirkmechanismus ist noch nicht ausreichend verstanden.

Pharmakokinetik und Wechselwirkungen

CBZ wird nach langsamer, fast vollständiger Resorption bevorzugt durch CYP 3A4 unter Entsehung eines aktiven Metaboliten abgebaut und renal ausgeschieden. Es induziert neben anderen Cytochromen auch den eigenen Abbauweg, wodurch einerseits zahlreiche Interaktionen entstehen, andererseits mit längerer Verabreichung durch verstärkten Abbau der eigene Plasmaspiegel sinkt und Dosisanpassungen nötig werden können. Zahlreiche Substanzen können mit CBZ interagieren.

Eine Aufstellung möglicher Interaktionen findet sich in Tabelle 25.

Wegen einer chemischen Strukturverwandtschaft mit trizyklischen Antide-

MÖGLICHE WECHSELWIRKUNGEN VON CARBAMAZEPIN

CBZ Spiegel kann steigen durch (Enzymhemmung von CYP 3A4)	CBZ senkt potentiell den Spiegel/die Wirksamkeit von	Andere wichtige potentielle Wechselwirkungen
Makrolidantibiotika	Antiepileptika ■ Ethosuximid ■ Topiramat ■ Lamotrigin ■ Valproinsäure	Lithium: verstärkte Neurotoxizität Valproinsäure: verstärkte Hepatotoxizität
Anitdepressiva ■ Fluoxetin ■ Fluvoxamin ■ Desipramin	Antidepressiva ■ Citalopram ■ Paroxetin ■ Amitryptilin ■ Doxepin ■ Imipramin ■ Nortryptilin ■ Bupropion ■ Mirtazapin ■ Reboxetin	Clozapin: verstärkte Hämatotoxizität (Kontraindikation!)
Kalziumantagonisten (Diltiazem- und Verapamiltyp)	Antipsychotika Benzodiazepine ■ Alprazolam ■ Clonazepam Methadon Antikoagulantien Ciclosporin Doxycyclin Ethosuximid Mebendazol Thyroxin Valproinsäure	MAO-Hemmer: Serotoninsyndrom (?) (Kontraindikation) SSRI, Diuretika, SNRI: Hyponatriämie verstärkt
Andere ■ Danazol ■ Dextropropoxyphen	Orale Kontrazeptiva!	

TABELLE 25

pressiva soll laut Herstellerangaben keine Kombination mit MAO-Hemmern erfolgen.

Unerwünschte Wirkungen

Nebenwirkungen treten bei Therapie mit CBZ insbesondere vermehrt in der Anfangsphase auf und werden oft durch Komedikation verstärkt. Einschleichendes Dosieren und eine sorgfältige Auswahl der Komedikation mit Hinblick auf möglichst geringe Wechselwirkung und additiven Nebenwirkungen kann die Verträglichkeit in vielen Fällen verbessern. Relativ häufig kommt es zu Sedierung, Somnolenz, Schwindel und Ataxie. Die Hauptdosis sollte aus diesen Gründen im Regelfall abends eingenommen werden. Allergische Hautreaktionen sind oft benigner Natur, können sich in seltenen Einzelfällen jedoch auch als lebensbedrohliche exfoliative Dermatitis manifestieren. In diesem Falle ist CBZ sofort abzusetzen und intensivmedizinische Versorgung zu sichern. Auch Blutbildveränderungen treten bei bis zu 10% aller Patienten auf. Meist handelt es sich um transiente, benigne Thrombo- und Leukopenien. In sehr seltenen Fällen kann es aber auch zu einer Agranulocytose bzw. aplastischen Anämie kommen. Medikamente wie Clozapin, die dieses Risiko teilen, sollen daher nicht mit CBZ kombiniert werden. Ebenso kann CBZ zu Leberfunktionsstörungen, Hyponatriämie und Herzrhythmusstörungen führen. Alle Patienten sollten daher über die möglichen Frühsymptome einer Knochenmarksschädigung (Blutungsneigung, Spontanhämatome, Schleimhautaffektionen, Fieber, Halsschmerzen) und Leberfunktionsstörung (Appetitverlust, Übelkeit, Ikterus) aufgeklärt werden. CBZ ist kontraindiziert bei atrioventrikulärem Block, bekannten Knochenmarksschäden, bekannter Unverträglichkeit (auch der strukturverwandten trizyklischen Antidepressiva), Porphyrie und gleichzeitiger Verwendung von MAO-Hemmern. Vorsicht ist auch geboten bei schweren Leber- und Nierenerkrankungen.

Dosierung

Zur Verbesserung der Verträglichkeit sollte, wo möglich, einschleichend dosiert werden. Übliche Anfangsdosen liegen im Bereich von 200–400 mg/Tag, durchschnittliche Erhaltungsdosen bei 400–800 mg/Tag. Für die Therapie der Manie und Phasenprophylaxe ist kein therapeutischer Spiegel definiert, angestrebt werden Werte, wie sie auch in der Epilepsietherapie üblich sind (6–12 mg/l). Da es durch Enzyminduktion nach längerer Einnahme zu einem Absinken des Spiegels kommen kann, sollen regelmäßige Kontrollen der Plasmaspiegel erfolgen.

Kontrollen vor und während der Therapie mit CBZ

Vor Behandlungsbeginn muss ein EKG zum Ausschluss von Rhythmus- bzw. Reizleitungsstörungen vorliegen. Dieses sollte nach einem Monat, später jährlich wiederholt werden. Blutbild- und Leberfunktionskontrollen empfehlen sich vor Beginn, wöchentlich im ersten Monat, und danach im Monatsabstand. Sinkt die Leukozytenzahl unter 4000/mm^3 müssen auch die Thrombozyten kontrolliert werden und ein Differentialblutbild angefertigt werden. Bei stabil eingestellten Patienten genügen im weiteren Verlauf vierteljährliche Kontrollen. Für Serumkreatinin und Elektrolyte werden nach der ersten Kontrolle vor der Einstellung monatliche Wiederholungen für ein halbes Jahr, später vierteljährliche Kontrollen empfohlen. Bei Frauen im gebärfähigen Alter soll vor Beginn eine Schwangerschaft ausgeschlossen werden.

Schwangerschaft und Stillzeit

CBZ hat teratogenes Potential, insbesondere finden sich erhöhte Raten von Fehlbildungen des Hydantointyps (kraniofaziale Defekte, Fingernagelhypoplasie, Neuralrohrdefekte, Entwicklungsverzögerung). Eine Anwendung in der Schwangerschaft sollte daher vermieden werden. In Fällen, wo ein Weiterführen der Therapie dennoch notwendig ist, ist eine Substitution mit Folsäure ratsam. Wegen der erhöhten Blutungsneigung kann in den letzten sechs Schwangerschaftswochen sowie bei Neugeborenen nach der Geburt eine Vitamin-K-Substitution erwogen werden. CBZ geht auch in die Muttermilch über und erreicht dort Spiegel von etwa 25–60% der mütterlichen Serumkonzentration, weswegen auch für das Stillen eine sorgfältige Risiko-Nutzenabwägung gilt.

5.2.2.2.5 Neuere Antiepileptika

Für die neueren Antiepileptika Gabapentin, Pregabalin oder Topiramat konnten keine relevanten antidepressiven Effekte nachgewiesen werden. Topiramat wird gelegentlich als Therapieoption bei therapieresistenten bipolaren Erkrankungen eingesetzt, wobei einzelne positive Berichte über die Effektivität bestehen, jedoch auch Studien mit Negativergebnissen. Vom derzeitigen Standpunkt besteht keine ausreichende Evidenz für eine eindeutige Therapieempfehlung (Vasudev et al., 2006). Es gibt allerdings Hinweise für die Wirksamkeit von Topiramat, Gapapentin und Pregabalin bei einzelnen Schmerz-Syndromen mit affektiver Komponente. Diese werden in Kapitel 3.10 „Psychopharmakologische Behandlung: Somatisierende Depression" besprochen. Auch für das dem Carbamazepin strukturell verwandte Oxcarbazepin, das oft als nebenwirkungsärmer bei ähnlicher Wirksamkeit beschrieben wird, gibt es derzeit noch keine ausreichenden Daten für Empfehlungen zur Therapie affektiver Erkrankungen (Mazza et al., 2007; Vasudev et al., 2008).

5.2.2.3 Der Stellenwert von atypischen Antipsychotika (AAP)

Die gute antimanische Wirksamkeit verschiedener Antipsychotika ist bereits seit längerer Zeit gut belegt, während Erkenntnisse über den Einsatz in der bipolaren Depression und der Phasenprophylaxe erst jüngeren Datums sind. Im Gegensatz zu typischen Antipsychotika, die im Ruf standen, depressive Symptome zu induzieren, gibt es für einige neue Antipsychotika deutliche Belege zur antidepressiven Wirkung. Im Unterschied zu klassischen Antidepressiva dürften sie auch keinen

ATYPISCHE ANTIPSYCHOTIKA BEI AFFEKTIVEN ERKRANKUNGEN

Medikament (Handelsname)	Amisulprid (Solian)	Aripiprazol (Abilify)	Clozapin (Leponex, Lanolept)	Olanzapin (Zyprexa)	Quetiapin (Seroquel)	Risperidon (Risperdal, Risperdal Consta)	Ziprasidon (Zeldox)
Anwendungsgebiete bei affektiven Erkrankungen[1]	Dysthymie bei bipolaren Erkrankungen nicht speziell erforscht	Manie Phasenprophylaxe bipolarer Erkrankungen Unipolare Depression	Nur bei Therapieresistenz!	Manie bipolare Depression Phasenprophylaxe bipolarer Erkrankungen	Manie bipolare Depression Phasenprophylaxe bei bipolaren Erkrankungen unipolare Depression	Manie Phasenprophylaxe bei bipolaren Erkrankungen	Manie Phasenprophylaxe bei bipolaren Erkrankungen
Darreichungsform	Oral	Oral i.m.[2] Depotformulierung in Entwicklung	Oral	Oral i.m Depotformulierung in Entwicklung	Oral	Oral Depot	Oral i.m.[2]
Zugelassener Dosierungsbereich (Tagesdosis in mg)	nichtproduktive Psychosen: 50–300 mg produktive Psychosen: 400–800 mg	10–30 i.m.: 5,25-15 als Einzeldosis, maximal 30/Tag	200–450 maximal 900	5–20 i.m.: 5–10 als Einzeldosis, maximal 20/Tag	150–750	2–16 Depot: 25–50(75) mg/2 Wochen	80–160 i.m.: 10 mg als Einzeldosis maximal 40 mg/Tag für 3 Tage
Beispiele üblicher klinischer Dosierungen, Dosierungshinweise	Dysthymie: 50 mg/die	Initial wegen möglicher aktivierender Effekte niedrig dosieren (2,5 mg–5 mg)	Initial niedrig dosieren (Sedierung): 1–2-mal 12,5 mg Hauptdosis abends	Initial niedrig dosieren (Sedierung): 2,5–5 mg Hauptdosis abends	Initial niedrig dosieren (Sedierung): 50–100 mg Hauptdosis abends bipolare Depression: 300–600 bei Manie in der klinischen Praxis oft höher	Initial meist 2 mg/Tag zur Erhaltung meist 4–6 mg/Tag im Alter niedriger dosieren! (0,5–1 mg/Tag)	Initial 2-mal 40 mg/Tag
Rezeptorprofil[3]	D	D, 5-HT	D,5- HT, α, M, H	5-HT, D, α, M, H	H, 5-HT, α, D	5-HT, D, α, H	5-HT, D
Halbwertzeit	12–20 h	60–80h	12–16 h	30–60 h	6–7 h Retard-Präparat steht vor Zulassung	3 h aktiver Metabolit: 24 h	6 h

174

Medikament (Handelsname)	Amisulprid (Solian)	Aripiprazol (Abilify)	Clozapin (Leponex, Lanolept)	Olanzapin (Zyprexa)	Quetiapin (Seroquel)	Risperidon (Risperdal, Risperdal Consta)	Ziprasidon (Zeldox)
Cytochrome Metabolismus[4]	Nichthepatischer Metabolismus, renale Eliminierung	3A4, 2D6	1A2 (3A4, 2D6)	1A2 (2D6)	3A4 (2D6)	2D6 (3A4)	2/3 über Aldehyddehydrogenase 1/3 über 3A4, 2D6

TABELLE 26. Fortsetzung

[1] Anwendungsgebiete in der klinischen Praxis mit evidenzbasierten Hinweisen zur Wirksamkeit, entsprechen nicht immer der expliziten Zulassung in dieser Indikation.
[2] Zur Kontrolle von Erregungszuständen bei Schizophrenie.
[3] Rezeptoren D: Dopamin, M: Muskarin, 5-HT: Serotonin, H: Histamin, α: Adrenalin (α-Rezeptor).
[4] Hauptstoffwechselweg, alternative Wege in Klammer.

negativen Einfluss auf den Verlauf der Erkrankung im Sinne einer Switchgefahr oder einer Phasenakzeleration ausüben, was einen deutlichen und überaus wichtigen Vorteil für bipolare Patienten bringt. Allerdings ist die antidepressive Wirkung kein Klasseneffekt der gesamten Gruppe, sondern scheint substanzspezifisch aufzutreten. So konnten für Quetiapin und Olanzapin sowohl in der Akuttherapie, als auch in der Erhaltungstherapie klar positive Wirkungen gefunden werden, während für Risperidon, Ziprasidon und Aripiprazol keine deutlichen oder sogar im Vergleich zu Placebo fehlende Effekte gefunden wurden. Es gibt klare Hinweise, dass die Kombinationstherapie von klassischen Stimmungsstabilisierern mit AAP bessere Ergebnisse erzielt als Monotherapie. In den letzten Jahren stieg der Gebrauch von AAP in der Behandlung bipolarer Störungen merkbar an. Sie werden heute zur Therapie der Manie, der akuten Depression und in der Erhaltungstherapie regelmäßig eingesetzt.

5.2.2.3.1 Auswahlkriterien

Mögliche Auswahlkriterien zwischen den Einzelsubstanzen betreffen neben den Wirkungen vor allem potentielle Nebenwirkungen. Bei Patienten, die eine Gewichtszunahme und Sedierung fürchten oder an einem metabolischen Syndrom erkrankt sind, erscheinen Ziprasidon und Aripiprazol als günstigere Wahl. Wenn allerdings ein guter antidepressiver Effekt erzielt werden soll, sollte Quetiapin und in zweiter Linie auch Olanzapin der Vorzug gegeben werden. Risperidon hat den Vorteil, auch als Depotformulation zur Verfügung zu stehen und kann bei Patienten mit mangelhafter Compliance angezeigt sein. Depotformulierungen für Olanzapin und Aripiprazol befinden sich derzeit in Entwicklung.

Generell gilt auch für Therapie mit AAP in der Schwangerschaft eine genaue Risiko-Nutzenabwägung. Im Vergleich zu Therapiealternativen (klassische Stimmungsstabilisierer wie Lithium oder Antiepileptika) scheint das teratogene Potential mit dem heutigen, limitierten Erkenntnisstand jedoch geringer zu sein, so dass für den Fall einer unbedingt nötigen Fortführung einer medikamentösen Therapie in der Schwangerschaft eine Bevorzugung von Atypika argumentierbar ist.

5.2.2.3.2 Quetiapin

Quetiapin wird erfolgreich in Mono- und Kombinationstherapien zur Akuttherapie von manischen und depressiven Phasen sowie zur Phasenprophylaxe bipolarer Erkrankungen eingesetzt. Beide in der bipolaren Depression untersuchten Dosierungen (300 mg und 600 mg) zeigten eine gute Effektstärke, die bei der klassischen Verlaufsform (Bipolar Typ I) jedoch größer ist, als bei Bipolar Typ II-Patienten (Thase et al., 2006; Weisler et al., 2008). Im Vergleich zu Antidepressiva ist die Wirklatenz kürzer und eine signifikante Besserung der Depression kann oft bereits innerhalb der ersten Woche nach Therapiebeginn gesehen werden. Ein direkter Vergleich der antidepressiven Potenz im Vergleich zu Antidepressiva fehlt jedoch. Inzwischen existieren auch Untersuchungen über mehrere Jahre, die einen phasenprophylaktisch antidepressiven Effekt belegen. Quetiapin wird auch zur Therapie der Schizophrenie eingesetzt, darüber hinaus gibt es Hinweise zur Wirksamkeit bei Zwangstörungen, pathologischer Aggression, Sucht, Impulskontrollstörungen, in der Therapie bipolarer Patienten mit komorbidem Substanzmissbrauch (Brown et al., 2002; Hanley und Kenna, 2008) sowie bei unipolarer Depression und Angststörungen.

Dosierung

Da der initiale sedierende Effekt von Patient zu Patient stark variiert, empfiehlt sich als erste „Testdosis" eine Gabe von 50–100 mg abends mit anschließender individueller Dosisanpassung. Die Zieldosis liegt für die Behandlung manischer Phasen im Bereich von 400–800 mg, kann aber für einzelne Patienten wie auch in der Behandlung der Schizophrenie durchaus höher liegen. Die ursprünglich vom Hersteller empfohlene Maximaldosis von 750 mg/Tag wird in der klinischen Praxis heute oft deutlich überschritten. Bei depressiven Episoden und in der Erhaltungstherapie werden meist Tagesdosen zwischen 300 mg und 600 mg angestrebt. Die kurze Halbwertzeit macht bei der unretardierten Darreichungsform eine Verteilung auf zwei bis drei Einzeldosen nötig, die Hauptdosis sollte dabei abends verabreicht werden. Bei der neueren Retardformulierung, die kurz vor Markteinführung steht, ist eine einmalige Gabe ausreichend.

Pharmakologische Eigenschaften

Quetiapin wirkt über eine Blockade von 5HT2- und D2-artigen Rezeptoren. Weiter bestehen aber auch relevante Affinitäten zu 5HT1, D1-, D3-, α1, α2- und H1-Rezeptoren, die teilweise zur Effektivität beitragen, aber auch zur Entstehung möglicher Nebenwirkungen wie Sedierung, orthostatische Hypotonie und Gewichtszunahme beitragen. Im Unterschied zu einigen anderen Antipsychotika ist Quetiapin kaum anticholinerg wirksam, besitzt jedoch stark antihistaminerge Eigenschaften. Ein Metabolit, Norquetiapin, ist aktiv und zeigt deutliche Affinität zu Noradrenalintransportern. Die Hemmung der Noradrenalinwiederaufnahme könnte möglicherweise zum antidepressiven Effekt beitragen.

Pharmakokinetik und Wechselwirkungen

Quetiapin wird extensiv über CYP 3A4, mit geringerer Affinität auch CYP 2D6 zu mehreren meist inaktiven Metaboliten abgebaut. Bei einer sehr kurzen Halbwertzeit von sechs bis sieben Stunden ist das Steady State bereits nach ein bis zwei Tagen erreicht. Mögliche Interaktionen bestehen vor allem durch CYP3A4- und CYP 2D6-Hemmer und Enzyminduktoren, die den Spiegel erhöhen bzw. senken können. Bei einer Kombination mit Lithium ist mit gering erhöhten Lithiumspiegeln zu rechnen. Der Effekt antihypertensiver Medikation kann durch Quetiapin verstärkt werden.

Unerwünschte Wirkungen

Die am häufigsten auftretende Nebenwirkung ist Schläfrigkeit und Sedierung, die in vielen Fällen auch therapeutischen Nutzen haben kann. Meist kommt es auch nach den ersten Wochen zu einer Gewöhnung und teilweisen Rückbildung des sedierenden Effektes. Bei manchen Patienten bleibt die Sedierung jedoch bestehen und kann als subjektiv stark beeinträchtigend empfunden werden. Vor allem in der Titrationsphase kann es auch zu orthostatischer Hypotonie, Schwindel und Tachykardien kommen, in seltenen Fällen wurden auch Synkopen berichtet. Gelegentlich finden sich Rhinitis (Blockade von α-Rezeptoren), Blutbildveränderungen, Hautreaktionen und periphere Ödeme. Das Risiko für eine Gewichtszunahme und die Entwicklung eines metabolischen Syndroms wird für Quetiapin als mittelgradig eingestuft (siehe Tabelle 27). Extrapyramidalmotorische Störungen kommen im Vergleich zu den meisten anderen Antipsychotika unter Quetiapin nur sehr selten vor, auch zeigt sich im Regelfall kein Einfluss auf die Prolaktinausschüttung. In den ersten Therapiewochen findet sich nicht selten eine geringe Senkung der Schilddrüsenhormonspiegel ohne weitere Abnahme in der Langzeitbehandlung. Auch eine Erhöhung der Leberfunktionsproben (Transaminasen) kann sich zeigen, die aber meist im weiteren Verlauf reversibel ist. Wie bei der Therapie mit anderen Antipsychotika kann die Krampfschwelle unter der Therapie mit Quetiapin erniedrigt sein. Die im Tierversuch ursprünglich gefundenen Linsentrübungen scheinen beim Menschen nicht aufzutreten.

Quetiapin ist kontraindiziert bei schweren Leber- und Nierenerkrankungen, Vorsicht ist geboten bei kardiovaskulären und cerebrovaskulären Erkrankungen, Hypotonie und Krampfneigung.

Kontrollen vor und während Therapie mit Quetiapin

Blutbild, Blutzucker, Blutfette, BMI, EKG, Leber- und Nierenwerte sollten vor Therapiebeginn, einen Monat nach Therapiebeginn und dann vierteljährlich kontrolliert werden. Bei stabil eingestellten Patienten

RISIKO FÜR GEWICHTSZUNAHME UND METABOLISCHES SYNDROM UNTER ATYPISCHEN ANTIPSYCHOTIKA		
Hoch	**Mittelgradig**	**Niedrig**
Clozapin	Quetiapin	Ziprasidon
Olanzapin	Risperidon	Aripiprazol
Modifiziert nach: American Diabetes Association, American Psychiatric Association, American Association of Clinical Endocrinologists, North American Association for the Study of Obesity. Consensus development conference on antipsychotic drugs and obesity and diabetes. J Clin Psychiatry 2004; 65: 267–272.		

TABELLE 27

ohne pathologische Veränderungen können im weiteren Verlauf auch längere Kontrollabstände ausreichen (Tabelle 27).

5.2.2.3.3 Olanzapin

Auch Olanzapin zeigt neben guter Wirkung in manischen Phasen einen akutantidepressiven Effekt, der jedoch eher gering ausgeprägt ist. Erst bei einer Kombination mit Fluoxetin wurde ein deutlicheres Ansprechen bipolar-depressiver Patienten gefunden. Diese Kombination gilt als effektiv und sicher mit Hinblick auf das Fehlen einer erhöhten „Switchgefahr" (Keck Jr. et al., 2005; Tohen et al., 2003). In der Erhaltungstherapie ist Olanzapin bei Patienten, die in einer manische Phase auf Olanzapin angesprochen haben, indiziert und gut wirksam. Es scheinen jedoch auch hier größere Effekte in der Prävention manischer als depressiver Phasen zu bestehen. Olanzapin wurde kaum an Bipolar Typ II-Patienten untersucht, bei denen die depressive Symptomatik deutlich im Vordergrund steht. Allerdings scheinen gemischte Episoden wie auch Rapid-Cycling-Verläufe gut auf Olanzapin anzusprechen (Baker et al., 2004). Zudem gibt es unter anderem auch Hinweise auf die Wirksamkeit bei wahnhafter Depression, therapierefraktären Depressionen und Zwangsstörungen.

Dosierung

Der sedierende Effekt von Olanzapin ist individuell verschieden, daher empfiehlt sich als erste Gabe in den meisten Fällen eine Testdosis von 2,5–5 mg und anschließende Dosisanpassung. Der übliche Dosisbereich liegt zwischen 5 mg und 20 mg/Tag. Gerade in der Akutpsychiatrie werden aber auch höhere Dosierungen eingesetzt. Olanzapin steht auch als Injektion zur intramuskulären Anwendung zur Verfügung, eine Darreichungsform als länger wirksames Depot befindet sich in Entwicklung.

Pharmakologische Eigenschaften

Neben seiner Affinität für 5HT2- und verschiedene D-Rezeptoren ist Olanzapin verhältnismäßig stark anticholinerg wirksam.

178

Darüber hinaus bestehen auch Affinitäten zu α1- und H1-Rezeptoren.

Pharmakokinetik und Wechselwirkungen

Olanzapin wird mit einer Halbwertzeit von 30–60 Stunden vor allem über CYP 1A2, geringfügig auch über CYP 2D6 abgebaut und nach Glukuronidierung ausgeschieden, das Steady State ist nach fünf bis sieben Tagen erreicht. Enzyminduktoren von CYP1A2 – beispielsweise auch Rauchen – können zu klinisch signifikanten Plasmaspiegelsenkungen und Wirkverlust führen. Umgekehrt kann eine Hemmung des Abbaus durch Enzyminhibitoren von CYP1A2 (z.B. Fluvoxamin) den Plasmaspiegel deutlich erhöhen. Ebenso ist bei Patienten, die mit dem Rauchen aufhören, durch Wegfall der Enzyminduktion ein Anstieg des Plasmaspiegels zu erwarten. Der Effekt von antihypertensiven Medikamenten kann verstärkt sein.

Unerwünschte Wirkungen

Neben der Sedierung ist die häufigste Nebenwirkung, die als problematisch und klinisch relevant eingestuft wird, die Gewichtszunahme und das erhöhte Risiko zur Entwicklung eines metabolischen Syndroms bzw. Diabetes mellitus. Diese Effekte zeigen sich tendenziell zwar bei fast allen Antipsychotika, sind in ihrer Ausprägung jedoch von Substanz zu Substanz sehr unterschiedlich (siehe Tabelle 27). Olanzapin gehört sicherlich in die Gruppe mit hohem Risiko und zeigt neben Clozapin in praktisch allen klinischen Studien den stärksten Einfluss auf Körpergewicht, Blutzucker und Blutfette. Dies bedeutet allerdings keinesfalls, dass alle Patienten, die Olanzapin einnehmen, betroffen sind. Vielmehr gibt es zahlreiche Fälle, bei denen Olanzapin langfristig ohne jedweden relevanten Einfluss auf Gewicht oder Metabolismus eingesetzt wird. Klinische Studien zeigen Raten für eine Gewichtszunahme von mehr als 7% bei etwa 30–60% aller Patienten. Risikofaktoren scheinen neben der Kumulativdosis vor allem jüngeres Lebensalter und eventuell niedriges Ausgangsgewicht zu sein (Smith et al., 2008). Jedenfalls ist auf Gewichtszunahme, Dyslipidämien und Diabetesinduktion unter Olanzapine sorgfältig zu achten und es sollen regelmäßige angemessene Kontrollen erfolgen. Bei Patienten mit Diabetes wird allgemein von einer Therapie mit Olanzapin abgeraten. Als relativ stark wirksame anticholinerge Substanz kann Olanzapin auch zu Obstipation, Mundtrockenheit, Verschwommensehen und Miktionsstörungen führen. Bei Patienten mit Engwinkelglaukom besteht daher eine Kontraindikation, Vorsicht ist auch geboten bei Prostatahypertrophie. Gerade in der Titrationsphase zeigt sich auch häufig eine orthostatische Hypotonie, gelegentlich Schwindel und Synkopen. Mit Ausnahme einer Eosinophilie sind Blutbildveränderungen sehr selten. Zytopenien sind jedoch in Einzelfällen beschrieben; bei Patienten mit Blutbildveränderungen besteht daher eine relative Kontraindikation. Olanzapin kann zu erhöhten CPK-Werten und Leberfunktionsproben führen, die im Regelfall benigne sind, jedoch Anlass zu engmaschigen

Kontrollen und gegebenenfalls internistischem Konsil geben. Extrapyramidal-motorische Störungen treten sehr selten auf, auch EKG-Veränderungen sind im Vergleich zu vielen anderen Antipsychotika nicht allzu häufig. Vorsicht ist jedoch bei kardialer Vorschädigung angebracht.

Da die Mortalität bei älteren Patienten mit Demenz oder Parkinson-Erkrankung unter Therapie mit Olanzapin in klinischen Studien erhöht war, wird von einem Einsatz in dieser Patientengruppe abgeraten.

Kontrollen vor und während Therapie mit Olanzapin

Blutbild, Blutzucker, Blutfette, BMI, EKG, Leber- und Nierenwerte sollten vor Therapiebeginn, einen Monat nach Therapiebeginn und dann vierteljährlich kontrolliert werden. Bei stabil eingestellten Patienten ohne pathologische Veränderungen können im weiteren Verlauf auch längere Kontrollabstände ausreichen. Da Olanzapin mit einem hohen Risiko zur Gewichtszunahme und zur Entwicklung eines metabolischen Syndroms assoziiert ist, ist besonderer Wert auf die entsprechenden klinischen (Yatham et al., 2006) Kontrollen zu legen.

5.2.2.3.4 Risperidon

Berichte über eine eventuelle antidepressive Wirksamkeit von Risperidon stammen vor allem aus dem Schizophreniebereich (Peuskens et al., 2000). Eine Reihe von klinischen Studien untersuchte die antidepressive Wirksamkeit von Risperidon auch an bipolar depressiven Patienten mit unterschiedlichen Ergebnissen. Wegen zahlreicher methodischer Mängel fast aller dieser Studien (offenes Design, geringe Patientenanzahl, Erfassung von Effektivität in der Depression nur als sekundäre Fragestellung) lässt sich allerdings kaum eine sichere Aussage treffen. Die antimanische Wirkung ist hingegen besser dokumentiert, auch in der Erhaltungstherapie wird Risperidon im klinischen Alltag eingesetzt. Es bestehen Hinweise für mögliche Effektivität bei gemischten Phasen, Rapid Cycling, Bipolar Typ II-Patienten und als Augmentationsstrategie bei therapierefraktären Fällen sowohl bipolarer als auch unipolarer Depression, die mit dem heutigen Stand des Wissens aber noch nicht mit Sicherheit beurteilt werden können (Vieta et al. 1998, 2001, 2002, 2004). In einigen Fällen könnten bipolare Patienten von der Depotformulierung profitieren, wenn Compliance-Probleme bestehen oder wegen unerwünschter Wirkungen ein möglichst niedriger, dafür konstanter Blutspiegel erzielt werden soll.

Dosierung

Die übliche Anfangsdosis bei manischen und psychotischen Episoden liegt bei 2 mg/Tag, angestrebt werden meist Dosierungen im Bereich von 4–6 mg, aufgeteilt auf ein bis zwei Tagesdosen. Die früher häufig wesentlich höheren Dosierungen sind heute nicht mehr üblich und zeigen im Regelfall auch keine zusätzliche Wirkung. Bei älteren Patienten werden in den meisten Fällen auch schon mit viel niedrigeren Dosierungen (0,5–1 mg/Tag) ausreichende Spiegel erzielt. Die Depotform wird mit 25–75 mg alle zwei bis drei Wochen verabreicht, in der Einstellungsphase ist eine überlappende orale Gabe notwendig. Der vom Hersteller dafür angegebene Zeitraum von drei Wochen scheint eher niedrig angesetzt und wird im klinischen Gebrauch oft deutlich übertroffen.

Pharmakologische Eigenschaften

Risperidon hat Affinität zu 5HT2-, 5HT7-, D2, α1- und α2-Rezeptoren. Es wirkt auch leicht anthistaminerg, jedoch kaum anticholinerg.

Pharmakokinetik und Wechselwirkungen

Risperidon hat eine kurze Halbwertzeit von nur drei Stunden, jedoch entsteht durch Abbau über CYP 2D6 ein aktiver Metabolit (9-Hydroxyrisperidon) mit einer Halbwertzeit von 24 Stunden. Alternative Abbauwege existieren über CYP 3A4.

Durch das Verhältnis von Risperidon zu seinem Metaboliten lässt sich indirekt auf den CYP2D6 Genotyp („Extensive/ Poor/Ultrarapid Metabolizer") schließen: Je mehr aktiver Metabolit, desto stärkere Enzymaktivität. Bei Blutspiegelbestimmungen muss immer die Summe der Spiegel von Risperidon und aktivem Metaboliten gebildet werden. Im Falle der Depotformulation werden wirksame Plasmakonzentrationen erst nach frühestens drei Wochen erreicht, das Steady State erst nach der vierten Injektion (ab der sechsten Woche). Nach der letzten Depotinjektion bleiben wirksame Blutspiegel meist sieben bis acht Wochen messbar. Risperidon

selbst ist ein schwacher Inhibitor von CYP2D6. Wechselwirkungen durch Enzyminduktion oder -hemmung von CYP2D6 und CYP3A4 sind möglich und können gerade in jenen Patienten, die aufgrund der genetischen Anlage eine besonders hohe oder besonders niedrige Enzymaktivität haben, verstärkt sein. Plasmaspiegelerhöhungen wurden bei gleichzeitiger Verabreichung von CYP2D6-Hemmern (wie Fluoxetin, Paroxetin), aber auch CYP3A4 – Hemmern (wie Makrolide) berichtet. Umgekehrt können Enzyminduktoren wie Carbamazepin den Wirkspiegel senken. Es erscheint empfehlenswert, Spiegelkontrollen durchzuführen, wenn entsprechende Substanzen gleichzeitig verabreicht werden müssen. Eine Wirkungsverstärkung von Antihypertensiva, vor allem α1-Blocker, ist möglich. Bei älteren Patienten mit Demenz wurde eine erhöhte Mortalität bei gleichzeitiger Verabreichung von Furosemid beobachtet, weswegen diese Kombination nicht empfohlen wird.

Unerwünschte Wirkungen

Besonders initial berichten Patienten häufig von Unruhe und Schlafstörungen, auch Schwindel bei Hypotonie (α1-Blockade) kommt nicht selten vor. Bei Laborkontrollen findet sich häufig eine Hyperprolaktinämie, die von Symptomen (Galaktorrhoe, Gynäkomastie, Libidoveränderungen, sexuellen Funktionsstörungen) begleitet sein kann. Auch eine Erhöhung der Leberwerte und gastrointestinale Beschwerden können auftreten. Das Risiko für Gewichtszunahme und die diabetogene Wirkung wird als mittelgradig eingestuft. Extrapyramidal-motorische Störungen finden sich insgesamt selten, jedoch tendenziell häufiger als bei vielen anderen atypischen Antipsychotika wie Clozapin, Olanzapin oder Quetiapin. In sehr seltenen Einzelfällen wurden schwere Nebenwirkungen (Rhabdomyolyse, SIADH, schwerwiegende Blutbildveränderungen) berichtet. Vorsicht ist geboten bei Patienten mit schwerer Leber- und Niereninsuffizienz, prolakinabhängigen Tumoren, bei kardiovaskulärer oder cerebrovaskulärer Vorschädigung.

Kontrollen vor und während der Therapie mit Risperidon

Blutbild, Blutzucker, Blutfette, BMI, EKG, Leber- und Nierenwerte sollten vor Therapiebeginn, einen Monat nach Therapiebeginn und dann vierteljährlich kontrolliert werden. Bei stabil eingestellten Patienten ohne pathologische Veränderungen können im weiteren Verlauf auch längere Kontrollabstände ausreichen.

5.2.2.3.5 Ziprasidon

Obwohl Ziprasidon aufgrund seiner Affinität zu 5HT1a-Rezeptoren und 5HT- sowie NA-Transportern ursprünglich Anlass für hohe Erwartung in Bezug auf antidepressive Effekte bot, haben die bisher verfügbaren klinischen Studien eher Negativergebnisse erbracht oder waren methodisch unzureichend. Im Unterschied zur Anwendung in depressiven Phasen, gibt es für Ziprasidon gute Belege für die Effektivität im Rahmen manischer Phasen

und in der Erhaltungstherapie bipolarer Erkrankungen. Es gibt auch Hinweise zur Wirksamkeit als Augmentationsstrategie bei therapieresistenter Depression, die jedoch noch nicht zu einer abschließenden Beurteilung ausreichen. Eine Reihe von psychiatrischen Erkrankungen, darunter Tic-Störungen, psychotische Symptome bei Morbus Parkinson, Verhaltensstörungen bei Oligophrenie, scheinen auch zumindest partiell auf eine Therapie mit Ziprasidon anzusprechen. Die Darreichungsform zur intramuskulären Verabreichung kann zur Beherrschung von Erregungszuständen bei psychotischen Erkrankungen vorübergehend eingesetzt werden und findet in der klinischen Praxis auch bei mangelhafter Compliance für orale Medikation im Rahmen manischer Episoden Anwendung. Ein klarer Vorteil von Ziprasidon liegt in der vergleichsweise sehr geringen Gewichtszunahme und der diabetogenen Wirkung.

Dosierung

Die übliche orale Anfangsdosis liegt bei zweimal 40 mg, die Zieldosis meist bei 120–160 mg/Tag, aufgeteilt auf zwei Einzeldosen. Niedrigere Dosierungen zeigen oft einen initial aktivierenden Effekt, bei höheren Dosierungen kann es im Gegenteil dazu eher zur Sedierung kommen. Zur Erhaltungstherapie können niedrigere Dosierungen (beispielsweise zweimal 20 mg) ausreichend sein. Auch für ältere Patienten und bei eingeschränkter Leberfunktion sind niedrigere Dosierungen empfehlenswert. Die intramuskuläre Darreichungsform wird für eine Dauer von maximal drei Tagen empfohlen, wobei die Einzeldosis von 10 mg i.m. nach Bedarf alle zwei Stunden wiederholt werden kann, bis eine maximale Tagesdosis von 40 mg erreicht ist.

Pharmakologische Eigenschaften

Ziprasidon hat Affinität zu 5HT2- und D2-Rezeptoren. In geringerem Ausmaß werden auch H1- und α1-Rezeptoren blockiert, während keine nennenswerte anticholinerge Aktivität besteht. Darüber hinaus ist Ziprasidon ein Agonist an 5HT1a-Rezeptoren und besitzt Eigenschaften als 5HT- und NA-Wiederaufnahmehemmer. Die klinische Relevanz dieser letzten beiden Effekte, die antidepressive und anxiolytische Aktivität vermuten lassen würden, bleibt allerdings unklar.

Pharmakokinetik und Wechselwirkungen

Die orale Bioverfügbarkeit steigt deutlich bei Aufnahme mit einer gleichzeitigen Mahlzeit, weswegen Ziprasidon immer zu den Essenszeiten verabreicht werden soll. Der größte Teil (zwei Drittel) des Abbaus erfolgt nicht über das Cytochromsystem, sondern über die Aldehydoxidase (ADH), der Rest über CYP3A4 und CYP2D6. Wechselwirkungen über das Cytochromsystem sind daher eher gering ausgeprägt, und selbst starke CYP3A4 Inhibitoren wie Ketoconazol heben den Plasmaspiegel nur mäßig. Ob eine Hemmung des Abbauwegs durch ADH-Hemmer wie Cimetidin oder Methadon von praktischer Relevanz für den Plasmaspiegel ist, kann nicht mit Sicherheit beurteilt werden, im Einzelfall werden Plasmaspiegelbestimmungen empfohlen. Die relativ kurze Halbwertzeit von Ziprasidon (sechs Stunden) macht eine mehrmalige tägliche Verabreichung notwendig. Die Ausscheidung erfolgt zum überwiegenden Teil (zwei Drittel) mit den Fäzes.

Unerwünschte Wirkungen

Häufige Nebenwirkungen umfassen Unruhe, gastrointestinale Symptome und Sedierung. EPS-artige Symptome (Akathisie, Tremor, Rigor) treten gelegentlich auf, auch über akute Dystonien wird berichtet. Durch die Blockade von Alpharezeptoren können orthostatische Hypotonie und Reflextachykardien entstehen. Ziprasidon besitzt im Vergleich zu den meisten anderen AAP eine etwas stärker ausgeprägte Auswirkung auf die kardiale Reizleitung. Die klinische Relevanz der resultierenden QTc-Verlängerungen wurde früher höher eingeschätzt als heute, jedenfalls ist Vorsicht geboten bei kardialer Vorschädigung und regelmäßige EKG-Kontrollen werden empfohlen. Bei vorbestehender relevanter QTc-Verlängerung oder bei Herzrhythmusstörungen, die mit Klasse Ia oder Klasse III Antiarrhythmika behandelt werden, besteht eine Kontraindikation, ebenso für die Kombinationen mit anderen QTc-verlängernden Medikamenten (wie Cisaprid, Gyrasehemmer, Amantadin, Sertindol u.a.). In der Literatur finden sich immer wieder Berichte über Einzelfälle, in denen es unter Therapie mit Ziprasidon zu einer Induktion von manischen oder hypomanischen Symptomen kam.

Kontrollen vor und während der Therapie mit Ziprasidon

Blutbild, Blutzucker, Blutfette, BMI, EKG, Leber- und Nierenwerte sollten vor Therapiebeginn, einen Monat nach Therapiebeginn und dann vierteljährlich kontrolliert werden. Bei stabil eingestellten Patienten ohne pathologische Veränderungen können im weiteren Verlauf auch längere Kontrollabstände ausreichen. Besonderes Augenmerk sollte auf eine mögliche Verlängerung des QTc-Intervalls gelegt werden.

5.2.2.3.6 Aripiprazol

Aripiprazol unterscheidet sich in seinem Wirkmechanismus teilweise von anderen atypischen Antipsychotika, da es ein partieller Agonist an Dopaminrezeptoren ist und diese bei dopaminerger Unterfunktion aktivieren kann. Bei Überfunktion wirkt es jedoch dämpfend auf Dopaminrezeptoren. Ähnliche partiell agonistische Effekte zeigen sich auch am 5HT1A-Rezeptor. Diese Eigenschaften machen die Substanz aus pharmakologischer Sicht interessant in der Therapie von Psychosen mit Negativsymptomen, die mit dopaminerger Unterfunktion im präfrontalen Kortex assoziiert sein könnten, sowie bei affektiven Erkrankungen, wo eine „Stabilisierung" von dopaminergen und serotoninergen Dysbalancen günstige Effekte erzielen könnte (Adson et al., 2005; Hellerstein et al., 2008; Muzina et al., 2008; Nickel et al., 2007). Aripiprazol zeigte sich in zwei großen, placebokontrollierten Studien effektiv als Augmentationsstrategie zu SSRI und SNRI bei unipolaren Depressionen und besitzt in dieser Indikation auch eine Zulassung der US-amerikanischen Zulassungsbehörde FDA (Berman et al., 2007; Marcus et al., 2008). Die dabei verwendeten Dosierungen lagen zwischen 2 mg und 20 mg/Tag. Weiter gibt es auch Hinweise auf die Wirksamkeit als Zusatztherapie zu Bupropion und MAO-Hemmern und bei bipolaren Patienten mit Rapid-Cycling (Pae et al., 2008; Sokolski, 2008). In der Monotherapie bei akuter bipolarer Depression zeigten sich zwar zunächst in den ersten Wochen positive Effekte, die jedoch nach einigen Wochen gegenüber Placebo nicht mehr signifikant waren. Für positive Effekte als Augmentationsstrategie zu bereits bestehender antidepressiver Medikation bei bipolarer Depression gibt es jedoch einige Hinweise (Dunn et al., 2008). Die antimanische Wirksamkeit bei bipolaren Patienten ist ebenso wie der phasenprophylaktische Effekt gut belegt, wobei in der Erhaltungstherapie manische Rückfälle besser verhindert werden, als Rückfälle in depressive Phasen (Keck Jr. et al., 2007).

Dosierung

Die ursprünglich empfohlene Anfangsdosierung von 10–15 mg/Tag wird von vielen Patienten initial nicht gut vertragen und ist nicht selten von starker innerer Unruhe, Kopfschmerzen und Schlafstörungen begleitet. Es empfiehlt sich daher in vielen Fällen eine vorsichtig einschleichende Dosierung, beginnend mit 2,5 mg bis 5 mg. Auch eine Aufteilung auf mehrere Einzeldosen kann die oft in der Initialphase der Therapie beobachteten aktivierenden Effekte etwas mildern. Zur Erhaltung werden meist Dosierungen im Bereich von 10–15 mg eingesetzt, die Maximaldosis liegt bei 30 mg. Für die Augmentation bei depressiven Episoden werden meist geringere Dosierungen im Bereich von 2–20 mg/Tag gewählt. Eine Injektionslösung zur i.m. – Verabreichung steht zur Therapie akuter Erregungszustände bei schizophrenen Psychosen zur Verfügung und eine länger wirksame Depotformulierung steht derzeit in Entwicklung.

Pharmakologische Eigenschaften

Aripiprazol ist eine partieller Agonist an D2/D3-Rezeptoren. Bei Unteraktivität im dopaminergen System kann es durch diese Eigenschaft fördernd auf die Dopaminfunktion wirken, während bei einer Überaktivierung der hemmende Effekt überwiegt. Darüber hinaus besteht auch partiell agonistische Aktivität an 5HT1A-Rezeptoren, während es an 5HT2-Rezeptoren rein antagonistische Effekte aufweist. Die Affinität zu anderen Rezeptoren wie H1- und α1-Rezeptoren ist nur mäßig ausgeprägt und anticholinerge Effekte sind kaum vorhanden.

Pharmakokinetik und Wechselwirkungen

Aripiprazol wird mit einer Halbwertzeit von 60–80 Stunden über CYP 3A4 und CYP 2D6 abgebaut. Das Steady State ist erst nach zwei Wochen erreicht. Bei gleichzeitiger Verabreichung von Enzyminduktoren bzw. -hemmern muss die Dosis

eventuell angepasst werden. Aufgrund seines α1-adrenergen Rezeptorantagonismus kann Aripiprazol die Wirkung bestimmter antihypertensiver Wirkstoffe verstärken.

Unerwünschte Wirkungen

Gerade in der Initialphase kommt es häufig zu stark aktivierenden Effekten, die durch eine niedrige Anfangsdosis und langsam einschleichende Dosierung gemildert werden können. Auch Schlaflosigkeit, Angstzustände und Übelkeit werden nicht selten berichtet. Bei manchen Patienten kann es zu einer vorübergehenden Exacerbation psychotischer Symptome kommen, die auf die partiell dopaminagonistischen Effekte zurückzuführen sein könnten. Auch Blutdruckabfall, Tachykardien und Schwindel können auftreten. Extrapyramidal-motorische Störungen treten insgesamt selten auf, am ehesten wird von Akathisie berichtet. Gewichtszunahme und diabetogene Effekte sind unter Aripiprazol dagegen nur sehr selten zu erwarten, auch besteht kaum ein Effekt auf Serumprolaktin und keine bedeutsame Verlängerung des QTc-Intervalls bei EKG-Untersuchungen. Insgesamt weist Aripiprazol daher gerade in der Langzeittherapie wegen des sehr sicheren Nebenwirkungsprofils gute Verträglichkeit auf.

Kontrollen vor und während Therapie mit Ziprasidon

Blutbild, Blutzucker, Blutfette, BMI, EKG, Leber- und Nierenwerte sollten vor Therapiebeginn, einen Monat nach Therapiebeginn und dann vierteljährlich kontrolliert werden. Bei stabil eingestellten Patienten ohne pathologische Veränderungen können im weiteren Verlauf auch längere Kontrollabstände ausreichen.

5.2.2.3.7 Amisulprid

Amisulprid hat im Unterschied zu anderen AAP ausschließlich Wirkungen an Dopaminrezeptoren, wo es dosisabhängig unterschiedliche Effekte erzielen kann und zusätzlich auch ein partieller Agonist ist. Es wurde insbesondere bei Dysthymien und „double depression" – einer depressiven Episode bei Dysthymie – untersucht und zeigte dort gute Wirksamkeit. Auch für die Wirksamkeit gegen depressive Episoden bei schizophrenen Patienten gibt es Hinweise (Amore et al., 2001; Boyer et al., 1999; Kim et al., 2007; Lecrubier et al., 1997; Ravizza, 1999; Rocca et al., 2002) Für bipolare Patienten gibt es jedoch keine kontrollierten Studien.

Dosierung

Die zur Therapie der Dysthymie oder depressiver Episoden bestuntersuchte Dosierung liegt bei 50 mg/Tag, im Rahmen psychotischer Zustände werden jedoch höhere Dosierungen im Bereich von 400–800 mg/Tag aufgeteilt auf zwei Einzelgaben eingesetzt. Bei im Vordergrund stehender Negativsymptomatik kommt der mittlere Dosierungsbereich zwischen 50 mg und 300 mg/Tag in Betracht. Die Dosis muss bei Nierenfunktionsstörungen reduziert werden, bei schwerer Niereninsuffizienz darf es nicht eingesetzt werden.

Pharmakologische Eigenschaften, Pharmakokinetik und Wechselwirkungen

Amisulprid hemmt in niedriger Dosierung bis etwa 300 mg/Tag vorwiegend präsynaptische Dopaminrezeptoren, wodurch es durch Wegfall eines negativen Rückkopplungsmechanismus zu einer Verstärkung der dopaminergen Funktion kommt. Dieser Mechanismus wird als Erklärung für die Wirksamkeit bei Negativsymptomen und Depression herangezogen. Erst in höherer Dosierung werden auch postsynaptische Dopaminrezeptoren blockiert, was der antipsychotischen Wirkung zu Grunde liegen soll. Amisulprid hat hohe Affinität zu D2- und D3-Rezeptoren, geringe Affinität zu D4-Rezeptoren und weist keine Effekte an D1- oder nichtdopaminergen Rezeptoren auf. Es unterliegt keiner hepatischen Metabolisierung, sondern wird mit einer Halbwertzeit von 12–20 Stunden unverändert renal ausgeschieden. Es sind keine pharmakokinetischen Wechselwirkungen bekannt. Amisulprid soll nicht zusammen mit L-Dopa oder bei prolaktinabhängigen Tumoren gegeben werden, auch für die Kombination mit Medikamenten, die schwere Herzrhythmusstörungen auslösen können, besteht eine Kontraindikation.

Unerwünschte Wirkungen

Unter Amisulprid kommt es häufig zu einer deutlichen Hyperprolaktinämie, die klinische Auswirkungen (sexuelle Funktionsstörungen, Galactorrhoe, Gynäkomastie) haben kann. Andere mögliche Nebenwirkungen umfassen Schlafstörungen,

Agitiertheit, vermehrten Speichelfluss, Gewichtszunahme und Herzrhythmusstörungen.

Kontrollen vor und während der Therapie mit Amisulprid

Blutbild, Blutzucker, Blutfette, BMI, EKG, Leber- und Nierenwerte sollten vor Therapiebeginn, einen Monat nach Therapiebeginn und dann vierteljährlich kontrolliert werden. Ein besonderes Augenmerk sollte auf eine mögliche Beeinträchtigung der Nierenfunktion durch andere Faktoren gelegt werden, da in diesem Falle eine Dosisanpassung nötig werden kann. Bei stabil eingestellten Patienten ohne pathologische Veränderungen können im weiteren Verlauf auch längere Kontrollabstände ausreichen. Unter Langzeittherapie sollte auch das bei Hyperprolaktinämie möglicherweise erhöhte Risiko zur Entwicklung von Osteoporose und Thromboembolien beachtet werden.

5.2.2.3.8 Clozapin

Clozapin wird wegen seiner möglichen Nebenwirkungen wie Gewichtszunahme und Diabetes, insbesondere auch wegen der Gefahr von Leukopenien und Agranulocytose, ausschließlich im Falle einer Therapieresistenz eingesetzt. Es gibt keine ausreichende Evidenz placebokontrollierter Studien, wohl aber positive Berichte und klinische Erfahrungen bei therapierefraktärer Manie. Auch in einigen Fällen uni- und bipolar therapieresistenter Depression können manche Patienten von einer Augmentationsstrategie mit Clozapin profitieren. Die Behandlung sollte jedoch in jedem Fall Spezialisten vorbehalten bleiben (Antonacci et al., 1995; Banov et al., 1994; Calabrese et al., 1996; Chang et al., 2006; Dassa et al., 1993; Fehr et al., 2005; Green et al., 2000; Hummel et al., 2002; Kimmel et al., 1994; Sachs und Gardner-Schuster, 2007a).

5.2.2.4 Therapierichtlinien bei bipolarer Depression

In einem ersten Schritt sollte bei jeder bipolaren Depression zunächst die aktuelle Medikation bezüglich Dosis, Blutspiegel und Compliance evaluiert und gegebenenfalls angepasst werden, was in einigen Fällen bereits den gewünschten Therapieerfolg bringen kann. Bei Patienten, die aktuell keine Medikation einnehmen, empfiehlt sich die Neueinstellung auf Lithium oder Lamotrigin. Auch eine Monotherapie mit Quetiapin oder die Kombination von Olanzapin mit Fluoxetin wird von einigen Therapierichtlinien als sinnvolle Strategie empfohlen. Quetiapin zeigt auch schon in Monotherapie vergleichsweise gute antidepressive Effekte, während Olanzapin vorwiegend zusammen mit SSRI verwendet wird. Wenn bereits eine Prämedikation mit Lithium, VPA oder Lamotrigin besteht, empfiehlt sich entweder die Kombination mit SSRI oder Bupropion, oder die Kombination von zwei „Mood Stabilizern". Antidepressiva sollten jedenfalls immer nur in Kombination mit antimanisch wirksamen Medikamenten verabreicht werden. Bei mangelndem Therapieerfolg sollte zunächst auf eine andere

TABELLE 28	THERAPIERICHTLINIEN BEI BIPOLARER DEPRESSION	
	Erste Wahl	Lithium
		Lamotrigin
		Lithium/VPA+ SSRI oder Bupropion
		Lithium+VPA
		Quetiapin
		Olanzapin+SSRI
	Zweite Wahl	Lithium/VPA + Lamotrigin
		Quetiapin+SSRI
	Dritte Wahl	CBZ
		Lithium+CBZ
		CBZ/VPA/Lithium+SSRI+Lamotrigin
		VPA/Lithium+duale AD
		CBZ/Lithium/VPA+AAP+SSRI
		CBZ/Lithium/VPA+MAO-Hemmer
		EKT
	Andere Augmentationsstrategien bei Therapieresistenz	(Topiramat, Riluzol, Inositol)*
	Modifiziert nach Yatham, L. N. et al. (2006) Canadian Network for Mood and Anxiety Treatments (CANMAT) guidelines for the management of patients with bipolar disorder: update 2007. Bipolar. Disord. 8: 721–739. *Einzelne Berichte über Wirksamkeit, jedoch keine ausreichende Evidenz für eine klare Therapieempfehlung.	

Strategie der zweiten Wahl zurückgegriffen werden. Erst dann kommen Kombinationen mit Carbamazepin, Dreifachkombinationen von „Mood Stabilizern" mit Antidepressiva und atypischen Antipsychotika, duale Antidepressiva und MAO-Hemmer, oder gar Vierfachkombinationen in Betracht. Weniger Evidenz, aber einzelne positive Hinweise existieren für die Wirksamkeit von Topiramat (siehe Kapitel 3.10 „Psychopharmakologische Behandlung: Somatisierende Depression"), Riluzol (siehe Kapitel 3.7 „Psychopharmakologische Behandlung: Depressive Episode") und Inositol (siehe Kapitel 7.2 „Psychopharmakologische Behandlung: Therapieresistente Depression") bei therapieresistenten Fällen. Diese Optionen sollten dem Experten vorbehalten bleiben. Die EKT ist eine mögliche und vertretbare nichtmedikamentöse Alternative im Falle einer Therapieresistenz. Häufig sprechen bipolare schneller als unipolare Patienten an und benötigen weniger Wiederholungsbehandlungen. Es besteht jedoch ein erhöhtes Risiko zur Auslösung manischer Phasen. Aus diesem Grunde sollte eine EKT nur unter gleichzeitiger antimanisch wirksamer Medikation durchgeführt werden, sorgfältig auf frühe Warnsymptome einer Manie geachtet und die Behandlung gegebenenfalls frühzeitig gestoppt werden (Tabelle 28).

5.2.2.5 Therapie der Zyklothymia

Die Zyklothymia wird heute als Teil des bipolaren Spektrums angesehen. Nicht selten kommt es zu Übergängen in andere Verlaufsformen, zum Beispiel zu Bipolar Typ I- und Bipolar Typ II-Erkrankungen, auch können einzelne schwere depressive Episoden auftreten. Überdies finden sich nicht selten komorbide Erkrankungen, wie

Zwangssymptome oder emotionale Instabilität (Akiskal et al., 2003; Anderson, 1978; Angst et al., 2003; Erfurth et al., 2003; Hantouche et al., 2003; Perugi et al., 2003). Insgesamt sind der Leidensdruck und der Schaden, der sich bei Nichtbehandlung einstellen kann, oft sehr hoch. Daher wird allgemein neben psychotherapeutischer Betreuung auch zu einer medikamentösen Phasenprophylaxe geraten. Umso bedauerlicher ist der Mangel an klinischen Studien, auf die sich eine Therapieempfehlung stützen kann. Auch in den derzeitigen nationalen und internationalen Therapierichtlinien wird kaum auf die Pharmakotherapie bei Zyklothymia eingegangen. Es gibt einige Untersuchungen zum Einsatz von Lithium, die über positive Effekte berichten (Best und Kastner, 1974; Rosier et al., 1974; Strzelecka, 1980; Tolle, 1971). Auch Valproinsäure zeigte bei einer Gruppe zyklothymer Patienten Hinweise für phasenprophylaktische Wirksamkeit (Jacobsen, 1993). Neben medikamentöser Therapie wurde auch ein günstiger Einfluss von Lichttherapie beschrieben (Heim, 1988). Es erscheint vom heutigen Standpunkt des Wissens aus vernünftig, davon auszugehen, dass dieselben Strategien wie bei anderen Diagnosen aus dem Bipolar-Spektrum Erfolg zeigen. Die konsequente Aufklärung über die Art der Erkrankung mit Hinweis auf die Zugehörigkeit zum bipolaren Spektrum und auf mögliche Komplikationen ist notwendige Voraussetzung, um den Patienten die nötige Information für eine Entscheidung zur medikamentösen Therapie zu geben, da ansonsten meist mangelnde Krankheitseinsicht und Compliance die wichtigsten limitierenden Faktoren für einen guten Therapieerfolg darstellen.

5.3 Fallbeispiel: Depression im Verlauf einer bipolaren affektiven Störung

Frau D, eine 27-jährige Ärztin, kommt auf Veranlassung eines Kollegen, der sie noch aus dem Studium kennt, in unsere stationäre Behandlung. Da sie selbst in einer anderen Stadt als Ärztin tätig ist, hatte sie, um eine Stigmatisierung zu vermeiden, eine heimatferne stationäre Behandlung angestrebt. Der Kollege berichtet, dass bei ihr eine erhebliche familiäre Belastung für affektive Störungen besteht, sie in den letzten Wochen zunehmend depressiv eingebrochen sei. Ansonsten sei sie ein sehr aktiver Mensch, habe jedoch auch schon im Studium zu erheblichen Stimmungsschwankungen geneigt, sich teilweise auch für mehrere Wochen zurückgezogen.

Im Aufnahmegespräch gelingt es leicht zu der gepflegten, offenen, sympathischen Patientin Kontakt aufzunehmen. Sie hat sich jetzt, nachdem es in den letzten Wochen trotz Krankschreibung immer schlechter gegangen sei, zu diesem Schritt entschlossen, habe sich aufgrund der Erfahrungen mit ihrer manisch-depressiven Mutter bislang allerdings immer schwer mit psychiatrischer Behandlung, insbesondere mit medikamentöser Behandlung getan.

Frau D. berichtet, dass sie schon seit drei Monaten eine Verschlechterung der Leistungsfähigkeit, Schlaf- und Konzentrationsstörungen bemerkt habe. Sie habe dies auf ihre Tätigkeit in der Suchtabteilung einer Klinik zurückgeführt, wo sie sich überfordert gefühlt habe und sich häufig zu wenig von den Problemen der Patienten habe abgrenzen können. Andererseits habe sie die Tätigkeit als total spannend erlebt. Vor einigen Wochen habe sich dann noch ihr Freund nach vierjähriger Beziehung von ihr getrennt, sie sei daraufhin völlig abgestürzt. Anfänglich sei sie noch wie in Trance zur Arbeit gegangen, habe sich dann jedoch krankschreiben lassen, da sie dies selbst als unverantwortlich erlebt hatte.

Die Patientin erschien in Begleitung einer Freundin, die sie gefahren hat. Obwohl noch eine gewisse affektive Modulationsfähigkeit vorhanden war, wirkte sie schon auf den ersten Blick sehr depressiv. Sie war verlangsamt, jeder Schritt schien ihr Mühe zu bereiten. Schon nach wenigen Sätzen fielen erhebliche Konzentrationsstörungen und eine Einschränkung der sprachlichen Fähigkeiten auf. Sie konnte nur in kurzen Sätzen antworten, verlor im Verlauf des Gesprächs zunehmend den Faden und war bereits nach einer Gesprächsdauer von 20 Minuten völlig erschöpft.

So wie jetzt habe sie sich bislang nicht gekannt, sie sei völlig von ihren Gefühlen abgeschnitten, könne weder Freude noch Trauer empfinden. Morgens sei es am schlimmsten, da komme sie zum Teil kaum aus dem Bett. Sich anziehen sei unglaublich mühevoll, sie habe allein dafür zum Teil über eine halbe Stunde gebraucht und manchmal einfach überhaupt nicht mehr weiter gewusst. Gegessen habe sie eigentlich nur noch am Abend, lesen sei gar nicht mehr möglich gewesen, sie habe eigentlich die letzten Wochen nur noch dahinvegetiert, sei zum Teil völlig verzweifelt und ratlos gewesen. Der Schlaf sein insbesondere morgens massiv gestört gewesen, sie habe bereits 5 kg abgenommen. Obwohl sie das Leben nur noch mühsam und freudlos erlebt habe, habe sie nicht über Suizid nachgedacht, alleine der Gedanke daran sei ihr viel zu mühsam gewesen. Sie habe jedoch manchmal gehofft, am nächsten Morgen nicht mehr aufzuwachen, gedacht, dass sie irgendwann verhungern würde, wenn sie so weitermache. Zwei Wochen vor der stationären Aufnahme habe sie einen Psychiater aufgesucht, dieser habe ihr Paroxetin verschrieben, sie habe sich bislang jedoch nicht zu einer medikamentösen Behandlung entscheiden können. Ansonsten sei sie bislang noch nie in psychiatrischer oder psychotherapeutischer Behandlung gewesen, kenne allerdings durchaus erhebliche Stimmungsschwankungen, sei ein Wirbelwind und ständig aktiv, habe sich aber bereits seit der Oberstufe phasenweise mit unerklärlichen Traurigkeitsgefühlen und Interesselosigkeit über Wochen zurückgezogen.

Ihre Mutter leide, seit sie zurückdenken kann, unter einer manisch-depressiven Erkrankung, richtig begonnen habe die Symptomatik kurz nach ihrer Geburt. Die Mutter sei unzählige Male wegen Manien in stationärer Behandlung gewesen, zum

Teil wochenlang völlig untätig im Bett gelegen. Am schlimmsten sei gewesen, dass es während der Manien zu massiven Konflikten mit ihrem Vater gekommen sei, teilweise habe sogar die Polizei eingeschaltet werden müssen, die Mutter habe sich manchmal sehr peinlich verhalten. Sie selbst habe immer Angst gehabt, selbst an dieser Störung zu erkranken, habe aufgrund der Nebenwirkungen der von der Mutter eingenommen Medikamente eine Abscheu vor Psychopharmaka entwickelt, insbesondere die extrapyramidalen Nebenwirkungen der eingesetzten Neuroleptika seien furchtbar gewesen, die Mutter habe sich teilweise wie ein Zombie bewegt. Trotzdem könne sie sich jetzt auf eine medikamentöse Behandlung einlassen. Sie wisse ansonsten auch nicht mehr weiter. Sie verlangt allerdings, dass jede Änderung der Medikation mit ihr besprochen wird, dass kein Medikament gegen ihren Willen eingesetzt wird.

Diagnostisch bestand eine ausgesprochen schwere depressive Episode, morgens war die Symptomatik derart schwerwiegend, dass die Patientin beim Anziehen, Duschen und Frühstücken wegen ausgeprägtem Stupor pflegerische Unterstützung benötigte. Psychotische Symptome waren hingegen nicht erkennbar, die Patientin erschien bei fehlender Eigengefährdung, bestehender Krankheitseinsicht und Kooperation auf offener Station führbar. Eine ambulante Behandlung wäre allerdings bei der alleine lebenden Patientin nicht vertretbar gewesen. Einen genauen Phasenkalender konnten wir wegen der schwer ausgeprägten depressiven Symptomatik noch nicht erstellen, gingen jedoch von leichten depressiven Episoden bereits in der Vorgeschichte seit etwa dem 16. Lebensjahr aus. Manische Episoden waren hingegen noch nicht aufgetreten. Trotzdem gingen wir aufgrund der extrem schweren depressiven Symptomatik, dem frühen Erkrankungsbeginn, der prämorbid eher hyperthymen Persönlichkeitsstruktur und der familiären Belastung für bipolare Störungen von einem hohen Risiko für die Entwicklung einer bipolaren Störung aus (Laux, 2008). Wir empfahlen aufgrund des geringeren Switch-Risikos die antidepressive Behandlung mit einem SSRI, thematisierten jedoch auch den frühzeitigen Einsatz eines „Mood Stabilizers", z.B. Lithium (Schläpfer und Greil, 2006; Grunze et al., 2004; Gijsman et al., 2004, Laux 2008). Die Patientin akzeptierte die Behandlung mit Sertralin 50 mg/d, die angebotene zusätzliche Behandlung mit Lithium oder einem atypischen Neuroleptikum lehnte sie zu diesem Zeitpunkt ab. Im Vordergrund der therapeutischen Gespräche standen psychoedukative und stützende Strategien (Backenstrass und Mundt, 2008). Die Patientin konnte aufgrund der Miteinbeziehung in therapeutische Entscheidungen und der Transparenz des Vorgehens schnell Vertrauen entwickeln, sie vertrug Sertralin ohne Nebenwirkungen, bereits nach zehn Tagen war eine deutliche Besserung der depressiven Symptomatik erkennbar. Nach fünfwöchiger Behandlung und zwischenzeitlicher Erhöhung von Sertralin auf 100 mg/d war die depressive Symptomatik weitgehend remittiert, wobei sich die Patientin insbesondere der psychischen Belastung der letzten Arbeitsstelle noch nicht gewachsen fühlte. Sie strebt eine berufliche Umorientierung an und wurde vorläufig arbeitsunfähig entlassen. Wir hatten zu diesem Zeitpunkt keine Bedenken, die Patientin, die wieder weitgehend ihr hohes prämorbides Funktionsniveau erreicht hatte, sozial gut eingebunden war, sich regelmäßig bei dem niedergelassenen Psychiater melden konnte, den sie kurz vor dem stationären Aufenthalt kennen gelernt hatte, zu entlassen.

Aufgrund der deutlichen Besserung des psychischen Befundes bereits in der zweiten Woche nach der stationären Aufnahme war es möglich, mit der Patientin noch sechs ausführliche therapeutische Gespräche zu führen. Im Vordergrund stand hier zum einen die ausführliche Psychoedukation (Schaub et al., 2004; Schramm et al., 2003) über depressive und manisch-depressive Erkrankungen. Zu berücksichtigen war hierbei, dass diese Erkrankungen schon seit Jahren als Damoklesschwert über der Patientin gelegen hatten, eine Akzeptanz dieser Erkrankungen für sie anfänglich außerordentlich schwer war. Hilfreich war für die Patientin, dass wir den Verlauf ihrer Erkrankung gegenüber dem ungünstigen Verlauf bei der Mutter klar abgrenzten. Konkrete Punkte waren die über Jahre fehlende Compliance der Mutter, die voraussichtlich günstigeren Nebenwirkungsprofile neuerer Behandlungsstrategien gegenüber den, bei der Mutter häufig eingesetzten herkömmlichen Neuroleptika, letztendlich aber auch die Tatsache, dass es bei der Mutter seit

dem 50. Lebensjahr zu einer deutlichen Stabilisierung gekommen war, nachdem diese erstmalig über längere Zeit eine Behandlung mit Lithium akzeptiert hatte. Ein weiteres Thema war die Erarbeitung von Frühwarnsymptomen depressiver und manischer Episoden, die Hinweise auf möglicherweise unproblematischere Behandlungsmöglichkeiten bei frühzeitigem Behandlungsbeginn und die beginnende Aufklärung über die Notwendigkeit stabiler sozialer Rhythmen (Laux, 2008; Goodwin und Jamison, 2007; Frank, 2005). Wichtig erschienen uns zudem die zumindest notdürftige Klärung verschiedener belastender life-events und psychosozialer Belastungen im Vorfeld der Dekompensation (Backenstrass und Mundt, 2008). Es stellte sich heraus, dass der Freund nach der Trennung eine andere Wohnung genommen hatte, die ehemals gemeinsame Wohnung für die Patientin eindeutig zu teuer war, zudem mit vielen schmerzhaften Erinnerungen verbunden war. Die Problematik konnte insofern gelöst werden, dass es der Patientin mit Hilfe des Sozialdienstes gelang, einen Nachmieter für ihre Wohnung zu finden, gleichzeitig konnte sie für sechs Monate in die Wohngemeinschaft einer Freundin ziehen, die über ihre Erkrankung ausreichend informiert war. Auch eine Änderung der Arbeitssituation erschien kurzfristig notwendig. Die Patientin hatte an dieser Arbeitsstelle mindestens einmal wöchentlich Nachtdienste zu absolvieren, sie hatte sich von den Problemen der Patienten kaum abgrenzen können, hatte daher oft stundenlange Gespräche geführt und oft bis zu 70 Stunden in der Woche gearbeitet. Von der Patientin wurde selbst erkannt, dass eine Arbeit in diesem für sie stark belastenden Bereich nicht sinnvoll war. Die Entscheidung, den psychiatrisch-psychotherapeutischen Bereich zu verlassen, fiel ihr zwar einerseits schwer, war für sie trotzdem ohne Alternative. Die vorläufige Arbeitsunfähigkeit im zuletzt ausgeübten Beruf war für sie daher sehr entlastend und auch aus unserer Sicht aufgrund der dort extrem hohen Rückfallgefährdung dringend indiziert. Wie vereinbart, thematisierten wir vor der Entlassung nochmals den aus unserer Sicht indizierten Einsatz eines „Mood Stabilizers" (Laux, 2008), wobei sich die Patientin nach Klärung der Pros und Contras trotz des nach unserer Einschätzung hohen Risikos der Entwicklung einer manischen Phase vorläufig ganz klar dagegen entschied.

Bereits fünf Wochen später erschien die Patientin erneut mit gepackten Koffern auf unserer Station. Schon im ersten Eindruck war sie kaum wieder zu erkennen. Die Kleidung war sehr schrill, an Nase und Augenbrauen hatte sie auffällige Piercings, sie wirkte übernächtigt, war mitreißend und in ihren Erzählungen kaum zu bremsen. Sie habe in den letzten Tage einige Symptome einer beginnenden Manie bemerkt. Nachdem sie seit drei Wochen mit wenig Schlaf ausgekommen sei, ständig unterwegs gewesen sei, sich mehrfach verliebt habe und sich bzgl. Kleidung und Einrichtung neu ausgestattet habe, habe sie zuletzt nur noch eine Stunde täglich geschlafen. Sie sei anfänglich bester Laune gewesen, jetzt sei sie manchmal auch schnell gereizt und aggressiv. Sorgen mache sie sich darüber, dass sie total pleite sei und ein Künstler, mit dem sie vor einigen Tagen eine Beziehung begonnen habe, sie heiraten wolle. Sie brauche jetzt einfach ein paar Tage Ruhe, dann, meinte sie, würde es schon wieder gehen.

Aufgrund der seit über zwei Wochen bestehenden anhaltend gehobenen Stimmungslage, der massiven Schlafstörungen mit fehlendem Schlafbedürfnis, dem kaum zu stoppendem Rededrang, der Hyperaktivität, der massiven Ablenkbarkeit und der völligen Selbstüberschätzung diagnostizierten wir eine manische Episode ohne psychotische Symptome. In Anbetracht der Situation, des inadäquaten Geldausgabens von mehr als 5000 Euro innerhalb von zwei Wochen, sowie des sexuell riskanten Verhaltens bei gesteigertem Verlangen erschien die erneute stationäre Behandlung dringend indiziert. Da noch eine gewisse Krankheitseinsicht bestand, sich die Patientin bereit erklärte, die verordneten Medikamente einzunehmen und auf Ausgang zu verzichten, erschien eine Aufnahme auf offener Station möglich. Wir setzten Sertralin ab, die Akutbehandlung erfolgte mit Risperidon 4 mg/d und Diazepam 30 mg/d (Laux, 2008). Die von uns vorgeschlagene zusätzliche Einstellung auf Lithium wollte die Patientin erst nach Besserung der Symptomatik mit uns erörtern. Es kam unter dieser Medikation bei guter Verträglichkeit zu einer schnellen Besserung des manischen Syndroms. Insbesondere die Schlafeffizienz wurde schnell besser, die Patientin erschien im Kontakt zunehmend adäquater, konnte sich an die Stationsregeln halten, erschien jedoch auch nach zwei Wochen immer noch im Antrieb gesteigert, euphorisch, selbstüberschätzend und mitreißend. In einer Vertretungssituation überzeugte sie den diensthabenden Kollegen nun kein Risperidon mehr zu benötigen, bereits nach Reduktion der Dosis auf 2 mg/d kam es zum Rückfall. Die Patientin begann in der Folge eine Beziehung mit dem erst 17-jährigen Bruder einer Mitpatientin. Es war jedoch möglich, die Patientin erneut zu einer Behandlung mit Risperidon zu überzeugen. Nach dem Rückfall mit – auch aus Sicht der Patientin – völlig inadäquatem Verhalten gelang es ein Commitment für die empfohlene Phasenprophylaxe zu bekommen. Sie ließ sich auf einen Behandlungsversuch mit Lithium im Rahmen der Akutbehandlung mit Option einer längeren Behandlung bei guter Verträglichkeit ein.

Nach weiteren drei Wochen war die Patientin vollständig remittiert, aufgrund der vergleichsweise schnellen Aufnahme war es zwar bereits zu erheblichen, für die Patientin jedoch noch nicht zu verheerenden Auswirkungen der Manie gekommen. Sie blieb noch weitere drei Wochen zur Stabilisierung stationär, die zur Intensivierung der Psychoedukation und Erarbeitung der weiteren Behandlungsstrategie genutzt wurden. Die Patientin konnte sich jetzt auf einen mindestens einjährigen Behandlungsversuch mit Lithium einlassen, fand über Beziehungen eine für sie interessante Forschungsstelle mit geregelten Arbeitszeiten und ohne die Notwendigkeit, Nachtdienste zu machen. Sie

musste allerdings erneut umziehen, blieb die nächsten zwei Jahre in unserer ambulanten Behandlung. Unter adhärenter Einnahme von Lithium (Serumspiegel 0,7– 0,8 mMol/l) – Risperidon war zwei Monate nach der Entlassung langsam ausgeschlichen worden, Diazepam schon während des stationären Aufenthalts – blieb sie trotz anhaltender Stimmungsschwankungen ausreichend stabil, konnte die nächsten zwei Jahre ohne längere Ausfallzeiten arbeiten. Der weitere Verlauf ist unbekannt, da die Patientin aus beruflichen Gründen erneut umzog. Sie hatte inzwischen wieder eine stabile Partnerschaft begonnen. Die neue Stelle stellte zwar erhebliche Anforderungen an die Patientin, geregelte Arbeitszeiten waren für sie aber auch hier verhandelbar. Wir sahen die Prognose aufgrund der offensichtlich guten phasenprophylaktischen Wirkung von Lithium (bei anhaltend guter Verträglichkeit, insbesondere keinerlei Gewichtszunahme), der hohen Akzeptanz psychohygienischer Maßnahmen und der guten psychosozialen Einbindung als vergleichsweise gut an.

Insgesamt wird der Verlauf bipolarer Erkrankungen allerdings bei weitem nicht so positiv gesehen wie noch vor Jahren (Laux, 2008). Im Vergleich zu unipolaren Patienten wurden bei diesen Patienten eine schwerere Symptomatik, häufigere Suizidversuche sowie längere und häufigere Krankenhausaufenthalte gesehen. Es kam bei bipolaren Patienten wesentlich häufiger zu einer Einschränkung der psychosozialen Leistungsfähigkeit (Spießl et al., 2002), und zu einer frühzeitigen Be-

5. Depression im Verlauf von Erkrankungen des bipolaren Spektrums

rentung als bei monopolaren Patienten (Brieger et al., 2004). Die Gesamtmortalität bipolar Erkrankter ist offensichtlich deutlich erhöht, wobei neben der erhöhten suizidalen Gefährdung vor allem kardiovaskuläre Risikofaktoren dafür verantwortlich gemacht werden (Ösby et al., 2001). Als negative Prädiktoren gelten ein früher Erkrankungsbeginn, eine positive Familienanamnese für bipolare Störungen, komorbide somatische und psychische Störungen (z.B. Alkoholabhängigkeit, Angststörungen, Persönlichkeitsstörungen, ADHS, kardiovaskuläre Erkrankungen), geringe prämorbide soziale Anpassung mit niedrigem sozioökonomischen Niveau, ein Verlauf mit rapid cycling oder gemischten affektiven Psychosen. Zudem wird davon ausgegangen, dass es bei über lange Zeit unbehandelten affektiven Störungen zu strukturellen und funktionellen Störungen im Gehirn kommen kann (Schläpfer und Greil, 2006). Hingegen gilt ein klassischer phasenhafter Verlauf mit geringer Phasenfrequenz, ein stabiles soziales Netz und eine gute berufliche Integration als positiv (Laux, 2008).

Die von uns gewählten Behandlungsstrategien haben wir nach den Richtlinien zur Akuttherapie, der Erhaltungstherapie und Rezidivprophylaxe der Manie gewählt. In der Akutphase hatte die Patientin Olanzapin wegen der befürchteten Gewichtszunahme abgelehnt, bei einmaliger Gabe von Quetiapin kam es zu ausgeprägten hypotonen Kreislaufregulationsstörungen, somit hatten wir uns auf Risperidon geeinigt. Alternativ wäre auch eine Akutbehandlung mit Lithium oder Val-

proat als Monotherapie, Kombination, oder in Kombination mit Risperidon in Frage gekommen. Dies wäre allerdings aufgrund der ausgeprägten manischen Symptomatik und des zu erwartenden langsameren Wirkungseintritts auf offener Station nicht möglich gewesen. Der frühe Rückfall der Patientin nach dem Absetzen von Risperidon verdeutlicht die Bedeutung einer ausreichend langen Erhaltungstherapie nach Abklingen der Akutsymptomatik. Wir verordneten Risperidon noch über zwei Monate nach völligem Abklingen der manischen Symptomatik, hätten im Falle einer Ablehnung gegenüber der empfohlenen Phasenprophylaxe mit Lithium evtl. sogar einen längeren Zeitraum empfohlen. Die Wahl der Rezidivprophylaxe richtete sich am bisherigen Verlauf (klassischer phasenhafter Verlauf mit überwiegenden depressiven Phasen und einer euphorischen Manie ohne psychotische Symptome), der Akzeptanz der Patientin und der Familienanamnese mit guter Wirksamkeit und Verträglichkeit von Lithium bei der Mutter aus (Laux, 2008; Schläpfer und Greil, 2006; Grunze et al., 2004).

Deutlich wird jedoch auch die entscheidende Bedeutung der therapeutischen Beziehung, der Motivationsarbeit für eine langfristige Therapie, der Psychoedukation und psychotherapeutischer Maßnahmen bei bipolaren Patienten. Denn was nützen evaluierte Richtlinien, wenn sie vom Patienten nicht akzeptiert werden, die Weiterentwicklung von Medikamenten, wenn sie vom Patienten nicht eingenommen werden, die Stabilisierung der Patienten durch medikamentöse Maßnahmen, wenn es durch psychosoziale Belastungen oder ungünstige Rhythmen wie z.b. Nachtschichten sofort wieder zur Destabilisierung kommt. Auch bei dieser Patientin war es trotz offener und vertrauensvoller therapeutischer Beziehung und ausführlicher Psychoedukation nicht möglich gewesen, sämtliche von uns als sinnvoll erachtete medikamentöse Strategien einzusetzen. Trotz aus unserer Sicht sehr hohem Manierisiko und bestehender Ängste, selbst Manien zu entwickeln, war die junge Patientin nach der ersten schweren depressiven Phase nachvollziehbar nicht für eine langjährige medikamentöse Therapie mit entsprechend möglichen Nebenwirkungen zu gewinnen. Auch nach dem Auftreten erster manischer Symptome kam die Patientin nicht frühzeitig in Behandlung, sondern lebte über mehrere Wochen die anfänglich von ihr als angenehm empfundene Symptomatik aus. Selbst nach zweijähriger Behandlung wünschte sie sich trotz der bekannten Risiken gelegentlich noch eine leichte manische Symptomatik zurück. Alleine die kurze Abwesenheit des Therapeuten hatte die Patientin in sehr charmanter und eloquenter Art und Weise dazu genutzt, einen

Kollegen davon zu überzeugen, dass ihre Manie nicht so ausgeprägt gewesen sei, eine weitere Erhaltungstherapie mit Risperidon in höherer Dosis daher nicht mehr notwendig sei. Allerdings hatte der daraus resultierende schnelle Rückfall zu einer nachhaltigen Akzeptanz weiterer medikamentöser Maßnahmen geführt.

Die psychotherapeutische Begleitung der Patientin fokussierte weiterhin psychoedukative Aspekte. Wichtig erschienen jedoch auch die Akzeptanz sozialer Zeitgeber, interpersonelle Aspekte im Umgang mit den Eltern und später mit dem Partner, der Aufbau stabilisierender sozialer Netze und Stressbewältigungsmaßnahmen. Für verschiedene dieser Aspekte liegen inzwischen auch konkrete Konzepte vor, wie zum Beispiel die Interpersonal und Social Rhythm Therapie (Frank, 2005), die Familiy-focused Therapy (Miklowitz und Goldstein, 1997) sowie kognitiv-verhaltenstherapeutische/psychoedukative Konzepte (Schaub, 2004). Für die Patientin waren auch Kontakte zu anderen bipolaren Patienten sowie die Lektüre der Biographie einer bipolaren Ärztin hilfreich (Jamison, 1997).

6. Dysthymia

6.1 Einleitung

Als Dysthymia wird eine depressive Verstimmung bezeichnet, die mindestens zwei Jahre lang andauert und in dieser Zeit die meiste Zeit des Tages und mehr als die Hälfte der Tage beherrscht. Eine Veränderung im Essverhalten, Schlafstörungen, Erschöpfung, Schwierigkeiten, Entscheidungen zu treffen, Gefühle der Hoffnungslosigkeit und des niedrigen Selbstwertes sowie Konzentrationsstörungen treten begleitend in unterschiedlicher Zusammensetzung auf. In der zur Diagnosestellung notwendigen Periode von zwei Jahren darf eine symptomfreie Zeit nicht länger als zwei Monate betragen. Ebenfalls dürfen in dieser Zeit keine vollständigen depressiven Episoden auftreten. Im letzteren Fall wird die Diagnose einer depressiven Episode gestellt. Wenn eine depressive Episode erst nach zumindest zwei Jahren der vorherrschenden dysthymen Störungen auftritt, können beide Störungen (so genannte Double Depression) diagnostiziert werden.

Im Fall des Auftretens einer hypomanen bzw. manischen Episode oder einer gemischten Episode darf Dysthymia nicht mehr diagnostiziert werden und die Diagnose muss entsprechend dem klinischen Verlauf angepasst werden.

Die zur Verfügung stehende empirisch erhobene Datenlage lässt eine Lebenszeitprävalenz der Dysthymia von bis zu 6% vermuten, wobei die Punktprävalenz bis zu 3% betragen dürfte.

6.2 Besondere Merkmale

Ähnlich wie bei einer depressiven Episode sind bei Dysthymia ein vermindertes Selbstwertgefühl, Interessensverlust mit sozialem Rückzug, Grübeln und Reizbarkeit zu beobachten. Im Gegensatz zur depressiven Episode scheinen vegetative Symptome wie Schlaf- und Appetitstörungen weniger ausgeprägt zu sein. Das Auftreten der dysthymen Störung im Erwachsenenalter betrifft Frauen bis zu dreimal häufiger als Männer und ist bei Verwandten ersten Grades von Patienten mit einer rezidivierenden depressiven Störung deutlich häufiger als in der Allgemeinbevölkerung.

6.3 ICD-10-Forschungskriterien für Dysthymia

Die ICD-10-Forschungskriterien lauten (World Health Organisation, 1994):

A. Konstante oder konstant wiederkehrende Depression über einen Zeitraum von mindestens zwei Jahren. Dazwischen liegende Perioden normaler Stimmung dauern selten länger als einige Wochen, hypomanische Episoden kommen nicht vor.

B. Keine oder nur sehr wenige der einzelnen depressiven Episoden während eines solchen Zwei-Jahres-Zeitraumes sind so schwer oder dauern so lange an, dass sie die Kriterien für eine rezidivierende leichte depressive Störung (F33.0) erfüllen.

C. Wenigstens während einiger Perioden der Depression sollten mindestens drei der folgenden Symptome vorliegen:
1. verminderter Antrieb oder Aktivität
2. ausgeprägte Schlafstörungen
3. Verlust des Selbstvertrauens oder Gefühl von Unzulänglichkeit
4. Konzentrationsschwierigkeiten
5. sozialer Rückzug
6. Verlust des Interesses oder der Freude an Sexualität und anderen angenehmen Aktivitäten
7. verminderte Gesprächigkeit
8. Pessimismus im Hinblick auf die Zukunft oder Grübeln über die Vergangenheit
9. erkennbares Unvermögen mit den Routineanforderungen des täglichen Lebens fertig zu werden
10. Neigung zum Weinen
11. Gefühl von Hoffnungslosigkeit und Verzweiflung

6.4 Diagnostische Kriterien für dysthyme Störung nach DSM IV

Das DSM IV beschreibt dysthyme Störung wie folgt (American Psychiatric Association, 1994):

A. Depressive Verstimmung, die die meiste Zeit des Tages an mehr als der Hälfte aller Tage, entweder vom Patienten berichtet oder von anderen beobachtet, über einen mindestens zweijährigen Zeitraum andauert.
Beachte: Bei Kindern und Heranwachsenden kann reizbare Verstimmung vorliegen, und die Dauer muss mindestens 1 Jahr betragen.

B. Während der depressiven Verstimmung bestehen mindestens zwei der folgenden Symptome:
1. Appetitlosigkeit oder übermäßiges Bedürfnis zu essen,
2. Schlaflosigkeit oder übermäßiges Schlafbedürfnis,
3. Energiemangel oder Erschöpfung,
4. geringes Selbstwertgefühl,
5. Konzentrationsstörungen oder Entscheidungserschwernis,
6. Gefühl der Hoffnungslosigkeit.

C. In der betreffenden Zweijahres-Periode (1Jahr bei Kindern und Heranwachsenden) gab es keinen Zeitraum von mehr als zwei Monaten ohne Symptome wie unter A. und B. beschrieben.

D. In den ersten zwei Jahren der Störung (ein Jahr bei Kindern und Heranwachsenden) bestand keine Episode einer Major Depression, d.h. das Störungsbild wird nicht besser durch eine Chronische oder Teilremittierte Major Depression erklärt.
Beachte: Vor der Entwicklung der Dysthymen Störung kann eine Episode einer Major Depression aufgetreten sein, vorausgesetzt, dass eine vollständige Remission erfolgt ist (also für mindestens zwei Monate keine bedeutsamen Zeichen oder Symptome). Nach den ersten zwei Jahren einer Dysthymen Störung (1 Jahr bei Kindern und Heranwachsenden) können Episoden einer Major Depression eine Dysthyme Störung überlagern. In solchen Fällen können beide Diagnosen gestellt wer-

den, wenn die Kriterien für eine Episode einer Major Depression erfüllt sind.

E. Zu keinem Zeitpunkt ist eine Manische Episode, eine Gemischte Episode oder Hypomane Episode aufgetreten und die Kriterien für eine Zyklothyme Störung waren niemals erfüllt.

F. Die Störung tritt nicht ausschließlich im Verlauf einer chronischen Psychotischen Störung wie Schizophrenie oder Wahnhafte Störung auf.

G. Die Symptome gehen nicht auf die direkte Wirkung einer Substanz (z.B. Droge, Medikament) oder eines medizinischen Krankheitsfaktors (z.B. Hypothyreose) zurück.

H. Die Symptome verursachen in klinisch bedeutsamer Weise Leiden oder Beeinträchtigungen in sozialen, beruflichen oder anderen wichtigen Funktionsbereichen.

6.5 Diagnosestellung nach differentialdiagnostischen Überlegungen

Die Schwierigkeit Dysthymia von einer rezidivierenden depressiven Störung zu unterscheiden wurde bereits in Kapitel 4.5 „Diagnosestellung nach differentialdiagnostischen Überlegungen" beschrieben. Wenn eine dysthyme Störung bereits über einen längeren Zeitraum besteht, haben selbst erfahrene Kliniker manchmal Schwierigkeiten, eine oft relativ subtile affektive Veränderung von dem Basiszustand zu unterscheiden. Oft muss die Diagnose nach einem geraumen Beobachtungszeitraum präzisiert werden.

Häufig komorbid mit einer dysthymen Störung sind Persönlichkeitsstörungen wie z.b. die Borderline Persönlichkeitsstörung, die histrionische bzw. narzisstische Persönlichkeitsstörung. Oft besteht in diesen Fällen (durch chronische affektive Veränderung, verändertes Kontaktaufnahmeverhalten und verzerrte Selbstwahrnehmung) die Schwierigkeit, Symptome einer gestörten Persönlichkeit zu erkennen. Falls die Kriterien für beide Störungen festgestellt werden, werden auch beide diagnostiziert. Jedoch rechtfertigt ein Auftreten der dysthymiaähnlichen Symptomatik im Verlauf einer psychotischen Störung keine zusätzliche Diagnose einer dysthymen Störung.

Wenn das Auftreten einer dysthymen Störung kausal auf eine ursprüngliche körperliche Erkrankung wie z.b. multiple Sklerose zurückzuführen ist, wird die Diagnose einer affektiven Störung aufgrund eines medizinischen Krankheitsfaktors gestellt. Wenn wiederum die depressive Symptomatik nicht direkt aus der körperlichen Erkrankung wie z.b. einer koronaren Herzerkrankung abgeleitet werden kann, werden beide Erkrankungen als Diagnose gestellt.

6.6 Verlauf

Die Störung verläuft meistens mit einem schleichenden Beginn und chronifiziert häufig. Die einer depressiven Episode vorausgehende dysthyme Störung verringert vermutlich die Wahrscheinlichkeit für spontane Vollremissionen im Verlauf der späteren rezidivierenden depressiven Störung.

6.7 Psychopharmakologische Behandlung

Antidepressiva

Depressive Symptome der Dysthymie lassen sich pharmakotherapeutisch mit verschiedenen Antidepressiva bessern, wie in kontrollierten Studien mit trizyklischen AD, SSRI, SNRI und MAO-Hemmern gezeigt werden konnte (Kocsis et al., 1997; Koran et al., 2007; de Lima und Moncrieff, 2000; de Lima und Hotopf, 2003; Versiani et al., 1997). Zwischen den einzelnen Substanzen scheinen Unterschiede, wenn vorhanden, nur gering ausgeprägt zu sein. Die Auswahl richtet sich daher vor allem nach individueller Verträglichkeit oder Kontraindikationen. Insbesondere zeigte sich für trizyklische Antidepressiva zwar eine vergleichbare Wirkung, es gab jedoch höhere Abbruchraten aufgrund unerwünschter Nebenwirkungen. Die Pharmakologie der einzelnen Antidepressiva wird in Kapitel 3.7 „Psychopharmakologische Behandlung: Depressive Episode" besprochen.

Amisulprid

Auch Amisulprid wurde in niedriger Dosierung von 50 mg/Tag erfolgreich in der Therapie der Dysthymie eingesetzt. Es hat im Unterschied zu anderen AAP ausschließlich Wirkungen an Dopaminrezeptoren, wo es dosisabhängig unterschiedliche Effekte erzielen kann. In niedriger Dosierung bis etwa 300 mg/Tag hemmt Amisulprid vorwiegend präsynaptische Dopaminrezeptoren, was durch Wegfall eines negativen Rückkopplungsmechanismus zu einer Verstärkung der dopaminergen Funktion führt. Dieser Mechanismus wird als Erklärung für die Wirksamkeit bei Depression und Dysthymie herangezogen (Montgomery, 2002). In einem direkten Vergleich mit SSRI zeigte Amisulprid einen früheren Wirkungseintritt und möglicherweise auch bessere Effektivität (Amore und Jori, 2001; Lecrubier et al. 1997; Rocca et al., 2002; Smeraldi, 1998). Besonders günstige Ergebnisse fanden sich bei einer Kombination von SSRI mit Amisulprid. Die Pharmakologie von Amisulprid wird in Kapitel 5.2.2 „Behandlung der bipolaren Depression" (5.2.2.3.7 Amisulprid) besprochen.

Experimentell wurde auch Ritanserin, ein 5HT2-Antagonist, erfolgreich in der Therapie der Dysthymie eingesetzt. Auch hierbei könnten jedoch vorwiegend dopaminerge Effekte eine Rolle spielen, da durch die hemmende Wirkung auf 5HT2-Rezeptoren gleichzeitig die dopaminerge Aktivität steigt. Interessant ist die Beobachtung, dass bei dysthymen Patienten im Vergleich zu Gesunden häufig relevante Störungen der Schlafqualität bestehen. Unter Therapie mit Trazodon verbesserte sich in klinischen Studien die Schlafarchitektur deutlich – ein Effekt, der zusätzlichen Nutzen in der Behandlung bringen könnte (Parrino et al., 1994; Saletu-Zyhlarz et al., 2001). Vereinzelte Berichte existieren über Behandlungserfolge bei therapieresistenten dysthymen Patienten durch Substitution mit Chrom (McLeod et al., 1999). Auch hormonelle Veränderungen spielen eine Rolle in der Entstehung dysthymer Erkrankungen. Dass bei dysthymen älteren männlichen Patienten häufig erniedrigte Testosteronwerte gefunden werden, ist schon längere Zeit bekannt (Seidman et al., 2002). Neue Ergebnisse weisen jedoch darauf hin, dass auch jüngere männliche und weibliche Patienten erniedrigte Werte von Testosteron und DHEA bei normalen oder erniedrigten Serum-Kortisolwerten aufweisen (Markianos et al., 2007). Diese Veränderungen unterscheiden möglicherweise dysthyme

Zustände von einer „Major Depression" und sind eher vergleichbar mit hormonellen Veränderungen bei der Posttraumatischen Belastungsstörung. Androgene wurden in Einzelfällen erfolgreich zur Behandlung bei Dysthymie eingesetzt, sind jedoch wegen potentieller Nebenwirkungen (z.B. erhöhtem Risiko für Prostata-Carcinome) gerade bei einer längerfristigen Therapie als problematisch einzustufen (Bloch et al., 1999; Zitzmann, 2008). In Fällen von tatsächlichem Hypogonadismus kann aber einer Substitutionstherapie in Absprache mit dem Endokrinologen sinnvoll sein. Es gibt noch wenige Erkenntnisse zur Erhaltungstherapie über längere Zeiträume bei Dysthymie.

7. Chronische Depression

7.1 Einleitung

Eine Depression, die länger als zwei Jahre andauert wird als chronisch bezeichnet. Diesem Chronifizierungskriterium wird z.t. bei der Diagnose der Dysthymia in der ICD-10 Rechnung getragen (World Health Organisation, 1994). Jedoch auch bei bis zu 20% Patienten mit einer depressiven Episode zeigen oft einen chronischen Verlauf gerechnet werden (Keller et al., 1992).

7.2 Psychopharmakologische Behandlung: Therapieresistente Depression

7.2.1 Allgemeine Prinzipien

Wenn es nach den ersten zwei bis drei Wochen nicht zu einem Ansprechen auf die zuerst verordnete antidepressive Medikation in Standarddosierung kommt, empfiehlt sich zunächst eine Erhöhung der Dosis, wobei der gesamte Bereich bis zur zugelassenen maximalen Tagesdosis ausgenützt werden kann. Erst wenn auch durch diese Maßnahme nach weiteren zwei bis drei Wochen kein antidepressiver Effekt erzielt wird, sollte die Umstellung auf ein anderes Antidepressivum in Betracht gezogen werden. Hierfür wird meist auf ein Präparat mit anderem neurobiologischem Wirkprofil als das erste Antidepressivum zurückgegriffen, allerdings finden sich durchaus auch immer wieder Patienten, die durch ein zweites Medikament aus der gleichen Wirkgruppe einen guten Erfolg erzielen. Bei fehlendem oder mangelhaftem Ansprechen auf zwei verschiedene Antidepressiva in ausreichender Dosierung und Dauer spricht man aus pharmakologischer Sicht von einer Therapieresistenz. Der erste notwendige Schritt ist dann zunächst der Ausschluss einer „Pseudoresistenz". Darunter versteht man jene Fälle, wo trotz verordneter Medikation bei Laborkontrollen des Plasmaspiegels kein oder kein ausreichender Wert erreicht wird. Die Ursache hierfür muss nicht unbedingt in allen Fällen mangelhafte Compliance sein, wenn auch regelmäßig von den Behandlern die Häufigkeit einer Nichteinnahme der verordneten Medikation unterschätzt wird. Andere Ursachen für das Fehlen eines Wirkspiegels können Wechselwirkungen mit zusätzlichen Medikamenten sein, weshalb die gesamte Medikation sorgfältig auf mögliche Interaktionen geprüft werden sollte. Neben Medikamenten können aber auch verschiedene Nahrungsmittel, Nahrungsergänzungsmittel, pflanzliche Medikamente und andere Faktoren – insbesondere Rauchen – mit vielen Psychopharmaka interagieren und zu mangelhafter Resorption oder verstärktem Abbau des Wirkstoffs führen. Auch verschiedene somatische Erkrankungen können mit Resorptions- und Stoffwechselstörungen einhergehen. Es ist daher von besonderer Bedeutung eine genaue Anamnese der Lebensgewohnheiten, somatischer Zusatzdiagnosen und eventuell zusätzlich eingenommener Präparate zu erstellen. Explizit sollte dabei auch nach zusätzlichen Wirkstoffen aus dem komplementärmedizinischen Bereich gefragt werden, da diese häufig ohne direktes Nachfragen nicht angegeben werden. Weiter gibt es eine Reihe von verschiedenen Medikamenten, die einen negativen Effekt auf die Stimmungslage haben können (Tabelle 29). Wenn solche Präparate eingenommen werden, empfiehlt sich – wo immer medizinisch möglich – in Absprache mit dem behandelnden Arzt des betreffenden Fachgebiets ein Absetzversuch beziehungsweise alternative Präparate. Ein weiterer Faktor, der das Ansprechen auf antidepressive Medikation negativ beeinflussen kann, ist ein Mangel an Folsäure, weswegen entsprechende Laborkontrollen und gegebenenfalls eine Substitutionstherapie empfehlenswert erscheinen (Papakostas et al., 2005).

Viele Patienten sprechen jedoch auch trotz regelrechter Plasmaspiegel nicht auf eine antidepressive Medikation an oder zeigen nur eine unwesentliche Verbesserung der Stimmung. In der bisher größten klinischen Untersuchung zu dieser Fragestellung (STAR*D) erreichten nur etwa ein Drittel aller Patienten eine Remission auf den ersten Interventionsversuch, nach insgesamt vier verschiedenen Therapieansätzen jedoch 70% (Rush et al., 2006). Allerdings zeigte sich auch, dass die Wahrscheinlichkeit, auf eine medikamentöse Umstellung anzusprechen mit der Anzahl vorhergegangener erfolgloser Therapieversuche deutlich sinkt. Bei Therapieresistenz kommen entweder Kombinationsstrategien verschiedener Antidepressiva oder Augmentationsstrategien – also Kombinationen mit verschiedenen Psychopharmaka aus anderen Wirkgruppen – in Betracht. Adjuvant können andere, biologische Methoden der Depressionsbehandlung wie Schlafentzugstherapie, transkranielle Magnetstimulation oder Lichttherapie von Nutzen sein. Die Elektrokonvulsionstherapie (EKT) zeigt häufig gute Ergebnisse bei Patienten, die auch auf mehrere medikamentöse Therapieversuche keine Besserung erfahren haben.

7.2.2 Kombinationsstrategien verschiedener Antidepressiva

Es gibt nur sehr wenige klinische Studien, die eine definitive Aussage über eine Verbesserung des antidepressiven Effekts durch Kombinationen verschiedener Antidepressiva miteinander ermöglichen. Trotzdem werden derartige Kombinationstherapien regelmäßig in der Praxis einge-

TABELLE 29	MEDIKAMENTE UND ANDERE FAKTOREN MIT MÖGLICHER DEPRESSIONS-FÖRDERNDER WIRKUNG
	Antiepileptika
	Antihypertonika
	Diuretika
	Antiparkinsonmedikation
	Tuberkulostatika
	Interferon
	Steroidhormone
	Cimetidin, Ranitidin
	CHE-Hemmer
	typische Antipsychotika
	Drogen: THC, Kokain, Opiate, PCP, Amphetamine
	Alkohol
	Folsäuremangel, Vitamin B12-Mangel

MÖGLICHE KOMBINATIONEN VON ANTIDEPRESSIV WIRKSAMEN MEDIKAMENTEN BEI THERAPIERESISTENZ		
Basismedikation	Zusätzliche Wirkung auf	Bei Kombination mit
SSRI	5HT	Trazodon (5HT2-Antagonist)
		Buspiron (5HT1A-Antagonist
	CAVE: Serotonin-Syndrom!	Pindolol (5HT1A- Antagonist)
	NA, D	Buproprion (NA/D- Wiederaufnahmehemmer)
	5HT,NA	TCA
		■ vorwiegend 5HT: Clomipramin
	CAVE: Serotonin-Syndrom!	■ vorwiiegend NA: Nortryptilin, Desipramin
		Mirtazapin (α2-Antagonist)
SNRI	5HT CAVE: Serotonin-Syndrom!	Trazodon
	5HT,NA CAVE: Serotonin-Syndrom!	Mirtazapin

setzt und zeigen in der klinischen Erfahrung oft gute Wirksamkeit. Vor diesem Hintergrund scheint es besonders wichtig, einerseits mögliche Interaktionen zu beachten, andererseits eine Wahl zu treffen, die aus pharmakologischer Sicht sinnvoll ist. Viele Antidepressiva weisen in ihrem Wirkmechanismus „Lücken" auf. So wirkt beispielsweise die Klasse der SSRI primär über eine Beeinflussung der serotoninergen Transmission und hat kaum direkte Auswirkungen auf andere Transmittersysteme. Augmentationsstrategien bei einer SSRI-Basismedikation zielen daher vorwiegend auf eine Beeinflussung anderer Monoamintransmitter (Noradrenalin und Dopamin) ab. Je nach bereits bestehender Basismedikation erscheinen daher Kombinationen, die bestehende „Lücken" im

Wirkmechanismus füllen können, als vernünftig und erfolgversprechend. Andererseits kann eine Intensivierung des antidepressiven Effekts auch durch eine zweite Substanz erzielt werden, die die Wirkung in demselben Transmittersystem wie die Basismedikation, jedoch durch andere zusätzliche Mechanismen, verstärkt. Strategien, die auf der Grundlage theoretisch-pharmakologischer Überlegungen sinnvoll erscheinen, sind in Tabelle 30 angeführt.

Serotoninerge Strategien

Prinzipiell ist bei allen medikamentösen Strategien, die eine Verstärkung der serotoninergen Komponente mit sich bringen, auf die erhöhte Gefahr zur Entwicklung eines Serotonin-Syndroms (siehe Kapitel 3. „Depressive Episode", Kapitel 3.7.1.2.8

„Wechselwirkungen" Tabelle 7 und Tabelle 8) zu achten.

Trazodon

Wenn bereits eine Basismedikation mit SSRI oder SNRI besteht, die mit einer Downregulation von 5HT2-Rezeptoren einhergeht, kann die serotoninerge Wirkung verstärkt werden durch eine Kombination mit Trazodon. Der Antagonist an 5HT2a- und 5HT2c-Rezeptoren führt zu einer zusätzlichen Downregulation von 5HT2-Rezeptoren und – nach neueren Erkenntnissen – zu einer Sensitivierung von 5HT1a-Rezeptoren, was die antidepressive Wirkung verstärkt. In höherer Dosierung hemmt Trazodon auch die Wiederaufnahme von Serotonin aus dem synaptischen Spalt ähnlich einem SSRI. Besondere Vorteile der Kombination bestehen bei SSRI- oder SNRI-induzierten Schlafstörungen oder sexuellen Funktionsstörungen, die in vielen Fällen gelindert werden (Bertschy et al., 2005; George et al., 1996; McCue et al., 2001; Nierenberg et al., 1992, 1994; Reeves et al., 1995). Wie bei allen Kombinationen, die die serotoninerge Transmission verstärken, ist auf ein erhöhtes Risiko zur Entwicklung eines Serotonin-Syndroms zu achten. Bei Kombination mit CYP 2D6-Hemmern wie Fluoxetin und Paroxetin kann es zu einer vermehrten Bildung des aktiven Trazodonmetaboliten mCPP kommen, der anxiogene unerwünschte Wirkung haben kann.

Andere Serotinerge Strategien

Wenn unter einer Therapie mit SSRI oder SNRI die axonalen 5HT-Speicher entleert sind, kann keine Wirkung durch 5HT-Wiederaufnahmehemmung mehr erzielt werden, da im synaptischen Spalt kein oder kaum mehr 5HT vorhanden ist. Buspiron wirkt als partieller Agonist, also zum Teil als „künstliches Serotonin". Durch seine Aktivität wird der 5HT1A-Autorezeptor heruntergeregelt, der neuronale Impulsfluss verlangsamt und 5HT-Speicher werden nachgefüllt. Damit steht wieder ausreichend 5HT zur Verfügung, so dass 5HT-Wiederaufnahmehemmer wirken können. Durch Verabreichung von Pindolol, einem Betablocker mit hemmender Wirkung an 5HT1A-Autorezeptoren kann es zu einer zusätzlichen Aktivierung serotoninerger Neurone kommen, die zu einer Verstärkung des antidepressiven Effekts beitragen könnte. Beide Strategien werden im Folgenden unter den „Augmentationsstrategien" erläutert.

Noradrenerge Strategie: Reboxetin

Reboxetin hemmt selektiv die Wiederaufnahme von Noradrenalin aus dem synaptischen Spalt (NARI – Noradrenalin Reuptake Inhibitor) und fördert so die noradrenerge Aktivität. Da im frontalen Kortex auch Dopamin von Noradrenalintransportern aus dem synaptischen Spalt aufgenommen wird, kommt es in dieser Region vermutlich auch zu erhöhter dopaminerger Aktivität. Reboxetin hat somit einen unter Antidepressiva einzigartigen Wirkmechanismus. Es gibt einige Berichte über eine Verstärkung des antidepressiven Effekts unter SSRI-Medikation (Dannon et al., 2002; Lopez-Munoz et al., 2007). Bei Kombinationen sollte beachtet werden, dass Reboxetin vorwiegend über das Cytochrom 3A4 abgebaut wird. Die gleichzeitige Verabreichung von Fluvoxamin, einem starken CYP3A4-Inhibitor, ist daher kontraindiziert. Die Wirkung auf Serotonin und Noradrenalin bei Kombination von SSRI mit Reboxetin ist natürlich auch durch duale Antidepressiva in Monotherapie zu erzielen, die daher meist sinnigerweise zuvor angestrebt wird.

Noradrenerg-dopaminerge Strategie: Bupropion

Bupropion ist ein Antidepressivum, das selektiv die Wiederaufnahme von Dopamin und Noradrenalin hemmt. Es besitzt keine Wirkung auf das serotoninerge System. Die Kombination von Bupropion mit SSRI wird auch als pharmakologische Strategie bei Therapieresistenz eingesetzt (Trivedi et al., 2006; Zisook et al., 2006). Eine große klinische Studie (STAR*D) untersuchte den Effekt von Bupropion bei SSRI-therapierefraktärer Depression und zeigte im Vergleich zu einer Augmentation mit Buspiron leichte Vorteile (Trivedi et al., 2006). Bei Kombination mit anderen Antidepressiva ist zu beachten, dass Buproprion das Cytochrom CYP2D6 hemmt, so dass Substrate dieses Enzyms bei gleichzeitiger Verabreichung zum Teil erhöhte Plasmaspiegel aufweisen können. Dies ist der Fall bei Kombinationen mit Venlafaxin und verschiedenen TCA (Weintraub, 2001), während SSRI in ihrer Plasmakonzentration unverändert bleiben (Kennedy et al., 2002). Auch Kombinationen mit einer Medikation, die die Krampfschwelle in relevantem Ausmaß senken kann, sollten vermieden werden.

Serotoninerg-noradrenerge Strategien

Mirtazapin: Wenn unter Therapie mit SSRI oder SNRI, die Konzentration von 5HT bzw. 5HT und NA im synaptischen Spalt steigt, kommt es über präsnyaptische α2-Autorezeptoren zu einem negativen Rückkopplungsmechanismus, der die weitere Ausschüttung von 5HT und NA aus dem präsynaptischen Neuron hemmt. Mirtazapin blockiert diesen Effekt an präsynaptischen α2-Autorezeptoren und durch die daraus folgende Disinhibition kommt es wiederum zu einer erhöhten Noradrenalin- und Serotoninausschüttung. Bei Kombination eines SNRI mit Mirtazapin wird auf diese Weise sowohl die serotoninerge, als auch die noradrenerge Transmission an jeweils völlig unterschiedlichen Angriffspunkten verstärkt. Die Kombination wird auch als „California Rocket Fuel" bezeichnet und in der klinischen Praxis oft bei Therapieresistenz verwendet. Es gibt wenige systematische Untersuchungen der Kombination mit Mirtazapin. Besondere Vorteile bestehen bei Patienten, die unter Schlafstörungen leiden, es gibt auch Berichte über eine Verbesserung von SSRI- oder SNRI-induzierten sexuellen Funktionsstörungen. In einem Vergleich an depressiven Patienten, die auch nach drei anderen Therapieversuchen keine ausreichende Besserung zeigten, war die Kombination von Venlafaxin mit Mirtazapin ebenso erfolgreich wie die Umstellung auf MAO-Hemmer, wurde jedoch besser vertragen (McGrath et al., 2006). Mirtazapin wird über verschiedene Cyotchrome (CYP 3A4, CYP 2D6 und CYP 1A2) zu einem schwach aktiven Metaboliten abgebaut. Es inhibiert selbst keine Cyotochrome und besitzt kaum Wechselwirkungspotential, daher eignet es sich besonders für Kombinationstherapien. Lediglich Pan-Induktoren wie Carbamazepin und Pan-Inhibitoren wie Fluvoxamin können den Spiegel signifikant senken, respektive anheben.

Trizyklische Antidepressiva (TCA): TCA entfalten ihre Wirksamkeit vor allem durch eine Wiederaufnahmehemmung von NA und 5HT, wobei bei den meisten Präparaten die noradrenerge Komponente stärker ausgeprägt ist. Die Augmentation von Desipramin und Nortryptilin entspricht beispielsweise einer hauptsächlich noradrenergen Strategie, während Clomipramin ein starker 5HT-Wiederaufnahmehemmer mit geringerem Effekt auf das noradrenerge System ist. Bei Kombination mit SSRI und anderen Antidepressiva kann es zu Interaktionen kommen. Die klinisch wichtigsten Wechselwirkungen entstehen durch Hemmung der Hydroxylierung bei Verabreichung von Cytochrom 2D6-Hemmern wie beispielsweise zahlreichen SSRI (Paroxetin, Fluoxetin, Sertralin), wodurch Plasmaspiegel stark ansteigen können. Daher sollte entsprechend vorsichtig dosiert werden und vermehrt auf mögliche Nebenwirkungen geachtet werden. Auch eine (starke) Blockade der Demethylierung an anderen Cytochromen kann zu einer Plasmaspiegelerhöhung führen, beispielsweise bei gleichzeitiger Verabreichung des SSRI Fluvoxamin, einem „Pan-Inhibitor". Wichtige Wechselwirkungen sind in Kapitel 3. „Depressive

Episode" angeführt (Unterkapitel 3.7.1.3.6, Tabelle 13). Besonders kontrovers wird die Kombination von TCA mit MAO-Hemmern diskutiert, die generell wegen potentiell bedrohlicher Nebenwirkungen als problematisch einzustufen ist. In jedem Fall ist die Kombination von Clomipramin mit MAO-Hemmern zu vermeiden, da hier die Gefahr eines Serotonin-Syndroms am stärksten ausgeprägt ist. Es gibt aber Berichte über den erfolgreichen Einsatz anderer TCA zusammen mit MAO-Hemmern bei therapieresistenter Depression, die jedoch dem Experten vorbehalten bleiben müssen und eines sehr engmaschigen Monitoring bedürfen.

7.2.3 Augmentationsstrategien

Unter einer Augmentation versteht man die zusätzliche Verabreichung einer psychotropen Medikation, die nicht per se ein Antidepressivum ist, jedoch den Effekt einer antidepressiven Medikation verstärken kann. Die verschiedenen therapeutischen Optionen sind je nach Evidenzgrad ihrer Wirksamkeit in Tabelle 31 zusammengefasst.

7.2.3.1 Kombination mit atypischen Antipsychotika (AAP)

AAP werden heute nicht nur in der Therapie depressiver Episoden mit psychotischen Symptomen eingesetzt, sondern finden regelmäßig auch bei therapieresistenten depressiven Episoden mit oder ohne psychotische Symptome Anwendung. Dabei werden oft deutlich niedrigere Dosierungen verwendet, als in der Therapie akut psychotischer Zustände. Ein Vorteil, der sich für zahlreiche AAP zeigt, ist der verhältnismäßig schnelle Wirkungseintritt im Vergleich zu klassischen Antidepressiva. Oft finden sich schon eine Woche nach Therapiebeginn signifikante antidepressive Effekte. Insgesamt gehört die Augmentation mit AAP zu den besser belegten therapeutischen Optionen. Die Pharmakologie der einzelnen Substanzen wird im Detail in Kapitel 5.2 „Psychopharmakologische Behandlung: Depression im Verlauf einer bipolaren affektiven Störung" beschrieben.

Risperidon

Positive Effekte einer zusätzlichen Verabreichung von Risperidon konnten in einigen kontrollierten und unkontrollierten Studien berichtet werden. Meist wurden Dosierungen im Bereich von 0,5 mg–2 mg/ Tag eingesetzt. Generell wurde die Therapie gut vertragen, allerdings traten auch schon im Niedrigdosisbereich in der Augmentationstherapie relativ häufig Hyperprolaktinämien auf (Alexopoulos et al., 2008; Barbee et al., 2004; Mahmoud et al., 2007; Myers und Thase, 2001; Ostroff und Nelson, 1999; Philip et al., 2008). Der genaue Mechanismus des augmentierend antidepressiven Effekts ist nicht bekannt. Für die Koadministration zu SSRI könnte eine Umkehr des hemmenden Effekts von SSRI auf die noradrenerge Funktion eine Rolle spielen (Dremencov et al., 2007). Bei der Kombination mit Antidepressiva ist darauf zu achten, dass Plasmaspiegelerhö-

hungen von Risperidon bei gleichzeitiger Verabreichung von CYP2D6-Hemmern wie Fluoxetin und Paroxetin auftreten können.

Amisulprid

Amisulprid wurde insbesondere bei Dysthymien und „double depression" – einer depressiven Episode bei Dysthymie – untersucht und zeigte dort in einer Dosierung von 50 mg gute Wirksamkeit. Auch für die Wirksamkeit gegen depressive Episoden bei schizophrenen Patienten gibt es Hinweise (Amore et al., 2001; Boyer et al., 1999; Kim et al., 2007; Lecrubier et al., 1997; Ravizza, 1999; Rocca et al., 2002). Für bipolare Patienten gibt es keine kontrollierten Studien. Für den antidepressiven Effekt niedriger Dosierungen wird die Blockade präsynaptischer Dopaminrezeptoren als Erklärungsmodell herangezogen. Durch diesen Effekt kommt es zu einem Wegfall der negativen Rückkopplungsmechanismen und damit insgesamt zu einer gesteigerten dopaminergen Transmission. Erst in höherer Dosierung (<300 mg/Tag) kommt es zu einer Dopaminblockade. Günstig in den Kombinationstherapien ist das fehlende pharmakokinetische Wechselwirkungspotential mit Antidepressiva, da Amisulprid nicht heptatisch metabolisiert, sondern unverändert renal ausgeschieden wird.

Aripiprazol

Aripiprazol zeigte sich in zwei großen, placebokontrollierten Studien effektiv als Augmentationsstrategie zu SSRI und SNRI

7. Chronische Depression

bei unipolaren Depressionen und besitzt in dieser Indikation auch eine Zulassung der US-amerikanischen Zulassungsbehörde FDA (Berman et al., 2007; Marcus et al., 2008). Die in dieser Indikation meist verwendeten Dosierungen lagen zwischen 2 mg und 20 mg/Tag. Darüber hinaus gibt es auch Hinweise zur Wirksamkeit als Zusatztherapie zu Bupropion und MAO-Hemmern (Pae et al., 2008; Sokolski, 2008). In der Monotherapie bei akuter bipolarer Depression zeigten sich zwar zunächst in den ersten Wochen positive Effekte, die jedoch nach einigen Wochen gegenüber Placebo nicht mehr signifikant waren. Für positive Effekte als Augmentationsstrategie zu bereits bestehender antidepressiver Medikation bei bipolarer Depression gibt es jedoch einige Hinweise (Dunn et al., 2008). Der genaue Mechanismus für antidepressive Wirkungen ist nicht bekannt, könnte jedoch mit dem Agonismus an 5HT1A-Rezeptoren oder partiellem Agonismus an D2 zusammenhängen. In der Kombination mit Antidepressiva besteht kaum pharmakokinetisches Wechselwirkungspotential. Lediglich bei gleichzeitiger Verabreichung von sehr starken Enzyminduktorenhemmern wie Fluvoxamin muss die Dosis eventuell nach Spiegelkontrolle angepasst werden.

Ziprasidon

Die Eigenschaften von Ziprasidon als Agonist am 5HT1A-Rezeptor und 5HT/NA-Wiederaufnahmehemmer lassen aus pharmakologischer Sicht auf gute antidepressive Wirksamkeit hoffen. Dennoch gibt es zum jetzigen Zeitpunkt lediglich Hinweise, nicht aber gute Belege im Sinne einer evidenzbasierten Medizin für die Verwendung als Augmentationsstrategie bei therapieresistenten unipolaren Depressionen (Dunner et al., 2007; Papakostas et al., 2004). In Dosierungen von 80–160 mg aufgeteilt auf zwei Tagesdosen zeigten sich in offenen Studien einige positive Effekte. Für die bipolare Depression gibt es bisher nur Negativergebnisse oder methodisch unzureichende Studien, die eine Aussage über einen eventuellen antidepressiven Effekt nicht mit Sicherheit ermöglichen. Für Kombinationen mit Antidepressiva sind relevante pharmakokinetische Wechselwirkungen kaum zu erwarten, da der größte Teil (zwei Drittel) des Abbaus nicht über das Cytochromsystem erfolgt, sondern über die Aldehydoxidase (ADH).

Olanzapin

Olanzapin zeigte in Kombination mit Fluoxetin, einem SSRI, signifikante Wirksamkeit in der Behandlung therapieresistenter Depressionen mit sehr schnell einsetzendem Effekt schon eine Woche nach Therapiebeginn (Thase et al., 2007). Die verwendeten Dosierungen lagen im Bereich von 5–20 mg/Tag. Auch für Olanzapin bleibt der augmentierende antidepressive Effekt nur lückenhaft verstanden. Einige Untersuchungen zeigen eine deutlich erhöhte noradrenerge Aktivität im Locus coeruleus und präfrontalen Kortex unter der Koadministration von Olanzapin und SSRI (Amargos-Bosch et al., 2005; Zhang et al., 2000). Für Kombinationen mit Antidepressiva ist kein großes Wechselwirkungspotential zu erwarten, jedoch kann eine Hemmung des Abbaus durch Enzyminhibitoren von CYP1A2 (beispielsweise Fluvoxamin) den Plasmaspiegel von Olanzapin deutlich erhöhen.

Quetiapin

Die antidepressive Wirksamkeit in der akuten bipolaren Depression ist für Quetiapin gut belegt. Auch in der therapieresistenten Depression zeigte Quetiapin als Augmentationsstrategie in einigen kontrollierten Studien Wirksamkeit (Doree et al. 2007; McIntyre et al., 2007; Sagud et al., 2006), und weitere Studien, vor allem auch zum Einsatz bei unipolarer Depression werden derzeit durchgeführt. Die untersuchten Dosierungen liegen meist im Bereich von 300–400 (600) mg/Tag. Eine mögliche Erklärung für einen Teil des antidepressiven Effekts könnte die Wirkung von Norquetiapin, einem aktiven Metaboliten, als NA-Wiederaufnahmehemmer sein. Mögliche Interaktionen mit Antidepressiva bestehen vor allem durch CYP3A4 und CYP 2D6-Hemmer und Enzyminduktoren, die den Spiegel erhöhen bzw. senken können.

7.2.3.2 Kombination mit Lithium

Lithium wird seit längerer Zeit zur Augmentation bei therapieresistenter Depression verwendet. Frühere Untersuchungen zeigten einen guten Effekt (Bauer et al., 1999), während die neuesten klinischen Studien eher über mäßige Ergebnisse berichten (Fava et al., 2002; Nierenberg et al., 2006a). Es gibt Hinweise dafür, dass der erreichbare antidepressive Effekt bei der Kombination von Lithium mit trizyklischen Antidepressiva oder MAO-Hemmern deutlicher ausgeprägt ist, als bei Kombinationen mit SSRI oder SNRI. Weitere mögliche positive Prädiktoren für das Ansprechen auf eine Lithiumaugmentation umfassen psychomotorische Verlangsamung, Appetitlosigkeit, Gewichtsverlust und niedrige Serumkortisol-Werte bei depressiven Patienten (Alvarez et al., 1997). In der Augmentation werden im Allgemeinen Blutspiegel von 0,6–0,8 mmol/l angestrebt. Die genaue Anwendung von Lithium wird in Kapitel 5 „Depression im Verlauf von Erkrankungen des bipolaren Spektrums" (Unterkapitel 5.2.2.2.1 Lithium) besprochen.

7.2.3.3 Kombination mit Schilddrüsenhormonen

In Übereinstimmung mit der Beobachtung, dass einerseits die Prävalenz depressiver Erkrankungen bei Hypothyreose erhöht ist, andererseits subklinische Schilddrüsenunterfunktion bei depressiven Patienten häufiger vorkommt, wurden auch Schilddrüsenhormone zur Intensivierung der antidepressiven Therapie untersucht. Trijodthyronin (T3) wird dabei wegen besserer Wirkung der Vorzug vor Tetrajodthyronin (T4) gegeben und in einer Dosierung von 25–50 mcg/Tag dosiert (Aronson et al., 1996; Joffe et al., 1990). Die optimale Dauer der Therapie ist nicht bekannt, es gibt aber Hinweise darauf, dass nach Erreichen einer Remission die Substitution

7. Chronische Depression

ohne Nachteile beendet werden kann (Altshuler et al., 2001). Die meisten kontrollierten Untersuchungen zur antidepressiven Strategie wurden mit trizyklischen Antidepressiva durchgeführt, doch neuere Ergebnisse zeigen auch Effekte bei der Kombination mit SSRI oder SNRI, die tendenziell zum Teil sogar besser waren als bei einer Lithiumaugmentation (Nierenberg et al., 2006a). Die Unterschiede zwischen beiden Strategien erreichten jedoch keine statistische Signifikanz. Es gibt Hinweise auf ein besseres Ansprechen von Frauen als von Männern. Ein weiterer positiver Prädiktor könnten minimale Schilddrüsenfunktionsstörungen mit nur gering erhöhten TSH-Werten innerhalb des Normbereichs sein (Agid und Lerer, 2003). Bei der Verordnung von T3 ist darauf zu achten, dass die Resorption durch Colestyramin, Acetylsalicylsäure, durch Nahrung auf Sojabasis, Diarrhoe oder Malabsorptionssyndrome gehemmt werden kann. Am besten erfolgt die Einnahme in ein bis zwei Einzeldosen etwa eine halbe Stunde vor den Mahlzeiten. Mögliche Nebenwirkungen umfassen Unruhe, Appetitverlust, Hitzewallungen, Diarrhoe, Schlafstörungen, Herzrhythmusstörungen, Angina pectoris, Hautreaktionen und Muskelkrämpfe. Kontraindiziert sind Schilddrüsenhormone bei schweren kardialen und kardiovaskulären Erkrankungen, Nebenniereninsuffizienz und unbehandelter Hyperthyreose. Zu beachten ist, dass Schilddrüsenhormone auch ein gewisses Missbrauchspotential im Rahmen von Essstörungen haben und dort von Betroffenen zur Steigerung des Gesamtum-satzes und zur Gewichtsabnahme eingesetzt werden können.

7.2.3.4 Kombination mit Buspiron

Buspiron ist ein partieller Agonist an 5HT1A-Rezeptoren, der vor allem zur Therapie von Angstzuständen eingesetzt wird. Darüber hinaus gibt es unter anderem Hinweise auf die Wirksamkeit bei PTSD und zerebellärer Ataxie. Wenn unter einer Therapie mit SSRI oder SNRI die axonalen 5HT-Speicher entleert sind, kann keine Wirkung durch 5HT-Wiederaufnahmehemmung mehr erzielt werden, da im synaptischen Spalt kein oder kaum mehr 5HT vorhanden ist. Buspiron wirkt als partieller Agonist, also als „künstliches Serotonin". Durch seine Aktivität wird der 5HT1A-Autorezeptor herunterreguliert, der neuronale Impulsfluss verlangsamt und 5HT-Speicher werden nachgefüllt. Damit steht wieder ausreichend 5HT zur Verfügung, so dass 5HT-Wiederaufnahmehemmer wirken können. Studien zur Effektivität in der Augmentation therapieresistenter Depressionen zeigten zum Teil signifikante Effekte (Dimitriou und Dimitriou, 1998; Landen et al., 1998), die bei einer Kombination mit SSRI ungefähr gleich groß waren, wie bei der Kombination von SSRI mit Bupropion (Trivedi et al., 2006). Mögliche Vorteile bestehen bei schwer depressiven Episoden sowie durch den positiven Effekt auf SSRI-induzierte sexuelle Funktionsstörungen bei Frauen. Ein Nachteil ist die lange Wirklatenz von Buspiron, die durchschnittlich zehn bis vierzehn Tage beträgt. Die Dosierung liegt bei 10–30 mg/Tag (maximale Tagesdosis: 60 mg/Tag) und kann auf drei bis vier Einzelgaben aufgeteilt werden. Die Metabolisierung erfolgt vorwiegend über CYP3A4, die Halbwertzeit liegt bei zwei bis drei Stunden. Ein aktiver Metabolit mit anxiolytischer Wirkung (1-PP, 1-Pyrimidylpiperazin) erreicht mehrfach höhere Konzentrationen als die Muttersubstanz. Mögliche Nebenwirkungen umfassen Albträume, Tinnitus, Vertigo und Halsschmerzen. Seltener finden sich auch Synkopen, Dysgeusien, Hypersalivation und Dyspnoe. In Einzelfällen sind auch EPS, Amenorrhoe und Galaktorrhoe beschrieben. Kontraindikationen bestehen bei Myasthenia gravis, Engwinkelglaukom, Benzodiazepinentzug und schweren Leber- und Nierenfunktionsstörungen.

7.2.3.5 Kombination mit Benzodiazepinen

Angst, Unruhe und Schlaflosigkeit sind häufige Symptome im Rahmen einer depressiven Episode, und Benzodiazepine werden regelmäßig vor allem in der Initialphase der Therapie eingesetzt, wenn durch die antidepressive Medikation selbst noch keine Wirkung vorhanden ist. Einen direkten antidepressiven Effekt haben Benzodiazepine aber nach heutigem Erkenntnisstand nicht. Eine große Metaanalyse zeigte jedoch, dass Patienten, die anfangs zusätzlich zu einem Antidepressivum mit Benzodiazepinen behandelt werden, weniger häufig die Therapie aufgrund von unerwünschten Wirkungen der Medikamente abbrechen und in den ersten Wochen eine schnellere Besserung erfahren (Furukawa et al., 2002). Diese möglichen Vorteile müssen jedoch sorgfältig gegen Nachteile, insbesondere Toleranz und Abhängigkeitsentwicklung abgewogen werden.

7.2.3.6 Kombination mit Antikonvulsiva

Antikonvulsiva werden in der Therapie bipolarer Störungen erfolgreich eingesetzt, wo sie zur Therapie der Manie, bipolaren Depression und in der Erhaltungstherapie Wirkung zeigen. Bei unipolaren Depressionen gibt es jedoch weniger Evidenz für antidepressive Effekte in Monotherapie oder als Augmentationsstrategie, obwohl Antikonvulsiva auch in dieser Patientengruppe nicht selten verwendet werden. Es gibt Hinweise darauf, dass neben bisher noch nicht diagnostizierten bipolaren Patienten möglicherweise solche besser auf eine Augmentation mit Antiepileptika ansprechen, die Symptome einer agitierten Depression mit starken Schuldgefühlen und Suizidalität aufweisen (Hantouche et al., 2005). Die Pharmakologie der einzelnen Substanzen wird in Kapitel 5.2 „Psychopharmakologische Behandlung: Depression im Verlauf einer bipolaren affektiven Störung" im Detail besprochen. Für einige neuere Antikonvulsiva wie Pregabalin und Topiramat gibt es auch Hinweise auf eine Wirksamkeit bei verschiedenen Schmerz-Syndromen oder Erkrankungen aus dem somatoformen Formenkreis (siehe Kapitel 3.10 „Psychopharmakologische Behandlung: Somatisierende Depression").

Carbamazepin (CBZ)

Da CBZ Wirksamkeit bei bipolaren Störungen zeigt und strukturchemische Verwandtschaft mit trizyklischen Antidepressiva aufweist, wurde es bereits früh auch in der unipolaren Depression untersucht. Es gibt allerdings nur einige Hinweise für die Wirksamkeit in der unipolaren Depression und bei Therapieresistenz aus nicht-placebokontrollierten Studien mit geringer Fallzahl (Cullen et al., 1991; Simhandl et al., 1993; Stuppaeck et al., 1994), so dass zum jetzigen Zeitpunkt keine ausreichende Grundlage für eine allgemeine Therapieempfehlung bei Therapieresistenz besteht.

Valproinsäure

Auch für Valproinsäure fehlen Daten aus kontrollierten Studien zur Verwendung bei Therapieresistenz unipolarer Depression. Lediglich eine kleine, offene Studie zeigte gewisse antidepressive Wirksamkeit in der Monotherapie depressiver Episoden (Davis et al., 1996).

Lamotrigin

Lamotrigin wird zur Therapie bipolarer Depressionen eingesetzt und zeigt dort insbesondere einen präventiven Effekt für depressive, nicht aber manische Episoden. Der antidepressive Wirkmechanismus bleibt nur lückenhaft verstanden, könnte aber teilweise mit einer Affinität zu 5HT1A-Rezeptoren und SSRI-artigen Effekten zusammenhängen (Bourin et al., 2005). Es gibt Berichte für die Wirksamkeit auch bei unipolaren Depressionen (Rocha und Hara, 2003), placebokontrollierte Studien zeigten aber bisher eher Negativergebnisse oder eine Wirksamkeit nur in Teilbereichen der depressiven Symptomatik, so dass eine allgemeine Empfehlung für Lamotrigin als Augmentationsstrategie in der unipolaren Depression nicht gerechtfertigt erscheint (Barbosa et al., 2003; Normann et al., 2002).

Neuere Antikonvulsiva

Es gibt keine Hinweise für die Wirksamkeit neuerer Antikonvulsiva wie Gabapentin oder Topiramat in der Behandlung therapieresistenter Depressionen.

7.2.3.7 Kombination mit Pindolol

Die Ergebnisse zur Augmentationsstrategie mit Pindolol, einem Beta-Rezeptorblocker mit Affinität und hemmender Wirkung auf 5HT1A-Rezeptoren sind widersprüchlich (Altshuler et al., 2003; Anderson, 1996; Artigas et al., 1994; Castro et al., 2000; Isaac, 2004). Durch Blockade der 5HT1A-Autorezeptoren kann es zu einer zusätzlichen Aktivierung serotoninerger Neurone kommen, die zu einer Verstärkung des antidepressiven Effekts beitragen könnte. In manchen Studien konnte eine Beschleunigung des Ansprechens auf antidepressive Medikation und Wirksamkeit bei Therapieresistenz gezeigt werden, während andere Studien Negativergebnisse aufwiesen (Artigas et al., 2006). Eine mögliche Erklärung für die Differenz zwischen den Erkenntnissen liegt in der eventuell bisher meist zu gering gewählten Dosierung von 2,5 mg Tagesdosis, die in Neuro-Imaging

Studien nur eine suboptimale Rezeptorokkupanz zeigte (Artigas et al., 1994). Ein weiterer möglicher Faktor sind Unterschiede zwischen Subgruppen depressiver Patienten, die verschieden auf eine Augmentationsstrategie mit Pindolol ansprechen. Jüngere Untersuchungen zeigen tendenziell bessere Effekte bei bipolar-depressiven und bei bisher unbehandelten Patienten (Geretsegger et al., 2008).

7.2.3.8 Kombination mit Dopaminagonisten, Methylphenidat und Modafinil

Die Verwendung von Dopaminagonisten wie Pergolid, Amantadin, Pramipexol und Ropirinol in der therapierefraktären Depression kann sich nicht auf die Ergebnisse randomisierter, kontrollierter Studien stützen, zeigt aber in Einzelfällen Wirkung (Bouckoms und Mangini, 1993; Izumi et al., 2000; Lattanzi et al., 2002). Mögliche Nachteile, insbesondere die oft beobachtete Übelkeit älterer Substanzen, tritt bei den neueren Präparaten wie Ropirinol deutlich seltener auf. Unklar bleibt jedoch der mögliche negative Effekt auf psychotische Symptome oder „Switch"-Phänomene bei bipolarer Depression. Mögliche positive Auswirkungen bestehen auf SSRI-induzierte sexuelle Funktionsstörungen. Der Gebrauch derartiger Substanzen ist klar als „off-label" einzustufen und sollte Spezialisten vorbehalten bleiben. Die einzige placebokontrollierte Studie zu Methylphenidat in der Augmentationstherapie zeigte zwar eine tendenziell höhere Ansprechrate, aber keinen statistisch signifikanten antidepressiven Effekt im Vergleich zu Placebo (Patkar et al., 2006). Modafinil ist ein Medikament, das auf bisher noch nicht ausreichend verstandenen Wegen eine Vigilanzsteigerung bewirken kann. Der Wirkmechanismus unterscheidet sich deutlich von jenem anderer Stimulantien und scheint unter anderem über eine Wirkung auf ein Gebiet im Hypothalamus, den tuberomamillären Kern, zu entstehen, wo Vigilanz reguliert wird. Beim Menschen steigert Modafinil dosisabhängig die Wachheit während des Tages und wird zur Therapie der Narkolepsie, aber auch bei exzessiver Tagesmüdigkeit im Rahmen eines Schlafapnoesyndroms eingesetzt. Einige Studien zeigen auch Effekte in der Augmentationstherapie bei unipolaren und bipolaren Depressionen, insbesondere bei Patienten mit Symptomen wie Fatigue und Schläfrigkeit (Belmaker, 2007; Fava et al., 2005, 2007; Frye et al., 2007). Im Vergleich zu anderen Stimulantien wird auch das Abhängigkeitspotential vergleichsweise als niedrig oder kaum vorhanden eingeschätzt (Nasr et al., 2006). Das Risiko eines affektiven „Switch" gilt als gering, es gibt jedoch Berichte über Einzelfälle, in denen manische oder hypomanische Episoden ausgelöst wurden (Plante, 2008; Wolf et al., 2006). Ein möglicher interessanter Anwendungsbereich für Modafinil wäre auch die Erleichterung des notwendigen Durchwachens und das Verhindern von Kurzschlaf zur Effizienzsteigerung im Rahmen einer Schlafentzugstherapie (Even et al., 2005). In all diesen Indikationen hat Modafinil allerdings keine Zulassung, weswegen der Gebrauch dem Spezialisten vorbe-

AUGMENTATIONSSTRATEGIEN IN DER THERAPIERESISTENTEN DEPRESSION			
Klare Evidenz	Limitierte Evidenz	Hinweise zur Wirksamkeit	Anekdotische Berichte zur Wirksamkeit
Atypische AP	Lithium	Dopaminagonisten	DHEA
	T3	Riluzol	Östrogen, Testosteron
	Buspiron	Pindolol	Chrom
	Modafinil	SAMe	
		Folsäure	
		Antiepileptika	
		Benzodiazepine	
		Omega-3-Fettsäuren	
		Mifepriston	

TABELLE 31

halten bleiben soll. Die übliche Anfangsdosis liegt bei 100 mg und wird vorzugsweise morgens gegeben. Sie kann im Laufe der Therapie nach klinischem Ansprechen auf eine Erhaltungsdosis von 200 (–400) mg/Tag gesteigert werden. Obwohl es keine Berichte über eine Abhängigkeitsentwicklung gibt, gilt eine positive Suchtanamnese als Kontraindikation. Modafinil wird gelegentlich als „Partydroge" eingesetzt. Vorsicht ist geboten bei Patienten mit Bluthochdruck und Herz-Kreislauferkrankungen, schweren Angstzuständen oder psychotischen Erkrankungen sowie schweren Leber- und Nierenerkrankungen. Die gleichzeitige Gabe mit Prazosin ist kontraindiziert. Mögliche unerwünschte Wirkungen umfassen auch Kopfschmerzen, Unruhe, Schlafstörungen und Angstzustände. Modafinil kann durch enzyminduzierende Eigenschaften an CYP3A4 die Wirksamkeit oraler Kontrazeptiva – insbesondere von Mini- und Mikropille beeinträchtigen und ist in der Schwangerschaft kontraindiziert.

7.2.4 Antidepressiva mit neuen Wirkmechanismen

Zur Zeit befindet sich eine Reihe von neuen Substanzen in Erprobung, von denen eine antidepressive Wirksamkeit erhofft wird und die zum Teil auf völlig neue biologische Ziele wie die Hypophysen-Nebennierenachse, Melatonin, Glutamat und verschiedene Neuropeptide Einfluss nehmen. Diese Sunstanzen werden ausführlich in Kapitel 3.7 „Psychopharmakologische Behandlung: Depressive Episode" beschrieben.

7.2.5 Phytotherapeutika, Hormone und Nahrungsergänzungsmittel
Hypericum perforatum (Johanniskraut)

Hypericum perforatum, das Johanniskraut, ist ein Phytotherapeutikum, das unter anderem in der Therapie von leichten bis mittelgradigen depressiven Episoden verwendet wird (Butterweck, 2003).

Zahlreiche europäische Studien, vor allem aus dem deutschen Sprachraum, belegen eine Wirksamkeit in der Depression, wurden jedoch oft aufgrund methodologischer Mängel kritisiert. Überdies konnte in einigen amerikanischen Studien kein antidepressiver Effekt nachgewiesen werden, so dass die grundsätzliche Frage der Wirksamkeit immer noch kontrovers diskutiert wird (Gelenberg et al., 2004; Shelton et al., 2001). Nichtsdestotrotz erfreut sich Hypericum gerade bei Patienten, die einer Medikation mit Psychopharmaka eher kritisch gegenüber stehen, einer gewissen Beliebtheit. Es wird sowohl als Extrakt in Tablettenform, als auch als nicht rezeptpflichtige Präparation, beispielsweise in Kräutertee vertrieben. Seine pharmakologischen Effekte sind trotz zahlreicher Forschungsergebnisse nicht völlig aufgeklärt, scheinen aber durch mehrere chemische Verbindungen mit zahlreichen Wirkungen auf verschiedene Rezeptorsysteme und Enzyme, darunter Monoamino-Oxidase, Monoamintransporter, GABA-Adenosin und Glutamatrezeptoren vermittelt zu sein. Neben antidepressiven Wirkungen werden auch antivirale und antibakterielle Eigenschaften vermutet. Klinische Studien weisen auch auf eine Wirksamkeit in der Therapie der saisonalen Depression und bei somatoformen Störungen hin (Kasper, 1997; Martinez et al., 1994; Wheatley, 1999). Die übliche Dosierung liegt für den Extrakt in Tablettenform bei drei mal 300 mg täglich, bei somatoformen Störungen zwei mal täglich. Die Rate an unerwünschten Wirkungen ist niedrig. Eine Photosensibilisierung mit Hautreak-

tionen ist möglich, insbesondere bei hellhäutigen Personen und Patienten mit schweren Leberschäden. Meist ist sie nicht von klinischer Relevanz, sollte jedoch bei Kombination mit Lichttherapie beachtet werden (Harrer, 2000). In Einzelfällen werden Nausea, Diarrhoe, Somnolenz, und Kopfschmerzen berichtet. Wichtig sind jedoch die Wechselwirkungen mit anderen Arzneimitteln. Hypericum ist ein Induktor des Cytochroms CYP 3A4 und kann den Spiegel von zahlreichen Medikamenten wie oralen Antikoagulantien, oralen Kontrazeptiva, Opioiden beeinflussen. Bei gleichzeitiger Verwendung mit SSRI oder anderen serotoninerg wirksamen Medikamenten besteht erhöhte Gefahr eines Serotonin-Syndroms (Barnes et al., 2001).

Omega-3-Fettsäuren

Omega-3- und Omega-6-Fettsäuren sind die Grundbausteine von Fetten. Die häufigsten Vertreter der Gruppe sind α-Linolensäure, Eicosapentaensäure (EPA) und Docosahexaensäure (DHA). Sie kommen in einigen natürlichen Nahrungsmitteln wie Fisch, Sojaprodukten und Speiseölen vor und können als „Nahrungsergänzungsmittel" erworben werden. Einige Berichte der letzten Jahre weisen auf mögliche Zusammenhänge zwischen Omega-3-Fettsäuren und affektiven Erkrankungen hin. So zeigt sich in epidemiologischen Untersuchungen eine geringere Rate depressiver Erkrankungen in Gegenden mit durchschnittlich hohem Konsum von Omega-3-Fettsäuren, die jedoch nicht notwendigerweise auf einen direkten kausalen Zusammenhang rückschließen lassen (Appleton et al., 2007; Freeman et al., 2006). Weiter gibt es Hinweise für niedrige Omega-3-Fettsäurewerte und eine Veränderung der Fettzusammensetzung bei schwerer Depression und als Risikofaktor für Suizidversuche (Freeman, 2006; Sublette et al., 2006). Der genaue Wirkmechanismus von Fettsäuren bleibt unklar. EPA und DHA sind Bestandteile von Zellmembranen und können auf verschiedene Weise Signaltransduktionsmechanismen beeinflussen, wobei ähnliche Effekte wie unter Lithiumtherapie postuliert werden. Bisherige Studien zu möglichen günstigen Effekten einer Substitutionstherapie bei unipolaren und bipolaren Depressionen zeigten unterschiedliche Ergebnisse (Appleton et al., 2006; Freeman et al., 2008; Keck Jr. et al., 2006). Überdies waren die Studien sehr heterogen und hatten zum Teil methodische Schwächen, so dass zum jetzigen Zeitpunkt keine sichere Aussage oder Empfehlung gemacht werden kann. Auch hinsichtlich der möglichen Dosierung und Zusammensetzung einer Substitutionstherapie herrscht Unklarheit. Meist wurde EPA in einer Tagesdosis von 1 g bis 9,6 g/Tag verwendet, in anderen Untersuchungen aber auch DHA oder eine Kombination. Bei der unipolaren Depression scheint die Dosierung von 1 g DHA/Tag die beste Wirkung zu erzielen (Mischoulon et al., 2008). Im Allgemeinen werden Omega-3-Fettsäuren sehr gut vertragen, mögliche Nebenwirkungen sind vor allem gastrointestinale Beschwerden und Halitosis. Bei antikoagulierten Patienten oder bei der Einnahme von Thrombozytenaggregati-

onshemmern sollte beachtet werden, dass bei höheren Dosierungen von Omega-3-Fettsäuren ein zusätzlicher gerinnungshemmender Effekt auftreten kann.

Folsäure und B-Vitamine

Patienten mit depressiven Phasen zeigen durchschnittlich niedrigere Spiegel an Folsäure, die durch ihre Rolle in der Bildung von S-Adenosylmethionin (SAMe) indirekt Effekt auf die Bildung von Monoaminen hat und damit eine gewisse Bedeutung für die Entstehung affektiver Erkrankungen haben könnte (Abou-Saleh und Coppen, 2006; Fava et al., 1997; Fava, 2007). Überdies zeigte sich, dass Patienten mit niedrigem Folsäurespiegel schlechter auf eine Therapie mit SSRI ansprechen (Papakostas et al., 2005b). Einige Studien konnten auch eine mäßige Verbesserung des antidepressiven Effekts von Medikamenten durch Substitution von Folsäure zeigen (Alpert et al., 2002; Coppen et al., 2000). Auch niedrige Vitamin B12-Spiegel scheinen mit einem schlechteren Ansprechen auf antidepressive Medikation und mit der Entstehung von Depressionen assoziiert zu sein (Hintikka et al., 2003). Da auch Vitamin B12 an der Bildung von SAMe beteiligt ist, könnte dieser Beobachtung der gleiche Mechanismus zu Grunde liegen. Es erscheint sinnvoll, gerade bei Risikopatienten (geriatrische Patienten, Multimorbidität, Alkoholerkrankung) Spiegelkontrollen durchzuführen und gegebenenfalls eine Substitutionstherapie einzuleiten. Die übliche Dosierung von Folsäure liegt bei 500 µg/Tag. Bei höheren

Dosierungen sollte beachtet werden, dass der Vitamin B12-Spiegel absinken kann und die Absorption verschiedener Medikamente (Antiepilepitka, orale Kontrazeptiva) vermindert wird.

S-Adenosylmethionin (SAMe)

SAMe ist ein wichtiges Schlüsselprodukt im Aminosäurestoffwechsel und an zahlreichen Methylierungsreaktionen beteiligt. Diese umfassen unter anderem auch die Synthese und Aktivierung von Monoamintransmittern, wodurch ein fördernder Effekt auf das serotoninerge, noradrenerge und dopaminerge System entsteht. Es gibt auch Hinweise darauf, dass SAMe zusätzlich die Monoamin-Wiederaufnahme blockiert. In den USA ist SAMe als Nahrungsergänzungsmittel frei erhältlich und gehört zu den meistverkauften „Over-the-counter-drugs". Es existieren einige Studien, darunter auch placebo-kontrollierte, die einen gewissen antidepressiven Effekt zeigen konnten (Williams et al., 2005). Bei bipolaren Patienten gibt es allerdings auch Berichte über die Entwicklung manischer oder hypomanischer Phasen unter Einnahme von SAMe. Die häufigste Nebenwirkung ist Nausea, auch von Angstzuständen wird berichtet. Die initale Tagesdosis liegt meist bei 400 bis 800 mg. Sie wird wegen der kurzen Halbwertzeit von nur eineinhalb Stunden auf drei bis vier Einzelgaben verteilt. Die Maximaldosis liegt bei 1600 mg/Tag. Wie auch bei klassischen Antidepressiva wird ein Wirkungseintritt meist erst nach zwei bis vier Wochen beschrieben.

Inositol

Inositol ist ein wichtiger „Second Messenger" in der Signaltransduktionskette und spielt so eine wichtige Rolle in der Funktion von Nervenzellen. Unter der Therapie mit verschiedenen Stimmungsstabilisierern findet man als einen von vielen Effekten eine Inositol-Depletion von Neuronen, während Inositol selbst die Desensitivierung von Serotoninrezeptoren umzukehren scheint. In einigen Tiermodellen zeigt Inositol antidepressive Wirksamkeit, die Ergebnisse klinischer Studien sind jedoch sehr unterschiedlich. In einer Untersuchung an bipolar Depressiven zeigte sich die Augmentation durch Inositol gleichwertig mit Lithium und Lamotrigin, in einer anderen Studie jedoch nicht signifikant besser als Placebo (Eden et al., 2006; Nierenberg et al., 2006b). Einige Patienten erfuhren sogar eine Verschlechterung der depressiven Symptomatik. Insgesamt genügt die Evidenz zum jetzigen Zeitpunkt nicht für eine generelle Empfehlung als Augmentationsstrategie.

Chrom

Chrom ist ein essentielles Spurenelement, das die Insulinproduktion aktiviert und für den Kohlenhydrat- und Fettstoffwechsel nötig ist. Es gibt Berichte über erniedrigte Werte bei manchen depressiven Patienten und antidepressive Effekte durch Substitution (Ali et al., 1985; McLeod et al., 1999; McLeod und Golden, 2000). Bei atypischer Depression zeigte sich insgesamt eine Besserung des Wohlbefindens, vor allem aber eine Rückbildung der Hyperphagie und des Heißhungers auf Kohlenhydrate (Davidson et al., 2003; Docherty et al., 2005). Chrom-Piccolinat wird als Nahrungsergänzungsmittel verkauft. Über mögliche unerwünschte Wirkungen bei langfristiger Substitution ist wenig bekannt, zuletzt wurden jedoch Hinweise auf Karzinogentität und Teratogenität diskutiert (Vincent, 2003).

Steroidhormone: DHEA, Östrogene, Testosteron

Östrogene wurden früher häufiger alleine oder in Kombination mit Antidepressiva zur Behandlung der postmenopausalen Depression eingesetzt. Die Ergebnisse aus verschiedenen klinischen Studien zeigten zum Teil positive Effekte, zum Teil aber auch Negativergebnisse. Insgesamt erscheint die Datenlage nicht ausreichend, um einen wesentlichen Effekt zu belegen (Rasgon et al., 2007; Soares et al., 2001). Darüber hinaus kann die Verwendung von Östrogen möglicherweise Rapid Cycling bei bipolaren Erkrankungen induzieren und steht in Zusammenhang mit einer erhöhten Rate an gynäkologischen Neoplasien. In Zusammenschau sind wohl die Risken einer Östrogensubstitution vom heutigen Blickpunkt aus höher zu werten als der mögliche Nutzen. Auch Testosteron wurde bei Männern mit therapieresistenter Depression untersucht. Eine kleine Studie zeigte bei Männern, die erniedrigte oder grenzwertig niedrige Testosteronwerte hatten, positive Effekte (Pope Jr. et al., 2003), während in anderen Studien weder bei Hypogonadismus noch bei normalen Testosteronwerten antidepressive Effekte gefunden wurden (Seidman et al.,

2001, 2005). Da auch die Verabreichung von Testosteron mit möglichen negativen Auswirkungen, insbesondere einem erhöhten Risiko zur Entwicklung von Prostata-Karzinomen einhergeht, ist der Gebrauch nicht zu empfehlen. Dehydroepiandosteron (DHEA) ist ein Prohormon, das in den Vereinigten Staaten als „Nahrungsergänzungsmittel" frei erhältlich ist und auch in Europa leicht bezogen werden kann. Seine Einnahme führt zu einer vermehrten Bildung von männlichen und weiblichen Geschlechtshormonen. Es gibt einige Studien, die auf einen antidepressiven Effekt in der Augmentation bei Depression, oder auch als Monotherapie bei Dysthymie hinweisen (Bloch et al., 1999; Wolkowitz et al., 1997). Allerdings gelten auch für DHEA dieselben Nachteile wie für andere Geschlechtshormone. Für DHEA ist zwar im Gegensatz zu Östrogen oder Testosteron bisher keine eigenständige Wirkung auf hormonempfindliche Zellen bekannt, da ein spezifischer Rezeptor fehlt. Durch die Förderung der Geschlechtshormonproduktion insgesamt könnten aber indirekt derartige Wirkungen erzielt werden. So wurde über androgene Effekte wie Haarausfall, Hirsutismus und Stimmbruch berichtet und auch karzinogene Risiken sind nicht auszuschließen. Insgesamt erscheint mit dem heutigen Erkenntnisstand beim Gebrauch von Steroidhormonen Vorsicht geboten.

Melatonin

Die vielfältigen Wirkungen von Melatonin als natürliches Hormon der Glandula Pinealis sind erst lückenhaft erforscht und verstanden. Neben einer milden schlaffördernden Wirkung bei Verabreichung am Nachmittag oder frühen Abend, wenn der körpereigene Melatoninspiegel niedrig ist, sind auch leichte hypotensive und hypothermische Effekte bekannt, die für eine Rolle von Melatonin in der Steuerung zirkadianer Rhythmen sprechen. Darüber hinaus gibt es Hinweise für Auswirkungen auf das Immunsystem und sexuelle Funktionen (Macchi und Bruce, 2004). In den Vereinigten Staaten ist Melatonin als Mittel gegen Schlafstörungen und „Jet Lag" frei erhältlich. Es gibt keine relevanten Hinweise für eine Wirksamkeit bei depressiven Erkrankungen, vereinzelt existieren Berichte über positive Effekte bei saisonaler Depression. Auch eventuelle negative Folgen auf die körpereigene Hormonproduktion oder andere unerwünschte Wirkungen bei längerfristiger Einnahme sind nicht systematisch untersucht.

Kava (Piper methysticum)

Kava gehört zur Familie der Pfeffergewächse und ist im pazifischen Raum beheimatet. Es wird als unspezifisches Heilmittel für Stress- und Erregungszustände verwendet. Der Wirkmechanismus ist vermutlich ein fördernder Effekt auf die GABAerge Transmission, eventuell spielt auch eine Hemmung von NA-Transportern eine Rolle. Antidepressive Effekte sind nicht bekannt. Kava kann stark sedierende Eigenschaften besitzen, zu Ataxie und motorischen Störungen führen und könnte Abhängigkeitspotential haben. Unter Einnahme von Kava wurden darüber hinaus schwere Leberschäden beobachtet, die in einigen Fällen bis zur Transplantation führten. Daher ist Kava in vielen Ländern verboten und vom Gebrauch muss allgemein abgeraten werden.

7.2.6 Nichtmedikamentöse biologische Therapieverfahren

Die Anwendung der Lichttherapie, der Schlafentzugstherapie, der Elektrokonvulsionstherapie (EKT), der transkraniellen Magnetstimulation (TMS), der Vagusnervstimulation (VNS) und der tiefen Hirnstimulation („deep brain stimulation" DBS) wurden in Kapitel 2. „Behandlungsmethoden" beschrieben.

7.3 Fallbeispiel: Chronische Depression

Frau T. war 35 Jahre, als sie zum ersten Mal in unsere stationäre psychotherapeutische Behandlung kam. Sie hatte eine gehobene Stellung in der Personalabteilung einer großen Firma, war seit einem Jahr wegen der seit Jahren anhaltenden Depressionen mit langen Ausfallszeiten für zwei Jahre befristet berentet. Sie könne gar nicht mehr genau sagen, seit wann es ihr so schlecht gehe. Sie habe sich jedoch schon in der Pubertät oft unglücklich, alleine gelassen, lustlos und von der Umwelt abgeschnitten erlebt. In ihrem Leben sei einfach alles schief gegangen, sie habe sich schon im Jugendalter andere Eltern gewünscht, habe vor allem unter dem Vater gelitten. Später sei sie in eine Schule geschickt worden, in der sie sich nicht wohl gefühlt habe, zudem hätten die Eltern unheilvoll in die Berufswahl eingegriffen. Sie habe Medizin studieren wollen, auf Wunsch der Eltern, die ihr dies nicht zugetraut hätten, habe sie eine Ausbildung gemacht. Nach der Trennung von ihrem ersten Freund sei es 27-jährig zu einer ersten schweren Depression gekommen. Sie habe sich damals gänzlich zurückgezogen, sei später nach einem Selbstmordversuch in stationäre Behandlung gekommen. Die dortige Behandlung habe zwar ein wenig geholfen, sie sei seither jedoch in noch schlechterem Zustand als vor dieser Episode. Während der letzten Jahre sei sie eigentlich durchgängig niedergestimmt gewesen, habe kaum Lust gehabt, etwas zu unternehmen. Sie könne sich kaum mehr aufheitern oder über etwas freuen, komme selbst bei geringen Problemen unter Stress und fühle sich kaum mehr in der Lage, irgendwelche Probleme alleine zu lösen. Vor fünf und vor drei Jahren sei sie wegen ausgeprägter Depressionen nochmals in stationärer Behandlung gewesen. Sie sei dann mit den unterschiedlichsten Medikamenten, verschiedenen Psychotherapieverfahren, einmal auch mit Elektrokrampftherapie behandelt worden. Letztendlich seien die schweren Depressionen immer irgendwie vorbei gegangen, wobei sie den Eindruck hatte, dass es sich dabei eher um spontane Verbesserungen und Stabilisierungen durch Entlastung und Unterstützung, als um spezifische Effekte der eingesetzten Verfahren gehandelt habe. Als einziges habe die EKT kurzfristig geholfen, aber trotz Weiterführung über 6 Monate habe

sich dann auch hier keine weitere Verbesserung ergeben. Diese Behandlung sei aufgrund der Erfolgslosigkeit eingestellt worden.

Die Patientin wird seit zwei Jahren mit Fluoxetin in einer Dosis von 20 mg/d behandelt. Vorausgegangen waren Behandlungsversuche mit drei verschiedenen Trizyklika in ausreichender Dosierung und über mindestens drei Monate, einmalig auch in Kombination mit Neuroleptika (Quetiapin, Olanzapin). Sie habe den Eindruck, dass sie von Amitriptylin noch am meisten profitiert habe, habe jedoch über 10 kg zugenommen, bei Kombination mit Olanzapin sogar noch weitere 5 kg innerhalb von drei Wochen, so dass sie zu einer Einnahme dieser Präparate nicht mehr bereit gewesen sei. Fluoxetin bringe ihr ebenso wie vorher eingesetzte SSRI (Citalopram, Sertralin) nur wenig, wenigstens vertrage sie das Medikament gut und nehme darauf nicht zu. Venlafaxin sei ebenfalls versucht worden, sie habe es nur schlecht vertragen, schon unter einer Dosierung von 150 mg/d habe sie unter massiver Unruhe gelitten und zum Teil kaum mehr ruhig sitzen können. Eine Augmentation mit Lithium sei ihr schon empfohlen worden, wegen der Gefahr der Gewichtszunahme habe sie sich jedoch nicht dazu entscheiden können. Versuche mit Antiepileptika seien noch nicht unternommen worden.

Ambulant habe sie bislang zwei Therapieversuche unternommen. In einer Verhaltenstherapie hätten der Therapeut und auch sie zunehmend resigniert. Sie habe ihre Hausaufgaben oft vergessen, die Ratschläge des Therapeuten kaum umgesetzt, aber letztendlich auch den Eindruck gehabt, dass diese Art von Therapie ihr nicht helfe und dass der Therapeut sie nicht wirklich verstanden habe. Ihre Probleme würden eher mit früheren Problemen zusammenhängen, könnten durch aktiveres Verhalten nicht aus dem Weg geschafft werden. Auch in einer Gesprächspsychotherapie sei sie nicht weitergekommen. Sie habe den Therapeuten, den sie sehr verehrt habe als distanziert erlebt, habe sich mehr konkrete Unterstützung gewünscht. Die Beendigung der Therapie nach einem Jahr sei für sie dann trotzdem ein Schock gewesen. Mehrere andere ambulante Therapieversuche habe sie frühzeitig abgebrochen, sei mit den Therapeuten nicht zurecht gekommen. Ein stationärer Behandlungsversuch der chronischen Depression sei in einer regelrechten Katastrophe geendet. Ihr sei dort eine Persönlichkeitsstörung „angehängt" worden, man habe ihr inadäquates Verhalten gegenüber Mitpatienten vorgeworfen, das ganze Team sei innerhalb kurzer Zeit gegen sie gewesen. Als sie einmalig mit Suizid gedroht habe, sei sie, obwohl sie dies nie getan hätte, gegen ihren Willen in eine geschlossene psychiatrische Abteilung verlegt worden. Eigentlich habe sie nach diesen schlechten Erfahrungen keinen Behandlungsversuch mehr machen wollen, ihr Freund habe sie jedoch dazu überredet, da es ihr die letzten zwei Jahre fast immer schlecht gegangen sei. Sie versuche ständig etwas zu unternehmen, versuche auch, sich nicht anmerken zu lassen, wie es ihr wirklich gehe, trotzdem spüre der Freund,

dass etwas nicht in Ordnung sei, sei dann oft hilflos, manchmal sogar regelrecht wütend.

Wir diagnostizierten bei der Patientin eine dysthyme Störung mit Beginn vor dem 21. Lebensjahr. Aufgrund der wiederholten depressiven Episoden seit dem 25. Lebensjahr war von einer double depression auszugehen, auch aktuell bestand eine mittelgradige depressive Episode. Eine chronische Depression kann dann diagnostiziert werden, wenn die Beschwerden über mindestens zwei Jahre bestehen. Dies ist in die ICD-Kriterien der Dysthymia eingegangen. Eine chronische Depression besteht allerdings auch dann, wenn es nach einer Major Depression nach zwei Jahren nur zu einer Teilremission gekommen ist (Major Depression mit unvollständiger Remission), die Major Depression nach zwei Jahren nahezu unverändert chronisch besteht (depressive Episode, gegenwärtig chronifiziert), oder eine Dysthymia und eine Major Depression als sogenannte double depression bei derselben Person auftreten (Backenstrass und Mundt, 2008). Offen ist derzeit, ob die depressive Persönlichkeitsstörung, die noch bis 1980 als einzige Form chronischer Depressionen angesehen wurden, ein Konzept, dass erstmals im DSM-III verlassen wurden, wieder als eigenständige Verlaufsform der chronischen Depression gesehen werden sollte (Mc Cullough, 2006; Victor et al., 2006). Aufgrund der Befunde, dass bei einer Mehrzahl der dysthymen Patienten zusätzlich eine Major Depression auftritt, der schlechteren Response pharmakologischer und psychothe-

7. Chronische Depression

rapeutischer Verfahren bei diesen Patienten (Schramm und Berger, 2006) sowie der gemeinsamen psychopathologischen Befunde bei chronisch depressiven Patienten unabhängig von Form und Ersterkrankungsalter dieser Patienten (Mc Cullough, 2006), wurde eine modifizierte Behandlung chronisch depressiver Patienten vorgeschlagen (Mc Cullough, 2006; Schramm und Berger, 2006). Eine Kombination von medikamentöser Behandlung und Psychotherapie scheint hierbei der alleinigen Psychotherapie überlegen zu sein. Alleinige kognitive Therapie und interpersonelle Therapie (nach Klerman und Weissman), auch in der Adaption für chronisch depressive Patienten (Markowitz, 2003) scheinen der alleinigen medikamentösen Behandlung dieser Störungen unterlegen zu sein und damit in ihrer Erfolgsaussicht weit limitierter als bei akuten depressiven Störungen zu sein (Backenstrass und Mundt, 2008). Auch von Vertretern der Psychoanalyse wird die Behandlung chronischer Depressionen als besondere Herausforderung gesehen (Huber und Will, 2007). Empirische Befunde zur Wirksamkeit stehen jedoch noch aus (Backenstrass und Mundt, 2008).

Mit Cognitive Behavioural Analysis System of Psychotherapy (CBASP) hat Mc Cullough ein inzwischen auch im deutschen Sprachraum etabliertes Psychotherapieverfahren für chronisch depressive Patienten entwickelt und empirisch überprüft (Keller et al., 2000; Mc Cullough, 2006; Schramm und Berger, 2006; Backenstrass und Mundt, 2008). Da bei Frau T. pharmakologische Behandlungsmöglich-

keiten weitgehend ausgereizt erschienen, sie weder von verhaltenstherapeutischen noch von tiefenpsychologischen Psychotherapien profitiert hatte, erschien uns ein Behandlungsversuch nach diesem störungsspezifischen Manual für chronische Depressionen (Dysthymia, depressive Episode gegenwärtig chronifiziert, Major Depression mit unvollständiger Remission, double depression) indiziert. Eine komorbide Depression lag nicht vor. Eine Persönlichkeitsdiagnostik hatten wir aufgrund der zu Therapiebeginn ausgeprägten depressiven Symptomatik nicht unternommen, hatten jedoch eine Borderline – Persönlichkeitsstörung ausgeschlossen. Mc Cullough geht jedoch bei chronisch depressiven Patienten von einem hohen Anteil von Persönlichkeitsstörungen aus, schließt damit diese Patienten auch nicht von diesem störungsspezifischen Therapieansatz aus. Wir waren dabei sehr gespannt, wie das im Vergleich zur KVT und IPT stark modifizierte Vorgehen bei dieser chronisch depressiven Patientin mit sehr negativen Therapieerwartungen umsetzbar war. Der Satz der Patientin zu Beginn der Therapie spiegelt die Motivation und Veränderungserwartungen gut wieder: „Irgendetwas muss jetzt passieren, so wie es die letzten zwei Jahre war, kann es nicht weitergehen, allerdings wenn ich mein bisheriges Leben anschaue, wird es so weiter gehen, auch Sie werden daran nichts ändern." Genau dieses „auch Sie werden daran nichts verändern" wurde der Patientin bestätigt. Sie wurde darauf aufmerksam gemacht, dass sie tatsächlich die einzige sei, die etwas verändern könne. Gerade bei chronisch depressiven Patienten besteht eine große Gefahr, dass die Therapeuten die Hauptarbeit in der Therapie leisten (Mc Cullough, 2006). Frau T. wurde darauf aufmerksam gemacht, dass das für sie gewählte Therapieverfahren zwar erprobt sei, sie für den Therapeuten jedoch die erste Patientin wäre, die er nach diesem Verfahren behandele. Sie wurde zudem über die Hauptziele der Therapie informiert, der Therapeut definierte seine eigenen Möglichkeiten eher bescheiden, er bot eine Assistenz bei der Veränderung bestimmter Verhaltens- und Denkweisen an.

Als ätiologische Basis für die chronische Depression werden von Mc Cullough zum Stillstand gekommene Entwicklungsprozesse gesehen. Maltreatment in der Familie kann zu einem Stillstand der kognitiv-emotionalen Entwicklung führen, die Folge sind häufig chronische Depressionen mit frühem Beginn (vor dem 21. Lebensjahr). Eine intensive Belastung durch eine anhaltende depressive Erkrankung, kann bei primär normalem kognitiv-emotionalen Funktionsniveau zu einer durch Hoffnungslosigkeit und Hilflosigkeit geprägten Sichtweise und zu strukturellen Verschlechterungen bislang normaler mentaler Funktionen führen, daher werden diese Folgen eher bei Patienten mit spätem Beginn (nach dem 21. Lebensjahr) der chronischen Depression gesehen. Beides wird als die Unfähigkeit, adäquat mit Belastungen des Lebens umzugehen, betrachtet und führt zu typischen psychopathologischen Veränderungen chronisch depressiver Patienten. Mc Cullough vergleicht das mentale Funktionsniveau dieser Patienten mit dem von verletzten Kindern im Alter von fünf bis sieben Jahren. Das Denken dieser Patienten sei prälogisch und damit kritisch-analytischen, kognitiven Techniken nicht zugänglich. Die Patienten seien zu empathischen Beziehungen nicht oder nur eingeschränkt fähig, daher werde das Verhalten durch Reaktionen und Rückmeldungen von Bezugspersonen auch kaum modifiziert oder den Bedingungen angepasst (Mc Cullough, 2006). Die Patienten sind somit auch nur eingeschränkt in der Lage zu erkennen, dass ihr Verhalten interpersonelle Konsequenzen nach sich zieht. Sie verfügen über geringer ausgeprägte soziale Fertigkeiten, instabilere soziale Netze, geringe Erfahrungen über die Wirksamkeit eigener Fertigkeiten wie zum Beispiel im Durchsetzen eigener Bedürfnisse in Beziehungen. Konsequenzen daraus sind zwischenmenschliches Misstrauen auch in therapeutischen Beziehungen, ständiger Ausdruck von Elend und Hilflosigkeit, bei gleichzeitig verfestigten Überzeugungen nichts ändern zu können, passives, unterwürfiges, überfordertes Verhalten, das weder durch positive noch negative Ereignisse beeinflussbar erscheint (Mc Cullough, 2006). Durch die ständig vorgetragene Hilflosigkeit und die Passivität bezüglich vorgeschlagener Änderungen fühlen sich Therapeuten schnell für die Veränderung des Patientenverhaltens verantwortlich, beziehungsweise sie fühlen sich in der Arbeit mit den Patienten hilflos und resigniert. Die Patienten machen äußere Umstände, wie ein versagendes, vernachlässigendes Elternhaus, negative psychosoziale Veränderungen, neurochemische Mangelzustände oder schlechte Therapeuten für ihre missliche Situation verantwortlich. Eine internale Kontrollüberzeugung, sich durch eigene soziale Fertigkeiten, Problemlösefertigkeiten oder Skills zur Stressbewältigung modifizierend intrapsychisch und interpersonell zu verhalten und damit auch regulierend auf ihre Stimmung und Lebenssituation eingreifen zu können, fehlt weitgehend.

Aufgrund der ätiologischen Hypothesen, der psychopathologischen Gemeinsamkeiten und der fehlenden internalen Kontrollüberzeugungen hat Mc Cullough besondere Merkmale für CBASP definiert, die sich von anderen Psychotherapieverfahren unterscheiden. CBASP soll dem Patienten die Fähigkeit vermitteln, seine Wirkung auf die Umwelt zu erkennen und zu berücksichtigen, soll ihm die Fähigkeit geben, sich in sozialen Beziehungen empathisch aufgeschlossen zu verhalten und Probleme in sozialen Beziehungen erwachsen und adäquat (formal operatorisch) zu lösen. Zur Modifikation des Verhaltens sollen sich Therapeuten kontrolliert persönlich einlassen, also persönliche Gefühle, Haltungen, Reaktionen im Umgang mit dem Patienten offen legen, ihm damit die Erfahrung einer freundlichen und fürsorglichen Beziehung vermitteln. Aus einer Liste prägender Bezugspersonen sollen am Anfang der Therapie Übertragungshypothesen generiert werden, die bei interpersonellen Problembereichen des Patienten oder Problemen in der therapeutischen Beziehung aktiv angesprochen werden. Situationsanalysen sollen genutzt werden, um Problemsitua-

tionen zu fokussieren, Konsequenzen des Verhaltens des Patienten zu identifizieren und alternative Denk- und Verhaltensweisen zu entwickeln, die ein günstigeres Ergebnis bringen könnten. Dabei wird die negative Verstärkung, also die Suche nach Verhaltensweisen, durch die der Patient weniger leidet, zur Motivation und Verhaltensänderung genutzt (Mc Cullough, 2006). CBASP ist also ein schulenübergreifendes Verfahren, dass operante Methoden, kognitive Ansätze, Problemlöse- und Selbstbehauptungsstrategien sowie die Arbeit an Übertragungshypothesen nutzt und bei dem die therapeutische Beziehung gleichzeitig als Möglichkeit eingesetzt wird, korrigierende Beziehungserfahrung zu machen, Konsequenzen des eigenen Verhaltens gespiegelt zu bekommen und Verhaltensänderungen einzuüben, mit denen eine emotionale Entlastung erreicht werden kann.

Auch bei Frau T. war ein prälogisches globales Denken zu beobachten, dass durch kritisches Hinterfragen unbeeinflussbar erschien: „Mir ist noch nie etwas gelungen im Leben. Ich habe in der Schule versagt, keinen gescheiten Beruf erlernt und bin schon mit 34 Rentnerin. Partnerschaften sind immer misslungen, auch jetzt haben wir viele Missverständnisse und Streit, es ist nur noch eine Frage der Zeit, bis mich Lukas auch verlässt. Warum soll das jemals anders laufen bei mir?" Sie monologisierte im Erstgespräch über verschiedene Niederlagen im Leben und Enttäuschungen aus früheren Therapien. Die Ansichten über sich selbst waren dabei ich-zentriert, es war ihr nicht möglich, eine andere Sichtweise als die eigene zuzulassen: „Die letzten Therapien haben sich schon nach wenigen Wochen dahingeschleppt, ich habe die Therapeuten einfach gelangweilt, so wie ich bin, kann ich mir nicht vorstellen, dass mich jemand schätzt oder wirklich interessiert ist an dem, was ich erzähle." Therapeut: „Wie glauben Sie geht es mir mit Ihnen?" Frau T: „Sie sind aufmerksam, hören interessiert zu, aber das müssen Sie, weil sie dafür bezahlt werden. So sind Sie zu jedem Patienten. Wenn Sie ehrlich sind, würden Sie zugeben, dass ich Sie ebenfalls langweile." Auch die fehlende Empathie für die Sichtweise anderer wurde bei der Anamneseerhebung deutlich. Auf die Frage, warum das Team der Station, von der sie wegen vermeintlicher Eigengefährdung verlegt wurde, so negativ auf sie reagiert hatte: „Die haben mir vorgeworfen, dass ich andere Patienten destabilisiere. Aber Sie können sich das nicht vorstellen. Man hat mich zu einer Patientin gelegt, die kaum das Bett verlassen hat, die den ganzen Tag gejammert hat, wie schlecht es ihr geht. Ständig war jemand von der Pflege bei der Patientin, um mich hat sich niemand wirklich gekümmert. Als ich der Patientin dann gesagt habe, dass ich verstehen würde, wenn sie sich umbringt, hat sie das der Pflege weitergegeben. Aber wissen Sie, ich war damals auch in einem ziemlich schlechten Zustand. Das hat aber niemanden interessiert, nur was ich der armen Patientin angetan hatte, war noch Thema." Es wurde gleichzeitig deutlich, dass die Patientin durch diesen Therapieabbruch und die Verlegung auf die geschlossene

Station sehr gekränkt und verletzt wurde. Sie habe damals große Hoffnung in diese Therapie gesetzt, habe dann allerdings einen sehr jungen Therapeuten bekommen, dem sie zwar therapeutisch nur wenig zugetraut habe, den sie jedoch wegen seiner offenen Art gern gemocht habe. Nach der Verlegung habe man ihr keine Chance gelassen, sich zu rehabilitieren, nicht einmal der Therapeut habe sich von ihr verabschiedet. Sie habe sich völlig im Stich gelassen und fast wie eine Kriminelle gefühlt.

An dieser Stelle war es möglich, die Patientin auf ihr Leid aufmerksam zu machen, dass sich immer wieder durch zwischenmenschliche Enttäuschungen ergibt. Sie konnte auch einräumen, dass sie offensichtlich in manchen Situationen andere Menschen gegen sich aufbringt, ohne genau zu wissen warum. Es ist möglich, der Patientin hier zu vermitteln, dass es in der geplanten Therapie zwar auch darum gehen wird, zu verstehen, warum sich die Patientin in bestimmten Situationen immer wieder offensichtlich ausgesprochen ineffektiv verhält, welche biographischen Verletzungen ihr aktuelles Verhalten verständlicher machen, dass es allerdings in ihrer Verantwortung liegt, mit Hilfe meiner Assistenz Veränderungen zu erzielen, die ihr helfen, Beziehungen positiver zu gestalten. Ein wesentlicher Unterschied der CBASP im Vergleich zur kognitiven Therapie oder der IPT ist, dass der Patient für das Aufrechterhalten seiner chronischen Depression explizit verantwortlich gemacht wird. Auch bei biographischen Belastungen wie Misshandlungen, Vernachlässigungen, Missbrauchssituationen, anhaltenden Erfahrungen von Zurückweisung, die insbesondere bei Patienten mit früh begonnener chronisch depressiver Symptomatik häufig sind, wird die Belastung zwar validiert und in der Therapie aufgegriffen, aber trotzdem sollte der Therapeut bei der Grundhaltung bleiben, dass der Patient für eine effektivere Gestaltung von Beziehungen, für adäquate Problemlösevorgänge selbst verantwortlich ist, und also auch für seine Stimmungslage, für seine Bemühungen aus dem chronisch depressiven Zustand (mit Assistenz des Therapeuten) herauszukommen.

Zu Beginn der Therapie wurde mit der Patientin eine Liste prägender Bezugspersonen erarbeitet. An Hand dieser Liste sollen interpersonelle Hypothesen konstruiert werden, die im weiteren Verlauf der Therapie bezüglich ihrer Auswirkungen auf die therapeutische Beziehung und interpersonelle Problembereiche aktiv angesprochen werden sollen. Dabei ist es nach Mc Cullough notwendig, die Patienten beim Herstellen von Kausalzusammenhängen zwischen dem Verhalten prägender Bezugspersonen und den Auswirkungen auf eigenes Denken und Verhalten zu unterstützen. Der Therapeut sollte hierbei aktiv Fragen stellen wie z.B.: „Welche Auswirkungen hatte das Verhalten der Bezugsperson auf ihre Lebensweise? Inwieweit wurde Ihr Leben von der Bezugsperson beeinflusst, was für ein Mensch sind Sie aufgrund des Einflusses der Bezugsperson geworden?" (Mc Cullough, 2006).

Frau T. nennt als wichtige Bezugspersonen ihren Vater, ihre Mutter, Tante Iris, eine Cousine der Mutter und Freundin der Eltern, Thomas ihren ersten Freund, Lukas, ihren Partner und Anja, eine langjährige Kollegin und Freundin.

Vater: Mein Vater war immer sehr dominant in der Familie. Er hat viel gearbeitet, gut verdient, war jedoch vor allem unter der Woche ständig abwesend. Trotzdem hat er bei uns zu Hause alles entschieden. Er hat mich, seit ich mich erinnern kann, immer komisch behandelt. Er war nie mit meinen Leistungen zufrieden, hat mich wegen meiner Unsportlichkeit ausgelacht und fand mich unmöglich angezogen. Er war immer total distanziert und humorlos. Mit den Kindern von Tante Iris war er völlig anders, hat gelacht, mit ihnen rumgetobt, ich glaube, er hat sie einfach lieber gemocht. Als ich mit zwölf Jahren ein Fahrrad geschenkt bekommen habe, bin ich wenige Tage später schwer gestürzt. Mir wurde dann nie wieder erlaubt, mit dem Fahrrad zur Schule zu fahren. Für ein Medizinstudium hat mich mein Vater für ungeeignet, wahrscheinlich für zu dumm, gehalten, er hat es mir verboten. Den Ausbildungsberuf hat er mir über Beziehungen verschafft. Er hat überall bis heute auf mein Leben Einfluss genommen, dabei hat er immer dafür gesorgt, dass ich mich selbst für dumm, ungeschickt und unattraktiv halte. Am besten bin ich noch mit ihm ausgekommen, wenn ich ein braves freundliches Mädchen war und zu allem ja sagte, was er wollte. Ein Schock war, dass ich ihn mit acht Jahren mit Tante Iris im Bett angetroffen habe. Wir haben nie darüber gesprochen, ich selbst habe mit niemanden darüber sprechen können. Meine Mutter hat er immer verachtet, ist nie liebevoll mit ihr umgegangen, hat sie oft angefasst wie ein Stück Fleisch.

Schlussfolgerungen in Bezug auf den Vater: Ich habe immer den Eindruck, dumm, unattraktiv, nicht liebenswert zu sein. Das Beste ist, ich gebe mich mit wenig zufrieden. Wenn ich brav bin und keine Fehler mache, gibt es wenigstens keinen Ärger. In der Nähe von lauten dominanten Männern fühle ich mich wahnsinnig unwohl. Männer wollen Sex und betrügen ihre Frauen. Ich glaube er hat ganz stark meine bisherige Partnerwahl beeinflusst. Er hat mir aber auch sämtliche Entscheidungen abgenommen. Ich kann ihm oft die Schuld geben, dass es mir so geht wie jetzt.

Mutter: Meiner Mutter war ich viel näher als meinem Vater. Ich habe mich jedoch von ihr nie unterstützt gefühlt. Wenn ich mich bei ihr über den Vater beklagt habe, hat sie mich zwar verstanden, aber immer betont, dass man sich gegen ihn nicht durchsetzen könne. Ich habe nie verstanden, dass sie ihren Mann nicht verlassen hat, aber sie war von ihm abhängig, hat nie eigenes Geld verdient und hatte Ängste, alleine das Haus zu verlassen. Seit ich wusste, dass Vater ein Verhältnis mit Tante Iris hat, habe ich mich gegenüber ihr wie eine Lügnerin gefühlt. Ich hätte mich aber nie getraut, das anzusprechen, sie wäre vielleicht daran zerbrochen. Meine Mutter hat mir immer gesagt, dass ich ihr ähnlich sei, dass man sich gegen viele Ungerechtigkeiten als Frau nicht wehren könne, dass es besser sei, sich zu fügen. Der Vater ist auch tatsächlich ausgerastet, wenn er Widerspruch bekommen hat. Ich glaube meine Mutter hat mir immer vermittelt, wie wenig man als Frau wert ist, dass man mit Männern sehr vorsichtig sein muss und auch, dass Sexualität etwas Unangenehmes ist. Eigentlich hat sie mich in wichtigen Situationen immer im Stich gelassen. Wenn sie nicht so schwach wäre, wäre ich wahnsinnig wütend auf sie. Ob sie mich wirklich mag, weiß ich nicht. Sie findet mich ähnlich wie sich selbst, mag sich eigentlich selbst nicht, vielleicht war sie selbst depressiv.

Schlussfolgerungen in Bezug auf die Mutter: Gegenüber sensiblen, schwachen Menschen kann man nicht seine Gefühle zeigen, sie zerbrechen daran. Manche Frauen sind unattraktiver, lebensuntüchtiger als andere und damit Menschen zweiter Wahl, ich gehöre genauso wie meine Mutter zu dieser Gruppe. Gegenüber Männern kann man sich nicht durchsetzen, das Beste ist, brav zu sein und zu funktionieren. Ich habe mich ihr gegenüber immer ein wenig verantwortlich gefühlt, ihr aber nie helfen können. Wahrscheinlich wäre es besser gewesen, sie hätte keine Kinder bekommen. Wahrscheinlich ist es besser ich bekomme auch keine Kinder.

Tante Iris: Sie war völlig anders als meine Mutter. Sie ist alleine in Urlaub gefahren, hatte ein offenes Verhältnis zu ihren Söhnen, war lebenslustig und hat sich getraut, meinem Vater die Meinung zu sagen. Sie war auch zu mir nett, hat mir sogar manchmal Komplimente gemacht, mich auch in den Arm genommen. Ich war total geschockt, als ich sie mit Vater gesehen habe. Sie war danach kaum mehr bei uns, hat mich links liegen gelassen, ich war total enttäuscht von ihr. Wahrscheinlich ist sie mir nur so nett begegnet, um meinem Vater zu gefallen. Ich verstehe bis heute noch nicht, warum sie das gemacht hat, fühle mich von ihr betrogen.

Schlussfolgerungen in Bezug auf Tante Iris: Wenn jemand so tut, als ob er mich mag, muss ich vorsichtig sein, es steckt manchmal etwas anderes dahinter. Man kann sich auf Menschen nicht verlassen. Meine Mutter und ich können nie mit so selbstbewussten Frauen wie sie eine ist, konkurrieren, dafür sind wir keine Huren.

Thomas: Mit Thomas war ich vier Jahre zusammen, er war mein erster Freund, hat mir geholfen, etwas Abstand zu meinen Eltern zu bekommen. Ob ich richtig verliebt war, weiß ich nicht. Das Gefühl, dass sich jemand für mich interessiert, war aber gut. Das hat jedoch schnell nachgelassen. Thomas hat sich beklagt, dass ich frigide sei, trotzdem hat er ständig Sex mit mir gewollt, ich habe es über mich ergehen lassen, sogar ein bisschen geschauspielert, dass es keine Diskussionen gibt. Er hat sich beklagt, dass ich langweilig sei, ist glaube, er ist nur so lange bei mir geblieben, weil ich gut verdient habe. Ich habe dann erfahren, dass er mich mit anderen Frauen betrügt und bin trotz der schlechten Beziehung völlig zusammengebrochen, als ich das erfahren habe. Er ist ohne

ein Wort ausgezogen, als ich ihn zur Rede gestellt habe.

Schlussfolgerungen in Bezug auf Thomas: Es tut mir gut, wenn ich jemandem gefalle. Das hält aber nicht für lange, auf Dauer finden mich alle langweilig, sie finden heraus, dass mit mir etwas nicht in Ordnung ist. Eine Beziehung kann helfen, dass man sich kurz besser, beschützt und nicht alleine fühlt. Aber nichts ist von Dauer, danach fällt man nur noch tiefer. Es ist das Beste, zu funktionieren und brav zu sein, man kann sich ja eh nicht wehren. Aber selbst das hilft auf Dauer nicht. Männer wollen Sex, wenn man zuviel Nähe zulässt.

Lukas: Für Lukas bin ich die erste Freundin, ich glaube er würde mich nie verlassen, egal was mit mir passiert. Da bin ich schon sehr froh, dass er zu mir steht. Was mich stört, ist, dass er so viel isst, obwohl er schon übergewichtig ist. Außerdem kann man mit ihm kaum etwas ausmachen, da ihm die Arbeit so wichtig ist. Mit meinem Vater kommt er ganz gut aus, dadurch sehe ich die Eltern wieder öfter, aber auch Lukas kann sich ihm gegenüber nicht durchsetzen, er hält lieber den Mund, wenn mein Vater loslegt. Auch mit Lukas habe ich Schwierigkeiten mit Sexualität, habe einfach keine Lust dazu, fühle mich unwohl, wenn er mich nackt sieht. Zum Glück ist auch Lukas da sehr bescheiden und zurückhaltend, so dass wir höchstens alle zwei Monate Sex haben. Ich muss froh sein, dass ich ihn habe, er ist allerdings bei weitem nicht die große Liebe, ganz alleine zu sein ist aber noch unangenehmer. Wahrscheinlich muss ich mich einfach mit wenig zufrieden geben.

Schlussfolgerungen in Bezug auf Lukas: Wahrscheinlich muss ich mich einfach mit wenig zufrieden geben. Irgendwie fühle ich mich für ihn verantwortlich, vieles stört mich an ihm, trotzdem kann ich mich nie offen ausdrücken, habe Angst ihn zu verletzen.

Anja: Sie ist eine treue Freundin, die einzige, die mich witzig und interessant findet. Sie hat zwei kleine Kinder, ich habe oft auf sie aufgepasst, dass sie mit ihrem Mann ausgehen kann. Sie sagt immer, ich soll mich nicht so schlecht machen, sie sei gerne mit mir zusammen. Seit sie wieder arbeitet, hat sie sich aber auch rar gemacht, meldet sich trotzdem regelmäßig. Sie hat gemerkt, dass es mir wieder schlechter geht, hat mich gebeten etwas für mich zu tun. Manchmal bin ich neidisch auf sie, sie hat einen gut aussehenden, sehr netten Mann, zwei liebe Kinder, viele Freunde. Alle mögen sie. Ich werde leider nie soviel Glück im Leben haben.

Schlussfolgerungen in Bezug auf Anja: Mit solchen Frauen kann ich nicht konkurrieren. Kinder und so ein Mann werden mir wohl immer verwehrt bleiben. Ich wäre aber auch zu depressiv und zu schwierig, um mit so etwas umgehen zu können. Ich bin froh, wenn sie noch zu mir hält, sie gibt mir manchmal das Gefühl, doch ganz o.k. zu sein. Ich habe aber Angst, dass auch das nicht hält, ich ihr auf die Nerven gehe. Um sie nicht zu überfordern, rufe ich lieber nicht an, sondern warte, bis sie sich meldet.

Mc Cullough schlägt vor, aus vier Übertragungsbereichen (Probleme mit Nähe und Intimität, mit negativen Affekten, mit Fehler begehen oder Scheitern, mit der Äußerung emotionaler Bedürfnisse) ein oder zwei Hauptbereiche herauszunehmen, um auf emotionale Schwierigkeiten in der therapeutischen Beziehung angemessen eingehen zu können (Mc Cullough, 2006). Ein wichtiges Thema aus den Beziehungen mit ihrem Vater und den Partnern war, wenn ich brav bin und funktioniere, habe ich die geringsten Probleme. Emotionale Bedürfnisse zu äußern, führt zu Ablehnung, Herabwürdigung, Spott. Dann wird ständig mit dem Finger auf mich gezeigt, mir gesagt, wie kann die sich so etwas herausnehmen, die kriegt doch nie etwas hin. Ein weiteres wichtiges Thema waren die durchgängigen Schwierigkeiten mit Nähe und Intimität, mit großen Problemen mit sexuellen Beziehungen, aber auch mit Ängsten, verraten, alleine gelassen, betrogen zu werden, und dem daraus resultierenden Misstrauen in sämtlichen Beziehungen. Die Patientin erlebte die Erarbeitung der Übertragungshypothesen als ausgesprochen berührend. Insbesondere die Auswirkungen der elterlichen Kommunikation auf ihr Selbstwertgefühl, die Erfahrung, wie stark sie die Abwertungen verinnerlicht hatte und der völlig erfolglose Kampf um die Anerkennung des Vaters machte sie sehr betroffen. Auch die fast nebenbei erfolgte Schilderung der als junges Mädchen erlebten sexuellen Handlungen zwischen ihrem Vater und ihrer Lieblingstante, die sie immer mehr in Beziehung zu ihren eigenen sexuellen

Schwierigkeiten und dem permanenten Gefühl, niemandem wirklich trauen zu können, brachte, führte zu starken emotionalen Reaktionen, aber auch zu einem gewissen Verständnis für aktuelle Problembereiche.

Nach Festlegung der Übertragungshypothesen war die Patientin tatsächlich sehr motiviert an Hand von Situationsanalysen aktuelle interpersonelle Problembereiche insbesondere mit ihrem Partner, in Alltagssituationen mit Freunden und Bekannten, aber auch mit ihrem Vater und ihrer Mutter, die immer noch großen Einfluss auf die Patientin hatten, zu erarbeiten. Situationsanalysen sind eine zentrale Behandlungtechnik der CBASP, die Durchführung ist sehr ausführlich im Handbuch (Mc Cullough, 2006) beschrieben. Die Patienten werden hierbei in der Explorationsphase ermutigt, konkrete interpersonelle Situationen genau zu beschreiben. In weiteren Schritten soll durch die Interpretation der Situation, der Beschreibung des eigenen Verhaltens in der Situation und des eingetretenen bzw. erwünschen Ergebnisses das eigene Verhalten und die Auswirkungen auf die Umwelt akzentuiert werden. In der Lösungsphase ist es dann Ziel, dass der Patient maladaptive Interpretationen revidiert und ein angemesseneres interpersonelles Verhalten entwirft. Wichtig ist hierbei die Erfahrung, dass das Verhalten tatsächlich Auswirkungen auf die Umwelt hat und, dass dem Patienten somit auch Alternativen zur Verfügung stehen, die einen anderen Ausgang interpersoneller Situationen ermöglichen. Häufig kommt es dabei

tatsächlich zu einer erheblichen emotionalen Entlastung. Die positiven Effekte durch Reduktion des eigenen Leids ermutigen den Patienten intensiv Situationsanalysen zu bearbeiten, Lerneffekte in späteren Situationen umzusetzen und zum Teil auch zu generalisieren. Situationsanalysen waren in der Therapie mit Frau T. das Kernstück der therapeutischen Arbeit. Insbesondere in der Beziehung zum Partner gelangen ihr hier erhebliche Veränderungen im Ausdruck eigener Bedürfnisse, die, da der Partner jedoch offensichtlich ebenfalls zu sehr inadäquaten Reaktionen neigte, später noch in mehreren Paargesprächen intensiviert wurden. Auch die Arbeit an unterschiedlichen Alltagssituationen mit Nachbarn, Freunden oder Behörden führten zu adäquateren Behauptungsversuchen und zu der Erkenntnis, tatsächlich durch verändertes Verhalten etwas erreichen zu können und somit zu einer starken Motivation, weiter an diesen Analysen zu arbeiten. Die extrem belastenden Beziehungen zu Vater und Mutter aufzulösen, gelang erwartungsgemäß nicht. Die Patientin schloss jedoch daraus, hier mehr auf Distanz zu gehen, um nicht immer wieder in für sie nicht zu bewältigende, verletzende Situationen zu gelangen.

Zentrale Bedeutung haben in der CBASP zudem die interpersonellen Diskriminationsübungen (Mc Cullough, 2006), wobei es vor allem um die Bearbeitung der Übertragungsphänomene in der therapeutischen Beziehung geht. Bei Frau T. zum Beispiel standen Erwartungen, bei der Äußerung emotionaler Bedürfnisse zurückgewiesen zu werden, im Vordergrund. An Hand bestimmter Situationen, wie zum Beispiel, „wie hätte Ihr Vater reagiert, wenn Sie diesen Wunsch geäußert hätten?" werden frühere Beziehungserfahrungen aktualisiert. Diese werden dann den tatsächlichen Erfahrungen in der therapeutischen Beziehung gegenübergestellt. Ziel ist hierbei, dass der Patient in der Therapie Beziehungserfahrungen macht, die sich von seinen biographischen Erfahrungen grundsätzlich unterscheiden, er zunehmend auch in anderen Beziehungen eine andere interpersonelle Realität erlebt, als in den prägenden Beziehungen. Eine wichtige Rolle spielt dabei, dass der Therapeut Gefühle und Reaktionen persönlich einbringt, unter anderem auch, um dem Patienten an diesem Modell das Erlernen eines empathischen Umgangs in zwischenmenschlichen Beziehungen zu ermöglichen.

Frau T. war nach 60 Therapiestunden verschiedenen Therapiezielen sehr viel näher gekommen und hatte immerhin eine mäßige, für sie jedoch relevante Besserung der chronisch depressiven Symptomatik erlebt. Insbesondere war es ihr besser möglich, Auswirkungen des eigenen Verhaltens in interpersonellen Situationen wahrzunehmen und durch Änderungen zu modifizieren. Ihr standen am Ende der Therapie wesentlich effektivere Strategien zur Selbstbehauptung, Problemlösung und Akzeptanz schwieriger zwischenmenschlicher Situationen zur Verfügung, was sich in einer Verbesserung der partnerschaftlichen Beziehung, einer Distanzierung von den Eltern und einer intensiveren Wahr-

nehmung bestehender sozialer Netze auswirkte. Insbesondere hatte sie ihre empathischen Fähigkeiten tatsächlich enorm verbessert, konnte sich auch in schwierigen Situationen häufiger wie eine erwachsene Frau und nicht wie ein gekränktes Kind verhalten, was sie emotional sehr entlastend erlebte. Aufgrund der neurotischen partnerschaftlichen Beziehung war es allerdings notwendig, Paargespräche durchzuführen und auch dem Partner ein adäquateres Kommunikations- und Problemlöseverhalten zu ermöglichen, wodurch er auch die Auswirkungen seines Verhaltens auf die Partnerin besser einschätzen lernte. Erwartungsgemäß schwierig gestaltete sich allerdings die Beendigungsphase der Therapie, da die Patientin die therapeutische Beziehung zwischenzeitlich sehr idealisiert hatte, sich gegen Ende wieder im Stich gelassen fühlte. Durch intensive Bearbeitung dieser Übertragungsphänomene gelang es jedoch auch hier eine Auflösung. Mit der Patientin wurde eine Erhaltungstherapie in anfänglich vier-, später in acht- bis zwölfwöchigem Abstand vereinbart.

Zwischenzeitlich war auch eine erneute Modifikation der medikamentösen Behandlung vereinbart worden (Bauer und Möller, 2006; Laux, 2008). Da sich in der Vorgeschichte offensichtlich Medikamente mit dualem Wirkprinzip, wie zum Beispiel Clomipramin oder Amitriptylin günstiger ausgewirkt hatten als aktuell reine SSRI, die Patientin diese Medikamente jedoch wegen der Gewichtszunahme regelmäßig nach sechs bis acht Wochen abgesetzt oder unregelmäßig eingenommen hatte, wurde, trotz der Unverträglichkeit von Venlafaxin ein Versuch mit Duloxetin unternommen. Duloxetin wurde von der Patientin nach anfänglich ähnlicher Unruhe bereits nach drei Wochen wesentlich besser vertragen, zumindest eine leichte Besserung von Stimmung und Antrieb war darunter zu beobachten, so dass die Patientin das Medikament auch ein Jahr später noch regelmäßig einnahm. Zudem wurde aufgrund der häufigen Rezidive einer Major Depression eine zusätzliche Phasenprophylaxe mit Lamotrigin vereinbart, was von der Patientin ebenfalls gut vertragen wurde. Die phasenprophylaktische Wirkung von Lamotrigin konnte jedoch nach einem halben Jahr noch nicht abschließend beurteilt werden. Die Patientin war jedoch im Rahmen der zunehmend positiven therapeutischen Beziehungserfahrung weit eher bereit auch medikamentöse Strategien entschlossen wahrzunehmen. Eine kombinierte psychotherapeutische und medikamentöse Behandlung der chronischen Depression wird von den meisten Autoren empfohlen (Schramm und Berger, 2006; Mc Cullough, 2006; Laux, 2008; Backenstrass und Mundt, 2008).

Ich selbst habe die Arbeit nach diesem neuen Konzept für chronisch depressive Patienten als ungemein bereichernd erlebt. Insbesondere die Grundannahme, dass chronisch depressive Patienten für die Aufrechterhaltung ihrer Depression selbst verantwortlich sind, andererseits auf Grund ihrer interpersonellen Psychopathologie aber nicht ohne Assistenz in der Lage sind, daran etwas zu ändern, hat mir immer wieder geholfen, der Patientin zwar zugewandt, verständnisvoll und empathisch zu begegnen, ihr andererseits aber die Arbeit in der Therapie auch nicht abzunehmen. Alleine diese Grundannahme macht schon einen erheblichen Unterschied zum Beispiel zur interpersonalen Therapie nach Klerman und Weisman, aber auch zur kognitiven Therapie nach Beck aus. Die leidvolle Erfahrung mit anderen chronisch-depressiven Patienten, bei denen ich mich teilweise überengagierte, von ihrer passiv-aggressiven Haltung zunehmend verärgert und entmutigt wurde, oder von Anfang an eine weitgehend resignative, hilflose Grundhaltung entwickelte, wiederholte sich in der Beziehung zu dieser Patientin nicht. Als sehr hilfreich habe ich hierbei die von Mc Cullough sehr einfühlsam und nachvollziehbar beschriebene Psychopathologie dieser Patienten erlebt. Die früh erhobenen Prägungen durch wichtige Beziehungen zur Generierung von Übertragungshypothesen waren für die, an der Erarbeitung biographischer Konflikte interessierte Patientin, ein wesentlicher Punkt in der Verbesserung der Therapiemotivation. Das aktive Aufgreifen dieser Hypothesen in für die therapeutische Beziehung schwierigen Situationen, die konkrete Arbeit an interpersonellen Diskriminationsübungen zur Erarbeitung einer anderen interpersonellen Realität und der offene Umgang mit Reaktionen und Gefühlen, die sich in der Therapie ergaben, führten zu einer sehr stabilen und vertrauensvollen Zusammenarbeit. Nach meiner Überzeugung war dies auch der wesentliche Faktor, der es der

Patientin überhaupt ermöglichte, empathische Fähigkeiten zu entwickeln. Größere Schwierigkeiten hatte die Patientin anfänglich mit allem, was sie an verhaltenstherapeutischen Protokollen, Hausaufgaben etc. erinnerte, wie etwa die Situationsanalysen. Da es sich dabei jedoch tatsächlich um für sie relevante interpersonelle Problembereiche handelte, die zum Teil emotional sehr belastend waren, konnte sie sich immer besser darauf einlassen. Sie entwickelte tatsächlich auch einen Ehrgeiz, die daraus abgeleiteten Lösungsversuche auszuprobieren und war bisweilen fast euphorisch, wenn etwas völlig anders gelungen war, als in den vielen Jahren zuvor. Trotzdem gab es selbstverständlich auch mit dieser Patientin Phasen, in denen sie mich tatsächlich langweilte, in denen sie mich aufgrund ihrer passiv-aggressiven Grundhaltung ärgerlich und hilflos machte. Die Kenntnisse der psychopathologischen Grundlagen, das Umgehen der Falle „ich mache die Hauptarbeit", entlasteten jedoch auch mich als Therapeuten ungemein und führten zu einem relativ gelassenen Umgang mit diesen Situationen. Das offene Ansprechen meiner Gefühle und Reaktionen

konnte die Patientin im Verlauf der Therapie erstaunlich gut annehmen, diese Reaktionen zunehmend von denen zum Beispiel ihres Vaters unterscheiden und somit „erwachsener" damit umgehen. Für mich war, aufgrund meiner therapeutischen Vorerfahrung und Ausbildung, die Umsetzung der Strategien recht leicht möglich. Sie sind im Handbuch (Mc Cullough, 2006) plausibel eingeführt, umfassend beschrieben, auch auf schwierige Situationen wird ausführlich eingegangen. Aus meiner Sicht sind somit störungsspezifische Manuale wie dieses, die schulenübergreifend kognitive, operante und interpersonelle Strategien mit Übertragungshypothesen kombinieren und den Einfluss der therapeutischen Beziehung konkret benennen, für die therapeutische Arbeit mit bestimmten Patienten sehr gewinnbringend.

Interessant wäre hierbei auch die Frage, ob sich manche Strategien auch bei Patienten mit ähnlich prägenden interpersonellen Erfahrungen und vergleichbar fehlenden internalen Kontrollüberzeugungen wie etwa bei Patienten mit Somatisierungsstörungen oder somatoformen Schmerzstörungen (Egle, 1999) anwenden lassen.

8. Anpassungsstörung

8.1 Einleitung

Eine Anpassungsstörung ist eine psychische Reaktion auf einen oder mehrere psychosoziale Belastungsfaktoren, die mit der Entwicklung klinisch relevanter emotionaler oder verhaltensmäßiger Symptomatik, spätestens innerhalb von drei Monaten nach Beginn der Belastung einhergeht (American Psychiatric Association, 1994).

8.2 ICD-10-Forschungskriterien für Anpassungsstörung

Die ICD-10-Forschungskriterien lauten (World Health Organisation, 1994):

A. Identifizierbare psychosoziale Belastung, von einem nicht außergewöhnlichen oder katastrophalen Ausmaß; Beginn der Symptome innerhalb eines Monats.

B. Symptome und Verhaltensstörungen, wie sie bei affektiven Störungen (F3) (außer Wahngedanken und Halluzinationen), bei Störungen des Kapitels F4 (neurotische, Belastungs- und somatoforme Störungen) und bei den Störungen des Sozialverhaltens (F91) vorkommen. Die Kriterien einer einzelnen Störung werden aber nicht erfüllt. Die Symptome können in Art und Schwere variieren.

F43.20 Kurze depressive Reaktion

Ein vorübergehender leichter depressiver Zustand, der nicht länger als einen Monat andauert.

F43.21 Längere depressive Reaktion

Ein leichter depressiver Zustand als Reaktion auf eine länger anhaltende Belastungssituation, der zwei Jahre aber nicht überschreitet.

F43.22 Angst und depressive Reaktion gemischt

Sowohl Angst als auch depressive Symptome sind vorhanden, jedoch nicht in größerem Ausmaß als bei Angst und depressiver Störung, gemischt (F41.2) oder anderen gemischten Angststörungen (F41.3).

F43.23 Mit vorwiegender Beeinträchtigung von anderen Gefühlen

Die Symptome betreffen zumeist verschiedene affektive Qualitäten, wie etwa Angst, Depression, Besorgnis, Anspannung und Ärger. Die Symptome für Angst und Depression können die Kriterien für Angst und depressive Störung gemischt (F41.2) oder andere gemischte Angststörungen (F41.3) erfüllen, sind aber nicht so dominierend, dass andere spezifischere depressive oder Angststörungen diagnostiziert werden können. Diese Kategorie sollte auch für Reaktionen im Kindesalter verwandt werden, bei denen regressives Verhalten wie Bettnässen oder Daumenlutschen zusätzlich vorliegen.

F43.24 Mit vorwiegender Störung des Sozialverhaltens

Die hauptsächliche Störung betrifft das Sozialverhalten, z.B. kann sich eine Trauerreaktion in der Adoleszenz in aggressivem oder dissozialem Verhalten äußern.

F43.25 Mit gemischter Störung von Gefühlen und Sozialverhalten

Sowohl emotionale Symptome als auch Störungen des Sozialverhaltens sind bestimmende Symptome.

F43.28 Mit sonstigen vorwiegend genannten Symptomen

C. Die Symptome dauern nicht länger als sechs Monate nach Ende der Belastung oder ihrer Folgen an, außer bei der längeren depressiven Reaktion (F43.21). Bis zu einer Dauer von sechs Monaten kann die Diagnose einer Anpassungsstörung gestellt werden.

8.3 Diagnostische Kriterien für Anpassungsstörung nach DSM-IV

Das DSM IV beschreibt Anpassungsstörung wie folgt (American Psychiatric Association, 1994):

A. Die Entwicklung von emotionalen oder verhaltensmäßigen Symptomen als Reaktion auf einen identifizierbaren Belastungsfaktor, die innerhalb von 3 Monaten nach Beginn der Belastung auftreten.

B. Diese Symptome oder Verhaltensweisen sind insofern klinisch bedeutsam, als sie
1. zu deutlichem Leiden führen, welches über das hinausgeht, was man bei Konfrontation mit diesem Belastungsfaktor erwarten würde,
2. zu bedeutsamen Beeinträchtigungen in sozialen oder beruflichen (schulischen) Funktionsbereichen führen.

C. Das belastungsabhängige Störungsbild erfüllt nicht die Kriterien für eine andere spezifische Störung auf Achse I und stellt nicht nur eine Verschlechterung einer vorbestehenden Störung auf Achse I oder Achse II dar.

D. Die Symptome sind nicht Ausdruck einer Einfachen Trauer.

E. Wenn die Belastung (oder deren Folgen) beendet ist, dann dauern die Symptome nicht länger als weitere 6 Monate an.

8.4 Psychopharmakologische Behandlung: Anpassungsstörung

Der Akzent therapeutischer Interventionen liegt bei Patienten mit Anpassungsstörungen nicht in der medikamentösen Behandlung, zumal es auch kaum gezielte klinische Studien für diese sehr heterogene Gruppe gibt. Dennoch sind nicht selten Symptome wie depressive Verstimmung, Angst oder Insomnie vorhanden, für die auch eine pharmakologische Behandlung erwogen werden kann oder notwendig wird (Strain et al., 1998). Für den Einsatz von Antidepressiva gibt es nur wenige Daten, eine kleine retrospektive Studie zeigte aber im Vergleich zu Patienten mit einer depressiven Episode keine relevanten Unterschiede in der Wirksamkeit (Hameed et al., 2005). Überdies sind die Übergänge von einer Anpassungsstörung mit depressiver Verstimmung bis zur Entwicklung einer vollen depressiven Episode in vielen Fällen fließend, so dass der fallweise Einsatz von Antidepressiva gerechtfertigt erscheint. Die Prinzipien der Therapie sind dabei dieselben wie bei der Depression und werden in Kapitel 3.7 „Psychopharmakologische Behandlung: Depressive Episode" besprochen.

Für die Behandlung von Angst und Insomnie werden nicht selten Benzodiazepine verabreicht, wobei die vorübergehende Anwendung im Einzelfall sinnvoll sein kann. Es ist aber ein besonderes Augenmerk auf die Gefahr der Toleranzentwicklung und Abhängigkeit zu richten, und dementsprechend ist die Dauer der Anwendung streng zu limitieren.

Wenn sich im Rahmen einer Anpassungsstörung dauerhaft Symptome entwickeln, welche die Kriterien einer anderen Diagnose erfüllen (Posttraumatische Belastungsstörung, Depressive Episode, Angst- oder Zwangerkrankungen etc.), sind die jeweiligen Therapierichtlinien dieser Erkrankungen zu beachten.

9. Substanzeninduzierte affektive Störung

9.1 Einleitung

Eine substanzinduzierte affektive Störung ist eine ausgeprägte und anhaltende Veränderung der Affektlage in Form einer depressiver Verstimmung oder deutlich reduzierten Interesses oder reduzierter Freude oder gehobener, expansiver oder gereizter Verstimmung, die als direkte körperliche Folge einer Substanz (Droge, Medikament, andere somatische antidepressive Behandlung oder Exposition gegenüber einem Toxin) identifiziert wird (American Psychiatric Association, 1994).

9.2 Diagnostische Kriterien für substanzeninduzierte affektive Störung nach DSM IV

Das DSM IV beschreibt die substanzeninduzierte affektive Störung wie folgt (American Psychiatric Association, 1994):

A. Das klinische Bild wird bestimmt durch eine ausgeprägte und anhaltende Stimmungsveränderung, die durch eines oder beide der folgenden Merkmale charakterisiert ist:
   1. depressive Verstimmung oder deutlich reduziertes Interesse oder reduzierte Freude an allen oder fast allen Aktivitäten,
   2. gehobene, expansive oder gereizte Verstimmung.
B. Vorgeschichte, körperliche Untersuchung oder Laborbefunde belegen entweder 1. oder 2.:

1. die Symptome aus Kriterium A entwickeln sich während oder innerhalb eines Monats nach Substanzintoxikation oder -entzug,
2. es besteht ein ätiologischer Zusammenhang zwischen einer Medikamenteneinnahme und der Störung.
C. Die Störung kann nicht besser durch eine nicht-substanzinduzierte Affektive Störung erklärt werden. Das Vorliegen einer der folgenden Konstellationen kann darauf hinweisen, dass eine nicht-substanzinduzierte Affektive Störung vorliegt: Das Auftreten der Symptome liegt vor dem Beginn des Substanzgebrauchs oder der Medikamenteneinnahme; die Symptome halten längere Zeit (etwa einen Monat) nach dem Ende eines akuten Entzugs oder einer schweren Intoxikation an oder gehen, gemessen an den Eigenschaften oder der Dosierung der Substanz oder der Einnahmedauer erheblich über das erwartete Maß hinaus; andere Anhaltspunkte (z.B. rezidivierende Episoden einer Major Depression in der Vorgeschichte), lassen auf das Vorliegen einer eigenständigen, nicht-substanzinduzierten Affektiven Störung schließen.
D. Die Störung tritt nicht ausschließlich während eines Delirs auf.
E. Die Symptome verursachen in klinisch bedeutsamer Weise Leiden oder Beeinträchtigungen in sozialen, beruflichen oder anderen wichtigen Funktionsbereichen.

Es soll immer bedacht werden, dass nahe zu jeder in der Medizin eingesetzten Wirkstoffgruppe Einzelfallberichte über eine

9. Substanzeninduzierte affektive Störung

durch Einnahme ausgelöste depressive Symptomatik vorliegen. Die wichtigste Bedingung der Diagnosestellung ist der zeitliche Zusammenhang von Einnahme oder Absetzen der Substanz und Auftreten der Symptomatik, die durch eine ausführliche Anamnese in vielen Fällen relativ zuverlässig bestätigt werden kann.

Literatur

aan het Rot M, Benkelfat C, Boivin DB, Young SN (2007) Bright light exposure during acute tryptophan depletion prevents a lowering of mood in mildly seasonal women. Eur Neuropsychopharmacol 18: 14–23

Abou-Saleh MT, Coppen A (2006) Folic acid and the treatment of depression. J Psychosom Res 61: 285–287

Abraham G, Milev R, Delva N, Zaheer J (2006) Clinical outcome and memory function with maintenance electroconvulsive therapy: a retrospective study. J ECT 22: 43–45

Abraham K (1924) Versuch einer Entwicklungsgeschichte der Libido auf Grund der Psychoanalyse seelischer Störungen. Psychoanalytische Studien, Bd 1. S. Fischer 1971, Frankfurt/M, S 113–183

Adson DE, Kushner MG, Fahnhorst TA (2005) Treatment of residual anxiety symptoms with adjunctive aripiprazole in depressed patients taking selective serotonin reuptake inhibitors. J Affect Disord 86: 99–104

Agid O, Lerer B (2003) Algorithm-based treatment of major depression in an outpatient clinic: clinical correlates of response to a specific serotonin reuptake inhibitor and to triiodothyronine augmentation. Int J Neuro Psychopharmacol 6: 41–49

Akiskal HS, Hantouche EG, Allilaire JF (2003) Bipolar II with and without cyclothymic temperament: „dark" and „sunny" expressions of soft bipolarity. J Affect Disord 73: 49–57

Akiskal HS, Benazzi F (2005) Atypical depression: a variant of bipolar II or a bridge between unipolar and bipolar II? J Affect Disord 84: 209–217

Akiskal HS, Fuller MA, Hirschfeld RM, Keck PE Jr, Ketter TA, Weisler RH (2005) Reassessing carbamazepine in the treatment of bipolar disorder: clinical implications of new data. CNS Spectr 10 [Suppl]: 11

Akiskal HS, Benazzi F (2008) Continuous distribution of atypical depressive symptoms between major depressive and bipolar II disorders: dose-response relationship with bipolar family history. Psychopathology 41: 39–42

Alberts JL, Okun MS, Vitek JL (2008) The persistent effects of unilateral pallidal and subthalamic deep brain stimulation on force control in advanced Parkinson's patients. Parkinsonism Relat Disord (in press)

Albright AV (1999) Vulnerabiliy to depression: youth at risk. Nurs Clin North Am 34: 393–407

Aldenhoff J (1997) Überlegungen zur Psychobiologie der Depression. Nervenarzt 68: 379–389

Alexopoulos GS, Canuso CM, Gharabawi GM, Bossie CA, Greenspan A, Turkoz I, Reynolds C III (2008) Placebo-controlled study of relapse prevention with risperidone augmentation in older patients with resistant depression. Am J Geriatr Psychiatry 16: 21–30

Ali SA, Peet M, Ward NI (1985) Blood levels of vanadium, caesium, and other elements in depressive patients. J Affect Disord 9: 187–191

Allen NB, Badcock PBT (2003) The social risk hypothesis of depressed mood. Evolutionary, psychosocial, and neurobiological perspectives. Psychol Bull 129: 887–913

Alloy LB, Abramson LY, Hogan ME, et al (2000) The Temple-Wisconsin cognitive vulnerability to depression project: lifetime history os axis I psychopathology in individuals at high and low cognitive risk for depression. J Abnorm Psychol 109: 403–418

Alpert JE, Mischoulon D, Rubenstein GE, Bottonari K, Nierenberg AA, Fava M (2002) Folinic acid (Leucovorin) as an adjunctive treatment for SSRI-refractory depression. Ann Clin Psychiatry 14: 33–38

Altshuler LL, Bauer M, Frye MA, Gitlin MJ, Mintz J, Szuba MP, Leight KL, Whybrow PC (2001) Does thyroid supplementation accelerate tricyclic antidepressant response? A review and meta-analysis of the literature. Am J Psychiatry 158: 1617–1622

Altshuler L, Suppes T, Black D, Nolen WA, Keck PE Jr, Frye MA, McElroy S, Kupka R, Grunze H, Walden J, Leverich G, Denicoff K, Luckenbaugh D, Post R (2003) Impact of antidepressant discontinuation after acute bipolar depression remission on rates of depressive relapse at 1-year follow-up. Am J Psychiatry 160: 1252–1262

Altshuler LL, Frye MA, Gitlin MJ (2003) Acceleration and augmentation strategies for treating bipolar depression. Biol Psychiatry 53: 691–700

Altshuler LL, Suppes T, Black DO, Nolen WA, Leverich G, Keck PE Jr, Frye MA, Kupka R, McElroy SL, Grunze H, Kitchen CM, Post R (2006) Lower switch rate in depressed patients with bipolar II than bipolar I disorder treated adjunctively with second-generation antidepressants. Am J Psychiatry 163: 313–315

Alvarez E, Perez-Sola V, Perez-Blanco J, Queralto JM, Torrubia R, Noguera R (1997) Predicting outcome of lithium added to antidepressants in resistant depression. J Affect Disord 42: 179–186

Amargos-Bosch M, Artigas F, Adell A (2005) Effects of acute olanzapine after sustained fluoxetine on extracellular monoamine levels in the rat medial prefrontal cortex. Eur J Pharmacol 516: 235–238

Ambühl H, Meier B (2003) Zwang verstehen und behandeln. Ein kognitiv-verhaltenstherapeutischer Zugang. Klett-Cotta, Stuttgart

American Psychiatric Association (1994) Diagnostic and Statistic Manual of Mental Disorders, fourth edn. Washington D.C. Dt.: Saß H, Wittchen H-U, Zaudig M (1996) Diagnostisches und Statistisches Manual Psychischer Störungen DSM-IV. Hogrefe, Göttingen

Amore M, Jori MC (2001) Faster response on amisulpride 50 mg versus sertraline 50–100 mg in patients with dysthymia or double depression: a randomized, double-blind, parallel group study. Int Clin Psychopharmacol 16: 317–324

Anderson DJ (1978) Classification of cyclothymic disorder. Am J Psychiatry 135: 506

Anderson GM (1996) Comments on „Effectiveness of pindolol with selected antidepressant drugs in the treatment of major depression". J Clin Psychopharmacol 16: 256–257

Andrade C, Kurinji S (2002) Continuation and maintenance ECT: a review of recent research. J ECT 18: 149–158

Andrade C, Singh NM, Thyagarajan S, Nagaraja N, Sanjay Kumar RN, Suresh CJ (2008) Possible glutamatergic and lipid signalling mechanisms in ECT-induced retrograde amnesia: experimental evidence for involvement of COX-2, and review of literature. J Psychiatr Res 42: 837–850

Angst J, Gamma A, Benazzi F, Ajdacic V, Eich D, Rossler W (2003) Toward a re-definition of subthreshold bipolarity: epidemiology and proposed criteria for bipolar-II, minor bipolar disorders and hypomania. J Affect Disord 73: 133–146

Angst J, Vollrath M, Merikangas KR, Ernst C (1989) The Zurich cohort study of young adults. Comorbidity of anxiety and depression. In: Maser JD, Cloninger CR (eds) Comorbidity of mood and anxiety disorders. Am Psychiatric Press, Washington DC, pp 123–137

Angst J, Gamma A, Endrass J (2003) Risk factors fort he bipolar and depression spectra. Acta Psychiatr Scand [Suppl] (418): 15–19

Ansari S, Chaudhri K, Al Moutaery KA (2007) Vagus nerve stimulation: indications and limitations. Acta Neurochir [Suppl] 97: 281–286

Antonacci DJ, Swartz CM (1995) Clozapine treatment of euphoric mania. Ann Clin Psychiatry 7: 203–206

Anttila S, Huuhka K, Huuhka M, Illi A, Rontu R, Leinonen E, Lehtimaki T (2008) Catechol-O-methyltransferase (COMT) polymorphisms predict treatment response in electroconvulsive therapy. Pharmacogenomics J 8: 113–116

Aouizerate B, Martin-Guehl C, Cuny E, Guehl D, Amieva H, Benazzouz A, Fabrigoule C, Allard M, Rougier A, Burbaud P, Tignol J, Bioulac B (2005) Deep brain stimulation of the ventral striatum in the treatment of obsessive-compulsive disorder and major depression. Med Sci (Paris) 21: 811–813

Appleton KM, Hayward RC, Gunnell D, Peters TJ, Rogers PJ, Kessler D, Ness AR (2006) Effects of n-3 long-chain polyunsaturated fatty acids on depressed mood: systematic review of published trials. Am J Clin Nutr 84: 1308–1316

Appleton KM, Peters TJ, Hayward RC, Heatherley SV, McNaughton SA, Rogers PJ, Gunnell D, Ness AR, Kessler D (2007) Depressed mood and n-3 polyunsaturated fatty acid intake from fish: non-linear or confounded association? Soc Psychiatry Psychiatr Epidemiol 42: 100–104

Arieti S, Bemporad J (1983) Depression. Klett-Cotta, Stuttgart

Arnold LM, Goldenberg DL, Stanford SB, Lalonde JK, Sandhu HS, Keck PE Jr, Welge JA, Bishop F, Stanford KE, Hess EV, Hudson JI (2007a) Gabapentin in the treatment of fibromyalgia: a randomized, double-blind, placebo-controlled, multicenter trial. Arthritis Rheum 56: 1336–1344

Arnold LM, Pritchett YL, D'Souza DN, Kajdasz DK, Iyengar S, Wernicke JF (2007b) Duloxetine for the treatment of fibromyalgia in women: pooled results from two randomized, placebo-controlled clinical trials. J Womens Health (Larchmt) 16: 1145–1156

Arnold LM, Russell IJ, Diri EW, Duan WR, Young JP Jr, Sharma U, Martin SA, Barrett JA, Haig G (2008) A 14-week, randomized, double-blinded, placebo-controlled monotherapy trial of pregabalin in patients with fibromyalgia. J Pain Jun 2

Aronson R, Offman HJ, Joffe RT, Naylor CD (1996) Triiodothyronine augmentation in the treatment of refractory depression. A meta-analysis. Arch Gen Psychiatry 53: 842–848

Artigas F, Perez V, Alvarez E (1994) Pindolol induces a rapid improvement of depressed patients treated with serotonin reuptake inhibitors. Arch Gen Psychiatry 51: 248–251

Artigas F, Adell A, Celada P (2006) Pindolol augmentation of antidepressant response. Curr Drug Targets 7: 139–147

Avery D, Bolte MA, Millet M (1992) Bright dawn simulation compared with bright morning light in the treatment of winter depression. Acta Psychiatr Scand 85: 430–434

Avery DH, Eder DN, Bolte MA, Hellekson CJ, Dunner DL, Vitiello MV, Prinz PN (2001) Dawn simulation and bright light in the treatment of SAD: a controlled study. Biol Psychiatry 50: 205–216

Backenstrass M, Mundt C (2008) Affektive Störungen. In: Herpertz SC, et al (Hrsg) Störungsorientierte Psychotherapie. Elsevier, München, S 371–411

Becker E, Margraf J (2002) Generalisierte Angststörung. Ein Therapieprogramm. Beltz PVU, Weinheim

Baghai TC, Moller HJ (2008) Electroconvulsive therapy and its different indications. Dialogues Clin Neurosci 10: 105–117

Baker RW, Brown E, Akiskal HS, Calabrese JR, Ketter TA, Schuh LM, Trzepacz PT, Watkin JG, Tohen M (2004) Efficacy of olanzapine combined with valproate or lithium in the treatment of dysphoric mania. Br J Psychiatry 185: 472–478

Baldwin D, Bridgman K, Buis C (2006) Resolution of sexual dysfunction during double-blind treatment of major depression with reboxetine or paroxetine. J Psychopharmacol 20: 91–96

Balon R, Mufti R, Arfken CL (1999) A survey of prescribing practices for monoamine oxidase inhibitors. Psychiatr Serv 50: 945–947

Bandura A (1979) Sozial-kognitive Lerntheorie. Klett-Cotta, Stuttgart

Banov MD, Zarate CA Jr, Tohen M, Scialabba D, Wines JD Jr, Kolbrener M, Kim JW, Cole JO (1994) Clozapine therapy in refractory affective disorders: polarity predicts response in long-term follow-up. J Clin Psychiatry 55: 295–300

Barbee JG, Conrad EJ, Jamhour NJ (2004) The effectiveness of olanzapine, risperidone, quetiapine, and ziprasidone as augmentation agents in treatment-resistant major depressive disorder. J Clin Psychiatry 65: 975–981

Barbosa L, Berk M, Vorster M (2003) A double-blind, randomized, placebo-controlled trial of augmentation with lamotrigine or placebo in patients concomitantly treated with fluoxetine for resistant major depressive episodes. J Clin Psychiatry 64: 403–407

Barkin RL, Barkin S (2005) The role of venlafaxine and duloxetine in the treatment of depression with decremental changes in somatic symptoms of pain, chronic pain, and the pharmacokinetics and clinical considerations of duloxetine pharmacotherapy. Am J Ther 12: 431–438

Barnes J, Anderson LA, Phillipson JD (2001) St John's wort (Hypericum perforatum L): a review of its chemistry, pharmacology and clinical properties. J Pharm Pharmacol 53: 583–600

Barnes RC, Hussein A, Anderson DN, Powell D (1997) Maintenance electroconvulsive therapy and cognitive function. Br J Psychiatry 170: 285–287

Barron ML (2007) Light exposure, melatonin secretion, and menstrual cycle parameters: an integrative review. Biol Res Nurs 9: 49–69

Batten SV, Aslan M, Maciejewski PK, Mazure CM (2004) Childhood maltreatment as a risk factor for adult cardiovascular disease and depression. J Clin Psychiatry 65: 249–254

Bauer M, Dopfmer S (1999) Lithium augmentation in treatment-resistant depression: meta-analysis of placebo-controlled studies. J Clin Psychopharmacol 19: 427–434

Bauer M, Whybrow PC, Angst J, Versiani M, Moller HJ (2002) World Federation of Societies of Biological Psychiatry (WFSBP) Guidelines for Biological Treatment of Unipolar Depressive Disorders, Part 2: Maintenance treatment of major depressive disorder and treatment of chronic depressive disorders and subthreshold depressions. World J Biol Psychiatry 3: 69–86

Bauer M, Möller HJ (2006) Akut- und Langzeittherapie der Depression. In: Voderholzer U, Hohagen F (Hrsg) Therapie psychischer Erkrankungen. State of the art. Elsevier, München, S 105–126

Beck AT (1979) Wahrnehmung der Wirklichkeit und Neurose. Kognitive Psychotherapie emotionaler Störungen. Pfeiffer, München

Beck A, et al (1992) Kognitive Therapie der Depression, 3. Aufl. Weinheim

Beckford-Ball J (2006) An overview of the new NICE guidelines on bipolar disorder. Nurs Times 102: 23–24

Begre S, Traber M, Gerber M, von Kanel R (2008) Change in pain severity with open label venlafaxine use in patients with a depressive symptomatology: an observational study in primary care. Eur Psychiatry 23: 178–186

Belmaker RH (2007) Modafinil add-on in the treatment of bipolar depression. Am J Psychiatry 164: 1143–1145

Ben Menachem E (2001) Vagus nerve stimulation, side effects, and long-term safety. J Clin Neurophysiol 18: 415–418

Benabid AL, Chabardes S, Seigneuret E (2005) Deep-brain stimulation in Parkinson's disease: long-term efficacy and safety – What happened this year? Curr Opin Neurol 18: 623–630

Benca RM, Obermeyer WH, Thisted RA, Gillin JC (1992) Sleep and psychiatric disorders. A meta-analysis. Arch Gen Psychiatry 49: 669–670

Benedetti F, Barbini B, Fulgosi MC, Colombo C, Dallaspezia S, Pontiggia A, Smeraldi E (2005a) Combined total sleep deprivation and light therapy in the treatment of drug-resistant bipolar depression: acute response and long-term remission rates. J Clin Psychiatry 66: 1535–1540

Benedetti F, Barbini B, Fulgosi MC, Colombo C, Dallaspezia S, Pontiggia A, Smeraldi E (2005b) Combined total sleep deprivation and light therapy in the treatment of drug-resistant bipolar depression: acute response and long-term remission rates. J Clin Psychiatry 66: 1535–1540

Berger M (1999) Affektive Erkrankungen. In: Berger M (Hrsg) Psychiatrie und Psycho-therapie. Urban und Schwarzenberg, München, S 483–566

Berman RM, Marcus RN, Swanink R, McQuade RD, Carson WH, Corey-Lisle PK, Khan A (2007) The efficacy and safety of aripiprazole as adjunctive therapy in major depressive disorder: a multicenter, randomized, double-blind, placebo–controlled study. J Clin Psychiatry 68: 843–853

Bertschy G, Ragama-Pardos E, Muscionico M, Ait-Ameur A, Roth L, Osiek C, Ferrero F (2005) Trazodone addition for insomnia in venlafaxine-treated, depressed inpatients: a semi-naturalistic study. Pharmacol Res 51: 79–84

Best K, Kastner M (1974) Lithium therapy of cyclothymia. Pharmako Psychiatr Neuropsychopharmakol 7: 237–247

Blazer DG, Kessler RC, McGonagle KA, Swartz MS (1994) The prevalence and distribution of major depression in a national community sample: the National Comorbidity Survey. Am J Psychiatry 151: 979–986

Blatt SJ (1998) Contributions of psychoanalysis to the understanding and treatment of depression. J Am Psychoanal Assoc 46: 722–752

Bloch M, Schmidt PJ, Danaceau MA, Adams LF, Rubinow DR (1999) Dehydroepiandrosterone treatment of midlife dysthymia. Biol Psychiatry 45: 1533–1541

Blumberg HP, Stern E, Martinez D, et al (2000) Increased anterior cingulated and caudate activity in bipolar mania. Biol Psychiatry 48: 1045–1052

Blumberg HP, Leung HC, Skudlarski P, Lacadie CM, Krystal JH, Peterson BS (2003) A functional magnetic resonance imaging study of bipolar disorder. State and trait related dysfunction in ventral prefrontal cortices. Arch Gen Psychiatry 60: 601–609

Bocchetta A, Chillotti C, Severino G, Ardau R, Del Zompo M (1997) Carbamazepine augmentation in lithium-refractory bipolar patients: a prospective study on long-term prophlyactic effectiveness. J Clin Psychopharmacol 17: 92–96

Bodenlos JS, Kose S, Borckardt JJ, Nahas Z, Shaw D, O'Neil PM, George MS (2007) Vagus nerve stimulation acutely alters food craving in adults with depression. Appetite 48: 145–153

Borckardt JJ, Anderson B, Andrew KF, Nahas Z, Richard SA, Jackson TK, Kose S, George MS (2006) Acute and long-term VNS effects on pain perception in a case of treatment-resistant depression. Neurocase 12: 216–220

Bordini BJ, Garg A, Gallagher CL, Bell B, Garell PC (2007) Neuropsychological effects of bilateral deep brain stimulation of the subthalamic nucleus in Parkinson's disease. Stereotact Funct Neurosurg 85: 113–120

Bouckoms A, Mangini L (1993) Pergolide: an antidepressant adjuvant for mood disorders? Psychopharmacol Bull 29: 207–211

Bourin M, Masse F, Hascoet M (2005) Evidence for the activity of lamotrigine at 5-HT(1A) receptors in the mouse forced swimming test. J Psychiatry Neurosci 30: 275–282

Bouwer C, Claassen J, Dinan TG, Nemeroff CB (2000) Prednisone augmentation in treatment-resistant depression with fatigue and hypocortisolaemia: a case series. Depress Anxiety 12: 44–50

Bowden CL, Brugger AM, Swann AC, Calabrese JR, Janicak PG, Petty F, Dilsaver SC, Davis JM, Rush AJ, Small JG (1994) Efficacy of divalproex vs lithium and placebo in the treatment of mania. The Depakote Mania Study Group. JAMA 271: 918–924

Bowden CL, Calabrese JR, Sachs G, Yatham LN, Asghar SA, Hompland M, Montgomery P, Earl N, Smoot TM, DeVeaugh-Geiss J (2003) A placebo-controlled 18-month trial of lamotrigine and lithium maintenance treatment in recently manic or hypomanic patients with bipolar I disorder. Arch GenPsychiatry 60: 392–400

Bowden CL, Calabrese JR, Ketter TA, Sachs GS, White RL, Thompson TR (2006) Impact of lamotrigine and lithium on weight in obese and nonobese patients with bipolar I disorder. Am J Psychiatry 163: 1199–1201

Boyer P, Lecrubier Y, Stalla-Bourdillon A, Fleurot O (1999) Amisulpride versus amineptine and placebo for the treatment of dysthymia. Neuropsychobiology 39: 25–32

Brandes M, et al (2004) Postpartum onset obsessive-compulsive disorder: diagnosis and management. Arch Womens Ment Health 7(2): 99–110

Bremner JD, Narayan D, Anderson ER, Staib LH, Miller HL, Charney DS (2000) Hippocampal volume reduction in major depression. Am J Psychiatry 157: 115–118

Brewster UC, Ciampi MA, Abu-Alfa AK, Perazella MA (2003) Addition of sertraline to other therapies to reduce dialysis-associated hypotension. Nephrology (Carlton) 8: 296–301

Brieger P, et al (2004) Die vorzeitige Berentung von unipolar depressiv und bipolar affektiv Erkrankten. Psychiatrische Praxis 31: 203–206

Brody AL, Saxena S, Stoessel P, et al (2001) Regional brain metabolic changes in patients with major depression treated with either paroxetine or interpersonal therapy. Arch Gen Psychiatry 58: 631–640

Brown ES, Nejtek VA, Perantie DC, Bobadilla L (2002) Quetiapine in bipolar disorder and cocaine dependence. Bipolar Disord 4: 406–411

Brown GW, Harris T (1989) Life events and illness. Guilford, New York

Brown GW, Harris T (1978) Social origin of depression. A study of psychiatric disorders in women. Tavistock, London

Bruce EC, Guo Y, Lawson KC, Manatunga AK, Auyeung SF, McDonald WM, Rushing N, Brown AR, Gilles N, Emery M, Bonsall R, Porquez J, Stowe Z, Nemeroff CB, Musselman DL (2008) Platelet thromboxane A2 secretion in patients with major depression responsive to electroconvulsive therapy. Psychosom Med 70: 319–327

Brunello N, Mendlewicz J, Kasper S, Leonard B, Montgomery S, Nelson J, Paykel E, Versiani M, Racagni G (2002) The role of noradrenaline and selective noradrenaline reuptake inhibition in depression. Eur Neuropsychopharmacol 12: 461–475

Brydon L, Magid K, Steptoe A (2006) Platelets, coronary heart disease, and stress. Brain Behav Immun 20: 113–119

Buchsbaum MS, Wu J, Siege BV, Hackett E, Trenary M, Abel L, Reynolds C (1997) Effect of sertraline on regional metabolic rate in patients with affective disorder. Biol Psychiatry 41: 15–22

Butterweck V (2003) Mechanism of action of St John's wort in depression: what is known? CNS Drugs 17: 539–562

Cak HT, Cetin FC (2006) Reboxetine use in the treatment of attention-deficit/hyperactivity disorder. J Child Adolesc Psychopharmacol 16: 803–804

Calabrese JR, Kimmel SE, Woyshville MJ, Rapport DJ, Faust CJ, Thompson PA, Meltzer HY (1996) Clozapine for treatment-refractory mania. Am J Psychiatry 153: 759–764

Calabrese JR, Suppes T, Bowden CL, Sachs GS, Swann AC, McElroy SL, Kusumakar V, Ascher JA, Earl NL, Greene PL, Monaghan ET (2000a) A double-blind, placebo-controlled, prophylaxis study of lamotrigine in rapid-cycling bipolar disorder. Lamictal 614 Study Group. J Clin Psychiatry 61: 841–850

Calabrese JR, Suppes T, Bowden CL, Sachs GS, Swann AC, McElroy SL, Kusumakar V, Ascher JA, Earl NL, Greene PL, Monaghan ET (2000b) A double-blind, placebo-controlled, prophylaxis study of lamotrigine in rapid-cycling bipolar disorder. Lamictal 614 Study Group. J Clin Psychiatry 61: 841–850

Calabrese JR, Suppes T, Bowden CL, Sachs GS, Swann AC, McElroy SL, Kusumakar V, Ascher JA, Earl NL, Greene PL, Monaghan ET (2000c) A double-blind, placebo-controlled, prophylaxis study of lamotrigine in rapid-cycling bipolar disorder. Lamictal 614 Study Group. J Clin Psychiatry 61: 841–850

Cantwell DP (1998) ADHD through the life span: the role of bupropion in treatment. J Clin Psychiatry 59 [Suppl 4]: 92–94

Carpenter LL, Friehs GM, Price LH (2003) Cervical vagus nerve stimulation for treatment-resistant depression. Neurosurg Clin N Am 14: 275–282

Caspi A, Sugden K, Moffitt TE, et al (2003) Influence of life stress on depression: moderation by a polymorphism in the 5-HTT Gene. Science 301: 386–389

Castelli L, Perozzo P, Zibetti M, Crivelli B, Morabito U, Lanotte M, Cossa F, Bergamasco B, Lopiano L (2006) Chronic deep brain stimulation of the subthalamic nucleus for Parkinson's disease: effects on cognition, mood, anxiety and personality traits. Eur Neurol 55: 136–144

Castro ME, Harrison PJ, Pazos A, Sharp T (2000) Affinity of (+/-)-pindolol, (-)-penbutolol, and (-)-tertatolol for pre- and post-synaptic serotonin 5-HT(1A) receptors in human and rat brain. J Neurochem 75: 755–762

Cazas O, et al (2004) The history of Mother-Baby-Units in France and Belgium and of the French version of the Marcé checklist. Arch Womens Ment Health 7(1): 53–58

Chang JS, Ha KS, Young LK, Sik KY, Min AY (2006) The effects of long-term clozapine add-on therapy on the rehospitalization rate and the mood polarity patterns in bipolar disorders. J Clin Psychiatry 67: 461–467

Chen G, Masana MI, Manji HK (2000a) Lithium regulates PKC-mediated intracellular cross-talk and gene expression in the CNS in vivo. Bipolar Disord 2: 217–236

Chen G, Rajkowska G, Du F, Seraji-Bozorgzad N, Manji HK (2000b) Enhancement of hippocampal neurogenesis by lithium. J Neurochem 75: 1729–1734

Chourbaji S, Brandwein C, Gau D, Depner M, Saam C, Johansson C, Schalling M, Partonen T, Kasper S, Adolfsson R, Urani A, Lemberger T, Schutz G, Schumann G, Gass P (2008) CREB-regulated diurnal activity patterns are not indicative for depression-like symptoms in mice and men. Med Hypotheses 70: 117–121

Cipriani A, Geddes JR, Furukawa TA, Barbui C (2007) Metareview on short-term effectiveness and safety of antidepressants for depression: an evidence-based approach to inform clinical practice. Can J Psychiatry 52: 553–562

Cipriani A, Pretty H, Hawton K, Geddes JR (2005) Lithium in the prevention of suicidal behavior and all-cause mortality in patients with mood disorders: a systematic review of randomized trials. Am J Psychiatry 162: 1805–1819

Clark LA, Watson D (1999) Temperament. A new paradigm for trait psychology. In: Pervin LA, John OP (eds) Handbook of personality, 2nd edn. Guilford, New York, pp 399–423

Clayton PJ, Ernst C, Angst J (1994) Premorbid personality traits of men who develop unipolar or bipolar disorders. Eur Arch Psychiatry Clin Neurosci 243: 340–346

Conca A, Konig P, Hausmann A (2000) Transcranial magnetic stimulation induces 'pseudoabsence seizure'. Acta Psychiatr Scand 101: 246–248

Conca A, Peschina W, Konig P, Fritzsche H, Hausmann A (2002) Effect of chronic repetitive transcranial magnetic stimulation on regional cerebral blood flow and regional cerebral glucose uptake in drug treatment-resistant depressives. A brief report. Neuropsychobiology 45: 27–31

Coppen A, Bailey J (2000) Enhancement of the antidepressant action of fluoxetine by folic acid: a randomised, placebo controlled trial. J Affect Disord 60: 121–130

Cruess DG, Douglas SD, Petitto JM, Leserman J, Ten Have T, Gettes D, Dube B, Evans DL (2003) Association of depression, CD8+ T lyphocytes, and natural killer cell activity: implications for morbidity and mortality in Human immunodeficiency virus disease. Curr Psychiatry Rep 5(6): 445–450

Cullen M, Mitchell P, Brodaty H, Boyce P, Parker G, Hickie I, Wilhelm K (1991) Carbamazepine for treatment-resistant melancholia. J Clin Psychiatry 52: 472–476

Cyranowski JM, Frank E, Young E, Shear MK (2000) Adolescent onset of the gender difference in lifetime rates of major depression. Arch Gen Psychiatry 57: 21–27

Daban C, Martinez-Aran A, Cruz N, Vieta E (2008) Safety and efficacy of Vagus Nerve Stimulation in treatment-resistant depression. A systematic review. J Affect Disord

Dahl K, Avery DH, Lewy AJ, Savage MV, Brengelmann GL, Larsen LH, Vitiello MV, Prinz PN (1993) Dim light melatonin onset and circadian temperature during a constant routine in hypersomnic winter depression. Acta Psychiatr Scand 88: 60–66

Dalfen AK, Stewart DE (2001) Who develops severe or fatal adverse drug reactions to selective serotonin reuptake inhibitors? Can J Psychiatry 46: 258–263

Daly AK, Fairbrother KS, Andreassen OA, London SJ, Idle JR, Steen VM (1996) Characterization and PCR-based detection of two different hybrid CYP2D7P/CYP2D6 alleles associated with the poor metabolizer phenotype. Pharmacogenetics 6: 319–328

Dannon PN, Iancu I, Grunhaus L (2002) The efficacy of reboxetine in the treatment-refractory patients with panic disorder: an open label study. Hum Psychopharmacol 17: 329–333

Dassa D, Kaladjian A, Azorin JM, Giudicelli S (1993) Clozapine in the treatment of psychotic refractory depression. Br J Psychiatry 163: 822–824

Davidson JR (2007) A history of the concept of atypical depression. J Clin Psychiatry 68 [Suppl 3]: 10–15

Davidson JR, Abraham K, Connor KM, McLeod MN (2003) Effectiveness of chromium in atypical depression: a placebo-controlled trial. Biol Psychiatry 53: 261–264

Davidson RJ, Pizzagalli D, Nitschke JB, Putnam K (2000a) Depression: perspectives from affective neuroscience. Ann Rev Psychol 53: 545–574

Davis LL, Kabel D, Patel D, Choate AD, Foslien-Nash C, Gurguis GN, Kramer GL, Petty F (1996) Valproate as an antidepressant in major depressive disorder. Psychopharmacol Bull 32: 647–652

DeBattista C, Solomon A, Arnow B, Kendrick E, Tilston J, Schatzberg AF (2005) The efficacy of divalproex sodium in the treatment of agitation associated with major depression. J Clin Psychopharmacol 25: 476–479

DeBattista C, Belanoff J, Glass S, Khan A, Horne RL, Blasey C, Carpenter LL, Alva G (2006) Mifepristone versus placebo in the treatment of psychosis in patients with psychotic major depression. Biol Psychiatry 60: 1343–1349

Debener S, Beauducel A, Nessler D, Brocke B, Heilemann H, Kayser J (2000) Is resting anterior EEG alpha asymmetry a trait marker for depression? Findings for healthy adults and clinically depressed patients. Neuropsychobiology 41: 31–37

de Lima MS, Moncrieff J (2000) Drugs versus placebo for dysthymia. Cochrane Database Syst Rev 4: CD001130

de Lima MS, Hotopf M (2003) A comparison of active drugs for the treatment of dysthymia. Cochrane Database Syst Rev (3): CD004047

Dempsey J (2008) Milnacipran for fibromyalgia. Issues Emerg Health Technol 114: 1–4

Dennis CL (2004) Treatment of postpartum depression, part 2: a critical review of nonbiological interventions. J Clin Psychiatry 65(9): 1252–1265

Dennis CL, Stewart DE (2004) Treatment of postpartum depression, part 1: a critical review of biological interventions. J Clin Psychiatry 65(9): 1242–1251

Dennis CL, Chung-Lee L (2006) Postpartum depression help-seeking barriers and maternal treatment preferences: a qualitative systematic review. Birth 33(4): 323–331

Dennis CL, Hodnett E (2007) Psychosocial and psychological interventions for treating postpartum depression. Cochrane Database Syst Rev 17(4)

Desan PH, Weinstein AJ, Michalak EE, Tam EM, Meesters Y, Ruiter MJ, Horn E, Telner J, Iskandar H, Boivin DB, Lam RW (2007) A controlled trial of the Litebook light-emitting diode (LED) light therapy device for treatment of Seasonal Affective Disorder (SAD). BMC Psychiatry 7: 38

Dheenan S, Venkatesan J, Grubb BP, Henrich WL (1998) Effect of sertraline hydrochloride on dialysis hypotension. Am J Kidney Dis 31: 624–630

Dilsaver SC, Swann SC, Chen YW, Shoaib A, Joe B, Krajewski KJ, Gruber N, Tsai Y (1996) Treatment of bipolar depression with carbamazepine: results of an open study. Biol Psychiatry 40: 935–937

Dimitriou EC, Dimitriou CE (1998) Buspirone augmentation of antidepressant therapy. J Clin Psychopharmacol 18: 465–469

Docherty JP, Sack DA, Roffman M, Finch M, Komorowski JR (2005) A double-blind, placebo-controlled, exploratory trial of chromium picolinate in atypical depression: effect on carbohydrate craving. J Psychiatr Pract 11: 302–314

Doraiswamy PM, Varia I, Hellegers C, Wagner HR, Clary GL, Beyer JL, Newby LK, O'Connor JF, Beebe KL, O'Connor C, Krishnan KR (2006) A randomized controlled trial of paroxetine for noncardiac chest pain. Psychopharmacol Bull 39: 15–24

Doree JP, Des RJ, Lew V, Gendron A, Elie R, Stip E, Tourjman SV (2007) Quetiapine augmentation of treatment-resistant depression: a comparison with lithium. Curr Med Res Opin 23: 333–341

Dremencov E, El Mansari M, Blier P (2007) Noradrenergic augmentation of escitalopram response by risperidone: electrophysiologic studies in the rat brain. Biol Psychiatry 61: 671–678

Drevets WC, Price JL, Simpson JR, Todd RD, Reich T, Vannier M, Raichle ME (1997) Subgenual prefrontal cortex abnormalities in mood disorders. Nature 386: 824–827

Drevets WC (1998) Functional neuroimaging studies of depression. The anatomy of melancholia. Ann Rev Med 49: 341–358

Drevets WC (2000) Neuroimaging studies of mood disorders. Biol Psychiatry 48: 813–829

Drevets WC (2001) Neuroimaging and neuropathological studies of depression. Implications for the cognitive-emotional features of mood disorders. Curr Opin Neurobiol 11: 240–249

Du J, Suzuki K, Wei Y, Wang Y, Blumenthal R, Chen Z, Falke C, Zarate CA Jr, Manji HK (2007) The anticonvulsants lamotrigine, riluzole, and valproate differentially regulate AMPA receptor membrane localization: relationship to clinical effects in mood disorders. Neuropsychopharmacology 32: 793–802

Dubin WR, Jaffe R, Roemer R, Siegel L, Shoyer B, Venditti ML (1992) The efficacy and safety of maintenance ECT in geriatric patients. J Am Geriatr Soc 40: 706–709

Duman RS, Malberg J, Nakagawa S, D'Sa C (2000) Neuronal plasticity and survival in mood disorder. Biol Psychiatry 48: 732–739

Dunlop BW, Nemeroff CB (2007) The role of dopamine in the pathophysiology of depression. Arch Gen Psychiatry 64: 327–337

Dunn RT, Stan VA, Chriki LS, Filkowski MM, Ghaemi SN (2008) A prospective, open-label study of Aripiprazole mono- and adjunctive treatment in acute bipolar depression. J Affect Disord 11 (Epub ahead of print)

Dunner DL, Amsterdam JD, Shelton RC, Loebel A, Romano SJ (2007) Efficacy and tolerability of adjunctive ziprasidone in treatment-resistant depression: a randomized, open-label, pilot study. J Clin Psychiatry 68: 1071–1077

Earle BV (1970) Thyroid hormone and tricyclic antidepressants in resistant depressions. Am J Psychiatry 126: 143–145

Eberhard-Gran M, Eskild A, Tambs K, Samuelsen SO, Opjordsmoen S (2002) Depression in postpartum and non-postpartum women: prevalence and risk factors. Acta Psychiatr Scand 106: 426–433

Ebert D, Jaspert A, Murata H, Kaschka WP (1995) Initial lithium augmentation improves the antidepressant effects of standard TCA treatment in non-resistant depressed patients. Psychopharmacology (Berl) 118: 223–225

Ecker W (2005) Therapeutische Fehler und Misserfolge in der kognitiv-behavioralen Therapie von Zwangsstörungen aus der Perspektive der Klinischen Praxis. Verhaltenstherapie und Verhaltensmedizin 2: 239–260

Eden EA, Demopulos C, Yovel I, Culhane M, Ogutha J, Grandin LD, Nierenberg AA, Sachs GS (2006) Inositol augmentation of lithium or valproate for bipolar depression. Bipolar Disord 8: 168–174

Egger C, Muehlbacher M, Nickel M, Geretsegger C, Stuppaeck C (2006) A case of recurrent hyponatremia induced by venlafaxine. J Clin Psychopharmacol 26(4): 439

Egger C, Muehlbacher M, Nickel M, Geretsegger C, Stuppaeck C (2008) A review on hyponatremia associated with SSRIs, venlafaxine and reboxetine. Int J Psychiatry Clin Pract 10(1): 17–26

Egger C, Muehlbacher M, Schatz M, Nickel M (2007) Influence of topiramate on olanzapine-related weight gain in women: an 18-month follow-up observation. J Clin Psychopharmacol 27: 475–478

Egle UT, et al (1999) Spezielle Schmerztherapie. Leitfaden für Weiterbildung und Praxis. Schattauer, Stuttgart

Ehlers A, Luer G (1996) Pathologische Prozesse der Informationsverarbeitung. In: Ehlers A, Hahlweg K (Hrsg) Enzyklopädie der Psychologie, Klinische Psychologie, Bd 1: Grundlagen der Klinischen Psychologie. Hogrefe, Göttingen

Ehlers CL, Frank E, Kupfer F (1988) Social zeitgebers and biological rhythms. A unified approach to understanding the etiology of depression. Arch Gen Psychiatry 45: 948–952

Eichelbaum M, Evert B (1996) Influence of pharmacogenetics on drug disposition and response. Clin Exp Pharmacol Physiol 23: 983–985

Elfving B, Bonefeld BE, Rosenberg R, Wegener G (2008) Differential expression of synaptic vesicle proteins after repeated electroconvulsive seizures in rat frontal cortex and hippocampus. Synapse 62: 662–670

Erfurth A, Arolt V (2003) The spectrum of bipolar disorders. Nervenarzt 74: 55–70

Erfurth A, Walden J, Grunze H (1998) Lamotrigine in the treatment of schizoaffective disorder. Neuropsychobiology 38: 204–205

Even C, Thuile J, Santos J, Bourgin P (2005) Modafinil as an adjunctive treatment to sleep deprivation in depression. J Psychiatry Neurosci 30: 432–433

Fava M, Borus JS, Alpert JE, Nierenberg AA, Rosenbaum JF, Bottiglieri T (1997) Folate, vitamin B12, and homocysteine in major depressive disorder. Am J Psychiatry 154: 426–428

Fava M, Dunner DL, Greist JH, Preskorn SH, Trivedi MH, Zajecka J, Cohen M (2001) Efficacy and safety of mirtazapine in major depressive disorder patients after SSRI treatment failure: an open-label trial. J Clin Psychiatry 62: 413–420

Fava M, Alpert J, Nierenberg A, Lagomasino I, Sonawalla S, Tedlow J, Worthington J, Baer L, Rosenbaum JF (2002) Double-blind study of high-dose fluoxetine versus lithium or desipramine augmentation of fluoxetine in partial responders and nonresponders to fluoxetine. J Clin Psychopharmacol 22: 379–387

Fava M, Thase ME, DeBattista C (2005) A multicenter, placebo-controlled study of modafinil augmentation in partial responders to selective serotonin reuptake inhibitors with persistent fatigue and sleepiness. J Clin Psychiatry 66: 85–93

Fava M (2007) Augmenting antidepressants with folate: a clinical perspective. J Clin Psychiatry 68 [Suppl 10]: 4–7

Fava M, Thase ME, DeBattista C, Doghramji K, Arora S, Hughes RJ (2007) Modafinil augmentation of selective serotonin reuptake inhibitor therapy in MDD partial responders with persistent fatigue and sleepiness. Ann Clin Psychiatry 19: 153–159

Fehr BS, Ozcan ME, Suppes T (2005) Low doses of clozapine may stabilize treatment-resistant bipolar patients. Eur Arch Psychiatry Clin Neurosci 255: 10–14

Fernandes NF, Martin RR, Schenker S (2000) Trazodone-induced hepatotoxicity: a case report with comments on drug-induced hepatotoxicity. Am J Gastroenterol 95: 532–535

Ferster CB (1973) A functional analysis of depression. Am Psychol 28(10): 857–870

Fink M (1984) Meduna and the origins of convulsive therapy. Am J Psychiatry 141: 1034–1041

Fishbain D (2000) Evidence-based data on pain relief with antidepressants. Ann Med 32: 305–316

Fishbain DA, Cutler RB, Lewis J, Cole B, Rosomoff RS, Rosomoff HL (2004) Do the second-generation "atypical neuroleptics" have analgesic properties? A structured evidence-based review. Pain Med 5: 359–365

Forbes D, Morgan DG, Bangma J, Peacock S, Pelletier N, Adamson J (2004) Light therapy for managing sleep, behaviour, and mood disturbances in dementia. Cochrane Database Syst Rev 2: CD003946

Forman DR, et al (2007) Effective treatment of postpartum depression is not sufficient to improve the developing mother-child relationship. Dev Psychopathol 19(2): 585–602

Forray A, Ostroff RB (2007) The use of electroconvulsive therapy in postpartum affective disorder. J ECT 23(3): 188–193

Franchini L, Zanardi R, Gasperini M, Perez J, Smeraldi E (1996) Fluvoxamine and lithium in long-term treatment of unipolar subjects with high recurrence rate. J Affect Disord 38: 67–69

Franchini L, Zanardi R, Gasperini M, Smeraldi E (1999) Two-year maintenance treatment with citalopram, 20mg, in unipolar subjects with high recurrence rate. J Clin Psychiatry 60: 861–865

Frank E (2005) Treating bipolar disorder: a clinician's guide to interpersonal and social rhythm therapy. Guilford, New York

Frasure-Smith N, Lesperance F (2006) Recent evidence linking coronary heart disease and depression. Can J Psychiatry 51: 730–737

Freeman TW, Clothier JL, Pazzaglia P, Lesem MD, Swann AC (1992) A double-blind comparison of valproate and lithium in the treatment of acute mania. Am J Psychiatry 149: 108–111

Freeman MP (2006) Omega-3 fatty acids and perinatal depression: a review of the literature and recommendations for future research Prostaglandins Leukot. Essent Fatty Acids 75: 291–297

Freeman MP, Hibbeln JR, Wisner KL, Davis JM, Mischoulon D, Peet M, Keck PE Jr, Marangell LB, Richardson AJ, Lake J, Stoll AL (2006) Omega-3 fatty acids: evidence basis for treatment and future research in psychiatry. J Clin Psychiatry 67: 1954–1967

Freeman MP, Davis M, Sinha P, Wisner KL, Hibbeln JR, Gelenberg AJ (2008) Omega-3 fatty acids and supportive psychotherapy for perinatal depression: a randomized placebo-controlled study. J Affect Disord 16 (Epub ahead of print)

Freynhagen R, Muth-Selbach U, Lipfert P, Stevens MF, Zacharowski K, Tolle TR, von Giesen HJ (2006) The effect of mirtazapine in patients with chronic pain and concomitant depression. Curr Med Res Opin 22: 257–264

Frodl T, Meisenzahl EM, Zetzsche T, et al (2002) Hippocampal changes in patients with a first episode of major depression. Am J Psychiatry 159: 1112–1118

Frye MA, Grunze H, Suppes T, McElroy SL, Keck PE Jr, Walden J, Leverich GS, Altshuler LL, Nakelsky S, Hwang S, Mintz J, Post RM (2007) A placebo-controlled evaluation of adjunctive modafinil in the treatment of bipolar depression. Am J Psychiatry 164: 1242–1249

Furukawa TA, Streiner DL, Young LT (2002) Antidepressant and benzodiazepine for major depression. Cochrane Database Syst Rev 1: CD001026

Gallagher P, Malik N, Newham J, Young AH, Ferrier IN, Mackin P (2008) Antiglucocorticoid treatments for mood disorders. Cochrane Database Syst Rev 1: CD005168

Garcia-Campayo J, Sanz-Carrillo C (2002) Topiramate as a treatment for pain in multisomatoform disorder patients: an open trial. Gen Hosp Psychiatry 24: 417–421

Gelenberg AJ, Shelton RC, Crits-Christoph P, Keller MB, Dunner DL, Hirschfeld RM, Thase ME, Russell JM, Lydiard RB, Gallop RJ, Todd L, Hellerstein DJ, Goodnick PJ, Keitner GI, Stahl SM, Halbreich U, Hopkins HS (2004) The effectiveness of St. John's Wort in major depressive disorder: a naturalistic phase 2 follow-up in which nonresponders were provided alternate medication. J Clin Psychiatry 65: 1114–1119

Geller PA, et al (2001) Anxiety disorder following miscarriage. J Clin Psychiatry 62(6): 432–438

George TP, Godleski LS (1996) Possible serotonin syndrome with trazodone addition to fluoxetine. Biol Psychiatry 39: 384–385

Geretsegger C, Bitterlich W, Stelzig R, Stupaeck C, Bondy B, Aichhorn W (2008) Paroxetine with pindolol augmentation: a double-blind, randomized, placebo-controlled study in depressed in-patients. Eur Neuropsychopharmacol 18: 141–146

Giacobbe P, Kennedy SH (2006) Deep brain stimulation for treatment-resistant depression: a psychiatric perspective. Curr Psychiatry Rep 8: 437–444

Gijsman H, et al (2004) Antidepressant for bipolar depression: a systematic review of randomizes, controlled trials. Am J Psychiatry 161: 1537–1547

Gitlin MJ, Suri R, Altshuler L, Zuckerbrow-Miller J, Fairbanks L (2002) Bupropion-sustained release as a treatment for SSRI-induced sexual side effects. J Sex Marital Ther 28: 131–138

Glickman G, Byrne B, Pineda C, Hauck WW, Brainard GC (2006) Light therapy for seasonal affective disorder with blue narrow-band light-emitting diodes (LEDs). Biol Psychiatry 59: 502–507

Goel N, Etwaroo GR (2006) Bright light, negative air ions and auditory stimuli produce rapid mood changes in a student population: a placebo-controlled study. Psychol Med 36: 1253–1263

Gold SM, Irwin MR (2006) Depression and immunity: inflammation and depressive symptoms in multiple sclerosis. Neurol Clin 24 (3): 507–519

Goldapple K, Segal Z, Garson C, Lau M, Bieling M, Kennedy S, Mayberg H (2004) Modulation of cortical-limbic pathways in major depression. Treatment specific effects of cognitive behavioural therapy. Arch Gen Psychiatry 61: 34–41

Golden RN (1988) Diethylpropion, bupropion, and psychoses. Br J Psychiatry 153: 265–266

Golden RN, De Vane CL, Laizure SC, Rudorfer MV, Sherer MA, Potter WZ (1988a) Bupropion in depression. II. The role of metabolites in clinical outcome. Arch Gen Psychiatry 45: 145–149

Golden RN, Markey SP, Risby ED, Rudorfer MV, Cowdry RW, Potter WZ (1988b) Antidepressants reduce whole-body norepinephrine turnover while enhancing 6-hydroxymelatonin output. Arch Gen Psychiatry 45: 150–154

Golden RN, Gaynes BN, Ekstrom RD, Hamer RM, Jacobsen FM, Suppes T, Wisner KL, Nemeroff CB (2005) The efficacy of light therapy in the treatment of mood disorders: a review and meta-analysis of the evidence. Am J Psychiatry 162: 656–662

Gonzalez MM, Aston-Jones G (2008) Light deprivation damages monoamine neurons and produces a depressive behavioral phenotype in rats. Proc Natl Acad Sci USA 105: 4898–4903

Goodheart RS, Dunne JW, Edis RH (1991) Phenelzine associated peripheral neuropathy – clinical and electrophysiologic findings. Aust N Z J Med 21: 339–340

Goodman SH (2002) Depression and early adverse experience. In: Gotlib IH, Hammen CL (eds) Handbook of depression. Guildford, New York, pp 245–267

Goodwin FK, Jamison KR (2007) Manic-depressive illness, 2nd edn. Oxford University Press, New York

Goodwin GM (2003) Evidence-based guidelines for treating bipolar disorder: recommendations from the British Association for Psychopharmacology. J Psychopharmacol 17: 149–173

Goodwin GM, Young AH (2003) The British Association for Psychopharmacology guidelines for treatment of bipolar disorder: a summary. J Psychopharmacol 17: 3–6

Gotlib IH (1997) The cognitive psychology of depression. Cognition & Emotion (special issue). Psychology Press, Hove

Grass F, Kasper S (2008) Humoral phototransduction: Light transportation in the blood, and possible biological effects. Med Hypotheses 25: 18440721

Grassi ZG, Cipriani S, Balgkouranidou I, Scattoni R (2006) 'One night' sleep deprivation stimulates hippocampal neurogenesis. Brain Res Bull 69: 375–381

Grawe K (1995) Grundriß einer allgemeinen Psychotherapie. Psychotherapeut 40: 130–145

Grawe K, et al (1996) Schematheoretische Fallkonzeption und Therapieplanung. Eine Anleitung für Therapeuten. In: Caspar F (Hrsg) Psychotherapeutische Problemanalyse. Dgvt-Verlag, Tübingen, S 189–224

Grawe K (1997) „Moderne" Verhaltenstherapie oder allgemeine Psychotherapie? Verhaltenstherapie und Verhaltensmedizin 18(2): 137–158

Green A (1983/1993) Die tote Mutter. Psyche 47: 205–240

Green AI, Tohen M, Patel JK, Banov M, DuRand C, Berman I, Chang H, Zarate C Jr, Posener J, Lee H, Dawson R, Richards C, Cole JO, Schatzberg AF (2000) Clozapine in the treatment of refractory psychotic mania. Am J Psychiatry 157: 982–986

Greenberg BD, Gabriels LA, Malone DA Jr, Rezai AR, Friehs GM, Okun MS, Shapira NA, Foote KD, Cosyns PR, Kubu CS, Malloy PF, Salloway SP, Giftakis JE, Rise MT, Machado AG, Baker KB, Stypulkowski PH,

Goodman WK, Rasmussen SA, Nuttin BJ (2008) Deep brain stimulation of the ventral internal capsule/ventral striatum for obsessive-compulsive disorder: worldwide experience. Mol Psychiatry 20: 18490925

Gregoire AJ, Kumar R, Everitt B, Henderson AF, Studd JW (1996) Transdermal estrogen for treatment of severe postnatal depression. Lancet 347 (9006): 930–933

Grunze H, Erfurth A, Amann B, Giupponi G, Kammerer C, Walden J (1999) Intravenous valproate loading in acutely manic and depressed bipolar I patients. J Clin Psychopharmacol 19: 303–309

Grunze H, et al (2004) The World Federation of Societys of Biological Psychiatry (WFSBP) Guidelines fort the biological treatment of bipolar disorder. Part III: maintenance treatment. World Journal of Biological Psychiatry 5: 120–135

Guay DR (2003) Oxcarbazepine, topiramate, zonisamide, and levetiracetam: potential use in neuropathic pain. Am J Geriatr Pharmacother 1: 18–37

Guducu F, Caliyurt O, Vardar E, Tuglu C, Abay E (2005) Combination therapy using sertraline with sleep deprivation and light therapy compared to sertraline monotherapy for major depressive disorder. Turk Psikiyatri Derg 16: 245–251

Guzzetta F, Tondo L, Centorrino F, Baldessarini RJ (2007) Lithium treatment reduces suicide risk in recurrent major depressive disorder. J Clin Psychiatry 68: 380–383

Hagnell O, Lanke J, Rorsman B, Öjesjö L (1982) Are we entering an age of melancholy? Depressive illnesses in a prospective epidemiological study over 25 years. The Lundy study, Sweden. Psychol Med 12: 279–289

Hahlweg K (1991) Interpersonelle Faktoren bei depressiven Erkrankungen. In: Mundt C, Fiedler P, Lang H, Kraus H (Hrsg) Depressi-

onskonzepte heute: Psychopathologie oder Psychopsychologie. Springer, Berlin Heidelberg New York, S 268–279

Hameed U, Schwartz TL, Malhotra K, West RL, Bertone F (2005) Antidepressant treatment in the primary care office: outcomes for adjustment disorder versus major depression. Ann Clin Psychiatry 17: 77–81

Hand I (2006) Das Spektrum der Verhaltenstherapie bei Zwangsstörungen. Von den verhaltenstherapeutischen Techniken zur strategisch-systemischen, multimodalen Verhaltenstherapie. In: Fricke S, et al (Hrsg) Verhaltenstherapie bei Zwangsstörungen, Fallbasierte Therapiekonzepte. Urban und Fischer, München, S 1–22

Hanley MJ, Kenna GA (2008) Quetiapine: treatment for substance abuse and drug of abuse. Am J Health Syst Pharm 65: 611–618

Hantouche EG, Angst J, Demonfaucon C, Perugi G, Lancrenon S, Akiskal HS (2003) Cyclothymic OCD: a distinct form? J Affect Disord 75: 1–10

Hantouche EG, Akiskal HS, Lancrenon S, Chatenet-Duchene L (2005) Mood stabilizer augmentation in apparently „unipolar" MDD: predictors of response in the naturalistic French national EPIDEP study. J Affect Disord 84: 243–249

Haque R, Enger SM, Chen W, Petitti DB (2005) Breast cancer risk in a large cohort of female antidepressant medication users. Cancer Lett 221: 61–65

Harrer G (2000) Hypericum and phototherapy. Praxis (Bern 1994) 89: 2123–2129

Hatzinger M, Hemmeter UM, Brand S, Ising M, Holsboer-Trachsler E (2004) Electroencephalographic sleep profiles in treatment course and long-term outcome of major depression: association with DEX/CRH-test response. J Psychiatr Res 38: 453–465

Hausmann A, Weis C, Marksteiner J, Hinterhuber H, Humpel C (2000) Chronic repetitive transcranial magnetic stimulation enhances c-fos in the parietal cortex and hippocampus. Brain Res Mol Brain Res 76: 355–362

Hausmann A, Schermer C, Hinterhuber H, Humpel C (2002) Chronic repetitive transcranial magnetic stimulation (rTMS) does not affect tyrosine hydroxylase (TH) and dopamine-beta-hydroxylase (DBH) expression in rats in vivo. Synapse 46: 45–47

Hausmann A, Kramer-Reinstadler K, Lechner-Schoner T, Walpoth M, Rupp CI, Hinterhuber H, Conca A (2004) Can bilateral prefrontal repetitive transcranial magnetic stimulation (rTMS) induce mania? A case report. J Clin Psychiatry 65: 1575–1576

Hautzinger M (1999) Depression. In: Margraf J (Hrsg) Lehrbuch der Verhaltenstherapie, Bd 2. Springer, Berlin, S 123–136

Hautzinger M (2006) Affektive Störungen. In: Förstl H, Hautzinger M, Roth G (Hrsg) Neuropsychologie psychischer Störungen. Springer, Heidelberg, S 421–480

Hautzinger M (1979) Depression und Umwelt. Otto Müller, Salzburg

Hautzinger M (1998) Depression. Fortschritte der Psychotherapie, Bd 4. Hogrefe, Göttingen

Hautzinger M (2000) Depression im Alter. Beltz/PVU, Weinheim

Hautzinger M (2003) Kognitive Verhaltenstherapie bei Depression. Beltz/PVU, Weinheim

Hayes SG (1989) Long-term use of valproate in primary psychiatric disorders. J Clin Psychiatry 50 [Suppl]: 35–39

Hegerl U, Rupprecht R (2006) Affektive Störungen. In: Förstl H, Hautzinger M, Roth G (Hrsg) Neurobiologie psychischer Störungen. Springer, Heidelberg, S 421–480

Heim M (1988) Effectiveness of bright light therapy in cyclothymic axis syndromes – a cross-over study in comparison with partial sleep deprivation. Psychiatr Neurol Med Psychol (Leipz) 40: 269–277

Heit S, Nemeroff CB (1998) Lithium augmentation of antidepressants in treatment-refractory depression. J Clin Psychiatry 59 [Suppl 6]: 28–33

Hellerstein DJ, Batchelder S, Hyler S, Arnaout B, Corpuz V, Coram L, Weiss G (2008) Aripiprazole as an adjunctive treatment for refractory unipolar depression. Prog Neuropsychopharmacol Biol Psychiatry 32: 744–750

Hintikka J, Tolmunen T, Tanskanen A, Viinamaki H (2003) High vitamin B12 level and good treatment outcome may be associated in major depressive disorder. BMC Psychiatry 3: 17

Hirschfeld RMA, Klerman GL, Lavori P, Keller MB, Griffith P, Coryell W (1989) Premorbid personality assessment of first onset major depression. Arch Gen Psychiatry 46: 345–350

Hoekstra R, Fekkes D, van de Wetering BJ, Pepplinkhuizen L, Verhoeven WM (2003) Effect of light therapy on biopterin, neopterin and tryptophan in patients with seasonal affective disorder. Psychiatry Res 120: 37–42

Hohagen F, et al (1998) Combination of behaviour therapy with fluvoxamine in comparison with behaviour therapy and placebo. Results of a multicentre study. Br J Psychiatry [Suppl] 35: 71–78

Holsboer F, Barden N (1996) Antidepressants and hypothalamic-pituitary-adrenocortical regulation. Endocr Rev 17: 187–205

Hummel B, Dittmann S, Forsthoff A, Matzner N, Amann B, Grunze H (2002) Clozapine as add-on medication in the maintenance treatment of bipolar and schizoaffective disorders. A case series. Neuropsychobiology 45 [Suppl 1]: 37–42

Husain MM, McClintock SM, Rush AJ, Knapp RG, Fink M, Rummans TA, Rasmussen K, Claassen C, Petrides G, Biggs MM, Mueller M, Sampson S, Bailine SH, Lisanby SH, Kellner CH (2008) The efficacy of acute electroconvulsive therapy in atypical depression. J Clin Psychiatry 69: 406–411

Ikawa M, Yamada K, Ikeuchi S (2006) Efficacy of amitriptyline for treatment of somatoform pain disorder in the orofacial region: A case series. J Orofac Pain 20: 234–240

Isaac MT (2004) Review: combining pindolol with an SSRI improves early outcomes in people with depression. Evid Based Ment Health 7: 107

Izumi T, Inoue T, Kitagawa N, Nishi N, Shimanaka S, Takahashi Y, Kusumi I, Odagaki Y, Denda K, Ohmori T, Koyama T (2000) Open pergolide treatment of tricyclic and heterocyclic antidepressant-resistant depression. J Affect Disord 61: 127–132

Jacobi F, Wittchen HU, Hölting C, Höfler M, Pfister H, Müller N, et al (2004) Prevalence, comorbidity and correlates of mental disorders in the general population: results from German Health Interview and Examination Survey. Psychol Med 34: 597–611

Jacobsen FM (1993) Low-dose valproate: a new treatment for cyclothymia, mild rapid cycling disorders, and premenstrual syndrome. J Clin Psychiatry 54: 229–234

Jaffee SR, Caspi A, Moffitt TE, Taylor A (2004) Physical maltreatment' victims to antisocial child. Evidence of an environmentally mediated process. J Abnorm Psychol 113: 44–55

Jamison KR (1997) Meine ruhelose Seele. Die Geschichte einer Depression. Bertelsmann, München

Janicak PG, O'Reardon JP, Sampson SM, Husain MM, Lisanby SH, Rado JT, Heart KL, Demitrack MA (2008) Transcranial magnetic stimulation in the treatment of major depressive disorder: a comprehensive summary of safety experience from acute exposure, extended exposure, and during reintroduction treatment. J Clin Psychiatry 69: 222–232

Jatzko A, Schmitt A, Kordon A, Braus DF (2005) Neuroimaging Befunde bei Posttraumatischen Belastungsstörungen: Literaturübersicht. Fortschr Neurol Psychiatrie 73: 377–391

Jinno S, Kosaka T (2008) Reduction of Iba1-expressing microglial process density in the hippocampus following electroconvulsive shock. Exp Neurol

Jobe PC, Browning RA (2005) The serotonergic and noradrenergic effects of antidepressant drugs are anticonvulsant, not proconvulsant epilepsy. Behav 7: 602–619

Joffe RT, Singer W (1990) A comparison of triiodothyronine and thyroxine in the potentiation of tricyclic antidepressants. Psychiatry Res 32: 241–251

Joiner TE (2002) Depression in its interpersonal context. In: Gotlib IH, Hammen CL (eds) Handbook of depression. Guilford, New York, pp 295–313

Joyce PR, Mulder RT, McKenzie JM, Luty SE, Cloninger CR (2004) Atypical depression, atypical temperament and a differential antidepressant response to fluoxetine and nortriptyline. Depress Anxiety 19: 180–186

Judd LL, Akiskal HS, Schettler PJ, et al (2003) A prospective investigation of the natural history of the long-term weekly symptomatic status of bipolar disorder. Arch Gen Psychiatry 60: 261–269

Juruena MF, Cleare AJ (2007) Overlap between atypical depression, seasonal affective disorder and chronic fatigue syndrome. Rev Bras Psiquiatr 29 [Suppl 1]: S19–S26

Kanfer FH, Phillips JS (1975) Lerntheoretische Grundlagen der Verhaltenstherapie. Kindler, München

Kanfer FH, Reinecker H, Schmelzer D (1996) Selbstmanagementtherapie, 2. überarb Aufl. Springer, Berlin

Kapfhammer H-P (2008) Depressive und Angststörungen bei somatischen Krankheiten. In: Möller, et al (Hrsg) Psychiatrie und Psychotherapie. Bd 2: Spezielle Psychiatrie Kap 57. Springer, Heidelberg, S 499–564

Karp JF, Scott J, Houck P, Reynolds CF, III, Kupfer DJ, Frank E (2005) Pain predicts longer time to remission during treatment of recurrent depression. J Clin Psychiatry 66: 591–597

Karten YJ, Olariu A, Cameron HA (2005) Stress in early life inhibits neurogenesis in adulthood. Trends Neurosci 28: 171–172

Kasper S (1997) Treatment of seasonal affective disorder (SAD) with hypericum extract. Pharmacopsychiatry 30 [Suppl 2]: 89–93

Kasper S, Wolf R (2002) Successful treatment of reboxetine-induced urinary hesitancy with tamsulosin. Eur Neuropsychopharmacol 12: 119–122

Kasper S, McEwen BS (2008) Neurobiological and clinical effects of the antidepressant tianeptine. CNS Drugs 22: 15–26

Keck PE Jr, Corya SA, Altshuler LL, Ketter TA, McElroy SL, Case M, Briggs SD, Tohen M (2005) Analyses of treatment-emergent mania with olanzapine/fluoxetine combination in the treatment of bipolar depression. J Clin Psychiatry 66: 611–616

Keck PE Jr, Mintz J, McElroy SL, Freeman MP, Suppes T, Frye MA, Altshuler LL, Kupka R, Nolen WA, Leverich GS, Denicoff KD, Grunze H, Duan N, Post RM (2006) Double-blind, randomized, placebo-controlled tri-

als of ethyl-eicosapentanoate in the treatment of bipolar depression and rapid cycling bipolar disorder. Biol Psychiatry 60: 1020–1022

Keck PE Jr, Calabrese JR, McIntyre RS, McQuade RD, Carson WH, Eudicone JM, Carlson BX, Marcus RN, Sanchez R (2007) Aripiprazole monotherapy for maintenance therapy in bipolar I disorder: a 100-week, double-blind study versus placebo. J Clin Psychiatry 68: 1480–1491

Keenan K, Hipwell AE (2005) Preadolescent clues to understanding depression in girls. Clin Child Fam Psychol Rev 8: 89–105

Keller M, Montgomery S, Ball W, Morrison M, Snavely D, Liu G, Hargreaves R, Hietala J, Lines C, Beebe K, Reines S (2006) Lack of efficacy of the substance p (neurokinin1 receptor) antagonist aprepitant in the treatment of major depressive disorder. Biol Psychiatry 59: 216–223

Keller MB, et al (2000) A comparison of nefazodone, the cognitive behavioural-analysis system of psychotherapy and their combination for the treatment of chronic depression. N Engl J Med 342: 1462–1470

Keller MB, Trivedi MH, Thase ME, Shelton RC, Kornstein SG, Nemeroff CB, Friedman ES, Gelenberg AJ, Kocsis JH, Dunner DL, Hirschfeld RM, Rothschild AJ, Ferguson JM, Schatzberg AF, Zajecka JM, Pedersen RD, Yan B, Ahmed S, Musgnung J, Ninan PT (2007) The Prevention of Recurrent Episodes of Depression with Venlafaxine for Two Years (PREVENT) Study: outcomes from the 2-year and combined maintenance phases. J Clin Psychiatry 68: 1246–1256

Kendler KS, Kessler RC, Walters EE, MacLean C, Neale MC, Heath AC, Eaves LJ (1995) Stressful life events, genetic liability, and onset of an episode of major depression in women. Am J Psychiatry 152: 833–842

Kendler KS, Kuhn JW, Vittum J, Prescott CA, Riley B (2005) The interaction of stressful life events and a serotonin transporter polymorphism in the prediction of episodes of major depression. Arch Gen Psychiatry 62: 529–535

Kennedy SH, McCann SM, Masellis M, McIntyre RS, Raskin J, McKay G, Baker GB (2002) Combining bupropion SR with venlafaxine, paroxetine, or fluoxetine: a preliminary report on pharmacokinetic, therapeutic, and sexual dysfunction effects. J Clin Psychiatry 63: 181–186

Kennedy SH, Emsley R (2006) Placebo-controlled trial of agomelatine in the treatment of major depressive disorder. Eur Neuropsychopharmacol 16: 93–100

Kessler RC (1997) The effect of stressful life events on depression. Ann Rev Psychol 28: 191–214

Kessler RC, Avenevoli S, Merikangas SK (2001) Mood disorders in children and adolescents. An epidemical perspective. Biol Psychiatry 49: 1002–1014

Kessler RC (2003) Epidemiology of women and depression. J Affect Dis 74: 5–13

Kessler RC, Berglund P, Demler O, Jin R, Merikangas KR, Walters EE (2005a) Lifetime prevalence and age-of onset distributions of DSM-IV disorders in the NCS-R. Arch Gen Psychiatry 62: 593–602

Kessler RC, Chiu Wt, Demler O, Walters EE (2005b) Prevalence, severity and comorbidity of 12-month DSM-disorders in the NCS-R. Arch Gen Psychiatry 62: 617–627

Kho KH, van Vreeswijk MF, Simpson S, Zwinderman AH (2003) A meta-analysis of electroconvulsive therapy efficacy in depression. J ECT 19: 139–147

Kier A, Han J, Jacobson L (2005) Chronic treatment with the monoamine oxidase inhibitor phenelzine increases hypothalamic-pituitary-adrenocortical activity in male C57BL/6 mice: relevance to atypical depression. Endocrinology 146: 1338–1347

Kim SW, Shin IS, Kim JM, Lee SH, Lee JH, Yoon BH, Yang SJ, Hwang MY, Yoon JS (2007) Amisulpride versus risperidone in the treatment of depression in patients with schizophrenia: a randomized, open-label, controlled trial. Prog Neuro Psychopharmacol Biol Psychiatry 31: 1504–1509

Kimmel SE, Calabrese JR, Woyshville MJ, Meltzer HY (1994) Clozapine in treatment-refractory mood disorders. J Clin Psychiatry 55 [Suppl B]: 91–93

King SA, Strain JJ (1990a) Benzodiazepine use by chronic pain patients. Clin J Pain 6: 143–147

King SA, Strain JJ (1990b) Benzodiazepines and chronic pain. Pain 41: 3–4

Kirchner A, Stefan H, Bastian K, Birklein F (2006) Vagus nerve stimulation suppresses pain but has limited effects on neurogenic inflammation in humans. Eur J Pain 10: 449–455

Klein DN, Durbin E, Shankman SA, Santiago NJ (2002) Depression and Personality. In: Gotlib ICH, Hammen CL (eds) Handbook of depression. Guilford, New York, pp 115–140

Klein DN (1999) Depressive personality in the relatives of outpatients with dysthymic disorder and episodic major depressive disorder and normal controls. J Affect Dis 55: 19–27

Klerman GL, Weissman MM, Rounsaville BJ, Chevron ES (1984) Interpersonal psychotherapie of depression. Basic Books, New York

Kocsis JH, Zisook S, Davidson J, Shelton R, Yonkers K, Hellerstein DJ, Rosenbaum J, Halbreich U (1997) Double-blind comparison of sertraline, imipramine, and placebo in the treatment of dysthymia: psychosocial outcomes. Am J Psychiatry 154: 390–395

Koorengevel KM, Gordijn MC, Beersma DG, Meesters Y, den Boer JA, van den Hoofdakker RH, Daan S (2001) Extraocular light therapy in winter depression: a double-blind placebo-controlled study. Biol Psychiatry 50: 691–698

Kopp C, Longordo F, Nicholson JR, Luthi A (2006) Insufficient sleep reversibly alters bidirectional synaptic plasticity and NMDA receptor function. J Neurosci 26: 12456–12465

Koran LM, Aboujaoude EN, Gamel NN (2007) Duloxetine treatment of dysthymia and double depression: an open-label trial. J Clin Psychiatry 68: 761–765

Kornstein SG, Bose A, Li D, Saikali KG, Gandhi C (2006) Escitalopram maintenance treatment for prevention of recurrent depression: a randomized, placebo-controlled trial. J Clin Psychiatry 67: 1767–1775

Krell HV, Leuchter AF, Cook IA, Abrams M (2005) Evaluation of reboxetine, a noradrenergic antidepressant, for the treatment of fibromyalgia and chronic low back pain. Psychosomatics 46: 379–384

Krishnan KRR (2004) Monoamine Oxidase. Inhibitors 3: 303–314

Kroenke K (2007) Efficacy of treatment for somatoform disorders: a review of randomized controlled trials. Psychosom Med 69: 881–888

Kröner-Herwig B, et al (2007) Schmerzpsychotherapie. Springer, Berlin

Kühner C (2003) Gender differences in unipolar depression: an update of epidemiological findings and possible explanations. Acta Psychiatr Scand 108(3): 163–174

Kupfer DJ, Frank E, Perel JM (1989) The advantage of early treatment intervention in recurrent depression. Arch Gen Psychiatry 46: 771–775

Lakatos A, Reinecker H (1999) Kognitive Verhaltenstherapie der Zwangsstörung. Ein Therapiemanual. Hogrefe, Göttingen

Lam RW, Gorman CP, Michalon M, Steiner M, Levitt AJ, Corral MR, Watson GD, Morehouse RL, Tam W, Joffe RT (1995) Multicenter, placebo-controlled study of fluoxetine in seasonal affective disorder. Am J Psychiatry 152: 1765–1770

Lam RW, Levitt AJ, Levitan RD, Enns MW, Morehouse R, Michalak EE, Tam EM (2006) The Can-SAD study: a randomized controlled trial of the effectiveness of light therapy and fluoxetine in patients with winter seasonal affective disorder. Am J Psychiatry 163: 805–812

Lambert GW, Reid C, Kaye DM, Jennings GL, Esler MD (2002) Effect of sunlight and season on serotonin turnover in the brain. Lancet 360: 1840–1842

Landen M, Bjorling G, Agren H, Fahlen T (1998) A randomized, double-blind, placebo-controlled trial of buspirone in combination with an SSRI in patients with treatment-refractory depression. J Clin Psychiatry 59: 664–668

Lattanzi L, Dell'osso L, Cassano P, Pini S, Rucci P, Houck PR, Gemignani A, Battistini G, Bassi A, Abelli M, Cassano GB (2002) Pramipexole in treatment-resistant depression: a 16-week naturalistic study. Bipolar Disord 4: 307–314

Laux G (2008) Bipolare affektive Störungen. In: Möller, et al (Hrsg) Psychiatrie und Psychotherapie. Bd 2: Spezielle Psychiatrie Kap 56. Springer, Heidelberg, S 471–96

Laux G (2008) Depressive Störungen. In: Möller, et al (Hrsg) Psychiatrie und Psychotherapie. Bd 2: Spezielle Psychiatrie Kap 55. Springer, Heidelberg, S 399–471

Lecrubier Y, Boyer P, Turjanski S, Rein W (1997) Amisulpride versus imipramine and placebo in dysthymia and major depression. Amisulpride Study Group. J Affect Disord 43: 95–103

Lefaucheur JP (2008) Use of repetitive transcranial magnetic stimulation in pain relief. Expert Rev Neurother 8: 799–808

Lehtimaki K, Keranen T, Huuhka M, Palmio J, Hurme M, Leinonen E, Peltola J (2008) Increase in plasma proinflammatory cytokines after electroconvulsive therapy in patients with depressive disorder. J ECT 24: 88–91

Leppamaki S, Partonen T, Vakkuri O, Lonnqvist J, Partinen M, Laudon M (2003) Effect of controlled-release melatonin on sleep quality, mood, and quality of life in subjects with seasonal or weather-associated changes in mood and behaviour. Eur Neuropsychopharmacol 13: 137–145

Lesch KP, Rupprecht R (1989) Psychoneuroendocrine research in depression: II. Hormonal responses to releasing hormones as a probe for hypothalamic-pituitary-endorgan dysfunction. J Neural Transm 75: 179–194

Levitan RD, Vaccarino FJ, Brown GM, Kennedy SH (2002) Low-dose dexamethasone challenge in women with atypical major depression: pilot study. J Psychiatry Neurosci 27: 47–51

Lewy AJ, Bauer VK, Cutler NL, Sack RL (1998) Melatonin treatment of winter depression: a pilot study. Psychiatry Res 77: 57–61

Lewy AJ, Rough JN, Songer JB, Mishra N, Yuhas K, Emens JS (2007) The phase shift hypothesis for the circadian component of winter depression. Dialogues Clin Neurosci 9: 291–300

Linkowski P, Mendlewicz J, Kerhofs M, et al (1987) 24-hour profiles of adrenocorticotropin, cortisol, and growth hormone in major depressive illness: effect of antidepressant treatment. J Clin Endocrinol Metab 65: 141–152

Lisanby SH, Kinnunen LH, Crupain MJ (2002) Applications of TMS to therapy in psychiatry. J Clin Neurophysiol 19: 344–360

Lonnqvist J, Sihvo S, Syvalahti E, Kiviruusu O (1994) Moclobemide and fluoxetine in atypical depression: a double-blind trial. J Affect Disord 32: 169–177

Loo CK, Mitchell PB (2005) A review of the efficacy of transcranial magnetic stimulation (TMS) treatment for depression, and current and future strategies to optimize efficacy. J Affect Disord 88: 255–267

Lopez-Munoz F, Alamo C, Rubio G, Garcia-Garcia P, Pardo A (2007) Reboxetine combination in treatment-resistant depression to selective serotonin reuptake inhibitors. Pharmacopsychiatry 40: 14–19

Lucca A, Serretti A, Smeraldi E (2000) Effect of reboxetine augmentation in SSRI resistant patients. Hum Psychopharmacol 15: 143–145

Lundt L (2004) Modafinil treatment in patients with seasonal affective disorder/winter depression: an open-label pilot study. J Affect Disord 81: 173–178

Macchi MM, Bruce JN (2004) Human pineal physiology and functional significance of melatonin. Front. Neuroendocrinol 25: 177–195

MacKenzie B, Levitan RD (2005) Psychic and somatic anxiety differentially predict response to light therapy in women with seasonal affective disorder. J Affect Disord 88: 163–166

Mahmoud RA, Pandina GJ, Turkoz I, Kosik-Gonzalez C, Canuso CM, Kujawa MJ, Gharabawi-Garibaldi GM (2007) Risperidone for treatment-refractory major depressive disorder: a randomized trial. Ann Intern Med 147: 593–602

Maina G, et al (1999) Recent life events and obsessive-compulsive disorder (OCD): the role of pregnancy/delivery. Psychiatry Res 89(1): 49–58

Maina G, Vitalucci A, Gandolfo S, Bogetto F (2002) Comparative efficacy of SSRIs and amisulpride in burning mouth syndrome: a single-blind study. J Clin Psychiatry 63: 38–43

Mairhofer G (2003) Mutterglück? Anspruch und Wirklichkeit. Podiumsdiskussion und Fachtagung 26.–28. 03. 2003. Bildungshaus St. Virgil, Salzburg

Maj M (2003) The effect of lithium in bipolar disorder: a review of recent research evidence. Bipolar Disord 5: 180–188

Manji HK, Chen G (2002) PKC, MAP kinases and the bcl-2 family of proteins as longterm targets for mood stabilizers. Mol Psychiatry 7 [Suppl 1]: S46–S56

Marcus RN, McQuade RD, Carson WH, Hennicken D, Fava M, Simon JS, Trivedi MH, Thase ME, Berman RM (2008) The efficacy and safety of aripiprazole as adjunctive therapy in major depressive disorder: a second multicenter, randomized, double-blind, placebo-controlled study. J Clin Psychopharmacol 28: 156–165

Markianos M, Tripodianakis J, Sarantidis D, Hatzimanolis J (2007) Plasma testosterone and dehydroepiandrosterone sulfate in male and female patients with dysthymic disorder. J Affect Disord 101: 255–258

Markowitz JC (2003) Interpersonal psychotherapy for chronic depression. J Clin Psychol 59: 847–58

Marneros A, Philipp M (1992) Persönlichkeit und psychische Erkrankungen. Springer, Berlin Heidelberg New York

Martinez B, Kasper S, Ruhrmann S, Moller HJ (1994) Hypericum in the treatment of seasonal affective disorders. J Geriatr Psychiatry Neurol 7 [Suppl 1]: S29–S33

Mayberg HS (1997) Limbic-cortical dysregulation: a proposed model of depression. J Neuropsychiatry Clin Neurosci 9: 471–481

Mazza M, Di Nicola M, Martinotti G, Taranto C, Pozzi G, Conte G, Janiri L, Bria P, Mazza S (2007) Oxcarbazepine in bipolar disorder: a critical review of the literature. Expert Opin Pharmacother 8: 649–656

McAllister-Williams RH (2006a) NICE guidelines for the management of depression. Br J Hosp Med (Lond) 67: 60–61

McAllister-Williams RH (2006b) NICE guidelines for the management of depression. Br J Hosp Med (Lond) 67: 60–61

McCleane G (2008) Antidepressants as analgesics. CNS Drugs 22: 139–156

McCue RE, Joseph M (2001) Venlafaxine- and trazodone-induced serotonin syndrome. Am J Psychiatry 158: 2088–2089

McCullough JP (2006) Psychotherapie der chronischen Depression. Cognitive Behavioral Analysis System of Psychotherapy-CBASP. Elsevier, München

McEwen BS (2005) Glucocorticoids, depression and mood disorders: structural remodelling in the brain. Metabolism 54: 20–23

McGrath PJ, Stewart JW, Janal MN, Petkova E, Quitkin FM, Klein DF (2000) A placebo-controlled study of fluoxetine versus imipramine in the acute treatment of atypical depression. Am J Psychiatry 157: 344–350

McGrath PJ, Stewart JW, Fava M, Trivedi MH, Wisniewski SR, Nierenberg AA, Thase ME, Davis L, Biggs MM, Shores-Wilson K, Luther JF, Niederehe G, Warden D, Rush AJ (2006) Tranylcypromine versus venlafaxine plus mirtazapine following three failed antidepressant medication trials for depression: a STAR*D report. Am J Psychiatry 163: 1531–1541

McGuffin P, Rijsdijk F, Andrew M, Sham P, Katz R, Cardno A (2003) The heritability of bipolar affective disorder and the genetic relationship to unipolar depression. Arch Gen Psychiatry 60: 497–502

McIntyre A, Gendron A, McIntyre A (2007) Quetiapine adjunct to selective serotonin reuptake inhibitors or venlafaxine in patients with major depression, comorbid anxiety, and residual depressive symptoms: a randomized, placebo-controlled pilot study. Depress Anxiety 24: 487–494

McLeod MN, Golden RN (2000) Chromium treatment of depression. Int J Neuropsychopharmacol 3: 311–314

McLeod MN, Gaynes BN, Golden RN (1999) Chromium potentiation of antidepressant pharmacotherapy for dysthymic disorder in 5 patients. J Clin Psychiatry 60: 237–240

Meighen KG (2007) Duloxetine treatment of pediatric chronic pain and co-morbid major depressive disorder. J Child Adolesc Psychopharmacol 17: 121–127

Meyer TD, Hautzinger M (2004) Manisch-depressive Störungen. Kognitiv-verhaltenstherapeutisches Behandlungsmanual. Beltz/PVU, Weinheim

Miklowitz DJ, Goldstein MJ (1997) Bipolar disorder: a family-focused psychoeducation and pharmacotherapy in the outpatient management of bipolar disorder. Guilford Press, New York

Miller EK, Cohen JD (2001) An integrative theory of prefrontal cortex function. Ann Rev Neurosci 24: 167–200

Mischoulon D, Best-Popescu C, Laposata M, Merens W, Murakami JL, Wu SL, Papakostas GI, Dording CM, Sonawalla SB, Nierenberg AA, Alpert JE, Fava M (2008) A double-blind dose-finding pilot study of docosahexaenoic acid (DHA) for major depressive disorder. Eur Neuropsychopharmacol 5: 18539007

Modell JG, Rosenthal NE, Harriett AE, Krishen A, Asgharian A, Foster VJ, Metz A, Rockett CB, Wightman DS (2005) Seasonal affective disorder and its prevention by anticipatory treatment with bupropion XL. Biol Psychiatry 58: 658–667

Monti F, Agostini F, Marano G, Lupi F (2008) The course of maternal depressive symptomatology during the first 18 months postpartum in an Italian sample. Arch Womens Ment Health 11: 231–238

Montgomery SA (1999) Predicting response: noradrenaline reuptake inhibition. Int Clin Psychopharmacol 14 [Suppl 1]: S21–S26

Montgomery SA (2002) Dopaminergic deficit and the role of amisulpride in the treatment of mood disorders. Int Clin Psychopharmacol 17 [Suppl 4]: S9–15

Montgomery SA (2005) Antidepressants and seizures: emphasis on newer agents and clinical implications. Int J Clin Pract 59: 1435–1440

Moscovitch A, Blashko CA, Eagles JM, Darcourt G, Thompson C, Kasper S, Lane RM (2004) A placebo-controlled study of sertraline in the treatment of outpatients with seasonal affective disorder. Psychopharmacology (Berl) 171: 390–397

Muehlbacher M, Nickel MK, Kettler C, Tritt K, Lahmann C, Leiberich PK, Nickel C, Krawczyk J, Mitterlehner FO, Rother WK, Loew TH, Kaplan P (2006) Topiramate in treatment of patients with chronic low back pain: a randomized, double-blind, placebo-controlled study. Clin J Pain 22: 526–531

Muller T, Mannel M, Murck H, Rahlfs VW (2004) Treatment of somatoform disorders with St. John's wort: a randomized, double-blind and placebo-controlled trial. Psychosom Med 66: 538–547

Muller-Oerlinghausen B, Roggenbach J, Franke L (2004) Serotonergic platelet markers of suicidal behavior – do they really exist? J Affect Disord 79: 13–24

Murck H, Uhr M, Ziegenbein M, Kunzel H, Held K, Antonijevic IA, Schussler P, Steiger A (2006) Renin-angiotensin-aldosterone system, HPA-axis and sleep-EEG changes in unmedicated patients with depression after total sleep deprivation. Pharmacopsychiatry 39: 23–29

Muzina DJ, Momah C, Eudicone JM, Pikalov A, McQuade RD, Marcus RN, Sanchez R, Carlson BX (2008) Aripiprazole monotherapy in patients with rapid-cycling bipolar I disorder: an analysis from a long-term, double-blind, placebo-controlled study. Int J Clin Pract 62: 679–687

Myers JE, Thase ME (2001) Risperidone: review of its therapeutic utility in depression. Psychopharmacol Bull 35: 109–129

Nasr S, Wendt B, Steiner K (2006) Absence of mood switch with and tolerance to modafinil: a replication study from a large private practice. J Affect Disord 95: 111–114

Navarro V, Gasto C, Torres X, Masana G, Penades R, Guarch J, Vazquez M, Serra M, Pujol N, Pintor L, Catalan R (2008) Continuation/maintenance treatment with nortriptyline versus combined nortriptyline and ECT in late-life psychotic depression: a two-year randomized study. Am J Geriatr Psychiatry 16: 498–505

Nemeroff CB, Widerlöv E, Bisette G, et al (1984) Elevated concentrations of CSF corticotropin-releasing factor-like immunoreactivity in depressed patients. Science 226: 1342–1343

Nemeroff CB, Mayberg HS, Krahl SE, McNamara J, Frazer A, Henry TR, George MS, Charney DS, Brannan SK (2006) VNS therapy in treatment-resistant depression: clinical evidence and putative neurobiological mechanisms. Neuropsychopharmacology 31: 1345–1355

Neumeister A, Praschak-Rieder N, Besselmann B, Rao ML, Gluck J, Kasper S (1997a) Effects of tryptophan depletion on drug-free patients with seasonal affective disorder during a stable response to bright light therapy. Arch Gen Psychiatry 54: 133–138

Neumeister A, Praschak-Rieder N, Hesselmann B, Vitouch O, Rauh M, Barocka A, Kasper S (1997b) Rapid tryptophan depletion in drug-free depressed patients with seasonal affective disorder. Am J Psychiatry 154: 1153–1155

Neumeister A, Konstantinidis A, Praschak-Rieder N, Willeit M, Hilger E, Stastny J, Kasper S (2001) Monoaminergic function in the pathogenesis of seasonal affective disorder. Int J Neuro Psychopharmacol 4: 409–420

Nicholas LM, Ford AL, Esposito SM, Ekstrom RD, Golden RN (2003) The effects of mirtazapine on plasma lipid profiles in healthy subjects. J Clin Psychiatry 64: 883–889

Nickel MK, Nickel C, Muehlbacher M, Leiberich PK, Kaplan P, Lahmann C, Tritt K, Krawczyk J, Kettler C, Egger C, Rother WK, Loew TH (2005) Influence of topiramate on olanzapine-related adiposity in women: a random, double-blind, placebo-controlled study. J Clin Psychopharmacol 25: 211–217

Nickel MK, Loew TH, Pedrosa GF (2007) Aripiprazole in treatment of borderline patients, part II: an 18-month follow-up. Psychopharmacology (Berl) 191: 1023–1026

Nickel M (2008) Ängste, Zwänge und Belastungsreaktionen. Springer, Wien

Nierenberg AA, Cole JO, Glass L (1992) Possible trazodone potentiation of fluoxetine: a case series. J Clin Psychiatry 53: 83–85

Nierenberg AA, Adler LA, Peselow E, Zornberg G, Rosenthal M (1994) Trazodone for antidepressant-associated insomnia. Am J Psychiatry 151: 1069–1072

Nierenberg AA, Alpert JE, Pava J, Rosenbaum JF, Fava M (1998) Course and treatment of atypical depression. J Clin Psychiatry 59 [Suppl 18]: 5–9

Nierenberg AA, Fava M, Trivedi MH, Wisniewski SR, Thase ME, McGrath PJ, Alpert JE, Warden D, Luther JF, Niederehe G, Lebowitz B, Shores-Wilson K, Rush AJ (2006a) A comparison of lithium and T(3) augmentation following two failed medication treatments for depression: a STAR*D report. Am J Psychiatry 163: 1519–1530

Nierenberg AA, Ostacher MJ, Calabrese JR, Ketter TA, Marangell LB, Miklowitz DJ, Miyahara S, Bauer MS, Thase ME, Wisniewski SR, Sachs GS (2006b) Treatment-resistant bipolar depression: a STEP-BD equipoise randomized effectiveness trial of antidepressant augmentation with lamotrigine, inositol, or risperidone. Am J Psychiatry 163: 210–216

Noga JT, Vladar K, Torrex EF (2001) A volumetric magnetic resonance imaging study of monozygotic twins discordant for bipolar disorder. Psychiatry Res Neuroimaging 106: 25–34

Nolan CL, Moore GJ, Madden R, et al (2002) Prefrontal cortical volume in childhood-onset major depression. Arch Gen Psychiatry 59: 173–179

Nolen-Hoeksema S (2002) Gender differences in depression. In: Gotlib IH, Hammen CL (eds) Handbook of depression. Guilford, New York, pp 492–509

Normann C, Hummel B, Scharer LO, Horn M, Grunze H, Walden J (2002) Lamotrigine as adjunct to paroxetine in acute depression: a placebo-controlled, double-blind study. J Clin Psychiatry 63: 337–344

Okamoto T, Yoshimura R, Ikenouchi-Sugita A, Hori H, Umene-Nakano W, Inoue Y, Ueda N, Nakamura J (2008) Efficacy of electroconvulsive therapy is associated with changing blood levels of homovanillic acid and brain-derived neurotrophic factor (BDNF) in refractory depressed patients: a pilot study. Prog Neuro Psychopharmacol Biol Psychiatry 32: 1185–1190

Onal A, Parlar A, Ulker S (2007) Milnacipran attenuates hyperalgesia and potentiates antihyperalgesic effect of tramadol in rats with mononeuropathic pain. Pharmacol Biochem Behav 88: 171–178

Onder E, Tural U, Aker T (2006) A comparative study of fluoxetine, moclobemide, and tianeptine in the treatment of posttraumatic stress disorder following an earthquake. Eur Psychiatry 21: 174–179

Öngur D, Drevets WC, Price JL (1998) Glial reduction in the subgenual prefrontal cortex in mood disorders. Proc Natl Acad Sci USA 95: 13290–13295

O'Rourke D, Wurtman JJ, Wurtman RJ, Chebli R, Gleason R (1989) Treatment of seasonal depression with d-fenfluramine. J Clin Psychiatry 50: 343–347

O'Rourke DA, Wurtman JJ, Brzezinski A, Nader TA, Chew B (1987) Serotonin implicated in etiology of seasonal affective disorder. Psychopharmacol Bull 23: 358–359

Ösby U, et al (2001) Excess mortality in bipolar disorder and unipolar disorder in Sweden. Arch Gen Psychiatry 58: 844–850

Oslin DW, Ten Have TR, Streim JE, Datto CJ, Weintraub D, DiFilippo S, Katz IR (2003) Probing the safety of medications in the frail elderly: evidence from a randomized clinical trial of sertraline and venlafaxine in depressed nursing home residents. J Clin Psychiatry 64: 875–882

Ostbye T, Kristjansson B, Hill G, Newman SC, Brouwer RN, McDowell I (2005) Prevalence and predictors of depression in elderly Canadians: the canadian study of health and aging. Chronic Dis Can 26 (4): 93–99

Ostroff RB, Nelson JC (1999) Risperidone augmentation of selective serotonin reuptake inhibitors in major depression. J Clin Psychiatry 60: 256–259

Owen RT (2007) Pregabalin: its efficacy, safety and tolerability profile in fibromyalgia syndrome. Drugs Today (Barc) 43: 857–863

Pae CU, Serretti A, Patkar AA, Masand PS (2008) Aripiprazole in the treatment of depressive and anxiety disorders: a review of current evidence. CNS Drugs 22: 367–388

Pande AC, Birkett M, Fechner-Bates S, Haskett RF, Greden JF (1996) Fluoxetine versus phenelzine in atypical depression. Biol Psychiatry 40: 1017–1020

Pandi-Perumal SR, Smits M, Spence W, Srinivasan V, Cardinali DP, Lowe AD, Kayumov L (2007) Dim light melatonin onset (DLMO): a tool for the analysis of circadian phase in human sleep and chronobiological disorders. Prog Neuro Psychopharmacol Biol Psychiatry 31: 1–11

Papakostas GI, Petersen TJ, Nierenberg AA, Murakami JL, Alpert JE, Rosenbaum JF, Fava M (2004) Ziprasidone augmentation of selective serotonin reuptake inhibitors (SSRIs) for SSRI-resistant major depressive disorder. J Clin Psychiatry 65: 217–221

Papakostas GI, Petersen T, Lebowitz BD, Mischoulon D, Ryan JL, Nierenberg AA, Bottiglieri T, Alpert JE, Rosenbaum JF, Fava M (2005) The relationship between serum folate, vitamin B12, and homocysteine levels in major depressive disorder and the timing of improvement with fluoxetine. Int J Neuro Psychopharmacol 8: 523–528

Pardo JV, Sheikh SA, Kuskowski MA, Surerus-Johnson C, Hagen MC, Lee JT, Rittberg BR, Adson DE (2007) Weight loss during chronic, cervical vagus nerve stimulation in depressed patients with obesity: an observation. Int J Obes (Lond) 31: 1756–1759

Pariante CM, Miller AH (2001) Glucocorticoid receptors in major depression. Relevance to pathophysiology and treatment. Biol Psychiatry 49: 391–404

Parissis J, Fountoulaki K, Paraskevaidis I, Kremastinos DT (2007) Sertraline for the treatment of depression in coronary artery disease and heart failure. Expert Opin Pharmacother 8: 1529–1537

Parrino L, Spaggiari MC, Boselli M, Di Giovanni G, Terzano MG (1994) Clinical and polysomnographic effects of trazodone CR in chronic insomnia associated with dysthymia. Psychopharmacology (Berl) 116: 389–395

Partonen T, Treutlein J, Alpman A, Frank J, Johansson C, Depner M, Aron L, Rietschel M, Wellek S, Soronen P, Paunio T, Koch A, Chen P, Lathrop M, Adolfsson R, Persson ML, Kasper S, Schalling M, Peltonen L, Schumann G (2007) Three circadian clock genes Per2, Arntl, and Npas2 contribute to winter depression. Ann Med 39: 229–238

Passard A, Attal N, Benadhira R, Brasseur L, Saba G, Sichere P, Perrot S, Januel D, Bouhassira D (2007) Effects of unilateral repetitive transcranial magnetic stimulation of the motor cortex on chronic widespread pain in fibromyalgia. Brain 130: 2661–2670

Patkar AA, Masand PS, Pae CU, Peindl K, Hooper-Wood C, Mannelli P, Ciccone P (2006) A randomized, double-blind, placebo-controlled trial of augmentation with an extended release formulation of methylphenidate in outpatients with treatment-resistant depression. J Clin Psychopharmacol 26: 653–656

Pavlow IP (1927) Conditioned reflexes. An investigation of the psychophysiological activity of the cerebral cortex. Oxford University Press, Oxford

Pereira EA, Green AL, Nandi D, Aziz TZ (2007) Deep brain stimulation: indications and evidence. Expert Rev Med Devices 4: 591–603

Perugi G, Toni C, Travierso MC, Akiskal HS (2003) The role of cyclothymia in atypical depression: toward a data-based reconceptualization of the borderline-bipolar II connection. J Affect Disord 73: 87–98

Petrides G, Fink M, Husain MM, Knapp RG, Rush AJ, Mueller M, Rummans TA, O'Connor KM, Rasmussen KG Jr, Bernstein HJ, Biggs M, Bailine SH, Kellner CH (2001) ECT remission rates in psychotic versus nonpsychotic depressed patients: a report from CORE. J ECT 17: 244–253

Peuskens J, Van Baelen B, De Smedt C, Lemmens P (2000) Effects of risperidone on affective symptoms in patients with schizophrenia. Int Clin Psychopharmacol 15: 343–349

Philip NS, Carpenter LL, Tyrka AR, Price LH (2008) Augmentation of antidepressants with atypical antipsychotics: a review of the current literature. J Psychiatr Pract 14: 34–44

Phillips KA (2005) Olanzapine augmentation of fluoxetine in body dysmorphic disorder. Am J Psychiatry 162: 1022–1023

Phillips KA, Hollander E (2008) Treating body dysmorphic disorder with medication: evidence, misconceptions, and a suggested approach. Body Image 5: 13–27

Pjrek E, Winkler D, Kasper S (2005) Pharmacotherapy of seasonal affective disorder. CNS Spectr 10: 664–669

Pjrek E, Winkler D, Konstantinidis A, Willeit M, Praschak-Rieder N, Kasper S (2007a) Agomelatine in the treatment of seasonal affective disorder. Psychopharmacology (Berl) 190: 575–579

Pjrek E, Winkler D, Stastny J, Praschak-Rieder N, Willeit M, Kasper S (2007b) Escitalopram in seasonal affective disorder: results of an open trial. Pharmacopsychiatry 40: 20–24

Pjrek E, Willeit M, Praschak-Rieder N, Konstantinidis A, Semlitsch HV, Kasper S, Winkler D (2008) Treatment of seasonal affective disorder with duloxetine: an open-label study. Pharmacopsychiatry 41: 100–105

Plante DT (2008) Treatment-emergent hypomania or mania with modafinil. Am J Psychiatry 165: 134–135

Poobalan AS, et al (2007) Effects of treating postnatal depression on mother-infant interaction and child development: systematic review. Br J Psychiatry 191: 378–386

Pope HG Jr, Cohane GH, Kanayama G, Siegel AJ, Hudson JI (2003) Testosterone gel supplementation for men with refractory depression: a randomized, placebo-controlled trial. Am J Psychiatry 160: 105–111

Poppe C (2008) Störungsorientierte Psychotherapie bei Zwangsstörungen. In: Herpertz SC, et al (Hrsg) Störungsorientierte Psychotherapie. Elsevier, München, S 321–349

Post RM, Ketter TA, Denicoff K, Pazzaglia PJ, Leverich GS, Marangell LB, Callahan AM, George MS, Frye MA (1996) The place of anticonvulsant therapy in bipolar illness. Psychopharmacology (Berl) 128: 115–129

Prince SE, Jacobson NS (1995) Couple and family therapy for depression. In: Beckham EE, Leber WR (eds) Handbook of depression, 2. Aufl. Guilford Press, New York, pp 404–424

Procopio M (2003a) NICE guidelines and maintenance ECT. Br J Psychiatry 183: 263

Procopio M (2003b) NICE guidelines and maintenance ECT. Br J Psychiatry 183: 263

Rasgon NL, Dunkin J, Fairbanks L, Altshuler LL, Troung C, Elman S, Wroolie TE, Brunhuber MV, Rapkin A (2007) Estrogen and response to sertraline in postmenopausal women with major depressive disorder: a pilot study. J Psychiatr Res 41: 338–343

Ratner S, Laor N, Bronstein Y, Weizman A, Toren P (2005) Six-week open-label reboxetine treatment in children and adolescents with attention-deficit/hyperactivity disorder. J Am Acad Child Adolesc Psychiatry 44: 428–433

Ravizza L (1999) Amisulpride in medium-term treatment of dysthymia: a six-month, double-blind safety study versus amitriptyline. AMILONG investigators. J Psychopharmacol 13: 248–254

Reeves RR, Bullen JA (1995) Serotonin syndrome produced by paroxetine and low-dose trazodone. Psychosomatics 36: 159–160

Reinecker HS (1994) Zwänge: Diagnose, Theorien und Behandlung, 2. Aufl. Hans Huber, Bern

Reiter L (1995) Die Rolle der Angehörigen in der Therapie depressiver Patienten. Psychotherapeut 40: 358–366

Rief W, Hiller W (1998) Somatisierungsstörung und Hypochondrie. Hogrefe, Göttingen

Righetti-Veltema M, et al (2003) Impact of postpartum depressive symptoms on mother and her 18-month-old infants. Eur Child Adolesc Psychiatry 12(2): 75–83

Robling SA, et al (2000) Long-term outcome of severe puerperal psychiatric illness: a 23 year follow-up study. Psychol Med 30(6): 1263–1271

Rocca P, Fonzo V, Ravizza L, Rocca G, Scotta M, Zanalda E, Bogetto F (2002) A comparison of paroxetine and amisulpride in the treatment of dysthymic disorder. J Affect Disord 70: 313–317

Rocha FL, Hara C (2003) Lamotrigine augmentation in unipolar depression. Int Clin Psychopharmacol 18: 97–99

Roehrs T, Hyde M, Blaisdell B, Greenwald M, Roth T (2006) Sleep loss and REM sleep loss are hyperalgesic. Sleep 29: 145–151

Roggenbach J, Muller-Oerlinghausen B, Franke L (2002) Suicidality, impulsivity and aggression – is there a link to 5HIAA concentration in the cerebrospinal fluid? Psychiatry Res 113: 193–206

Rohde A (2008) Frauenspezifische psychische Störungen in der Psychiatrie. In: Möller, et al (Hrsg) Psychiatrie und Psychotherapie. Bd 2: Spezielle Psychiatrie, Kap 74. Springer, Heidelberg, S 1218–1234

Rohde A, Schaefer C (2008) Betreuung schwangerer und stillender Patientinnen – Psychopharmakotherapie und psychiatrische Begleitung. In: Möller, et al (Hrsg) Psychiatrie und Psychotherapie. Bd 2: Spezielle Psychiatrie, Kap 75. Springer, Heidelberg, S 1235–1244

Rohrig TP, Ray NG (1992) Tissue distribution of bupropion in a fatal overdose. J Anal Toxicol 16: 343–345

Roman V, Walstra I, Luiten PG, Meerlo P (2005) Too little sleep gradually desensitizes the serotonin 1A receptor system. Sleep 28: 1505–1510

Rosier YA, Broussolle P, Fontany M (1974) Lithium gluconate: systematic and factorial analysis of 104 cases which have been studied for 2 and one-half to 3 years in patients regularly observed and showing periodic cyclothymia or dysthymia. Ann MedPsychol (Paris) 1: 389–397

Rubertsson C, Wickberg B, Gustavsson P, Radestad I (2005) Depressive symptoms in early pregnancy, two months and one year postpartum-prevalence and psychosocial risk factors in a national Swedish sample. Arch Womens Ment Health 8: 97–104

Rudolf G (1994) Ergebnisse psychoanalytischer Therapien. Zschr Psychosom Med 40: 25–40

Rufer M, et al (2004) Long-term course and outcome of obsessive-compulsive patients after cognitive-behavioural therapy in combination with either fluvoxamine or placebo. A 7-year follow-up of a randomized double- blind trial. Eur Arch Psychiatry Clin Neurosci (online Nov 12)

Rüger U, Reimer C (2006) Gemeinsame Merkmale und Charakteristika psychodynamischer Psychotherapieverfahren. In: Reimer C, Rüger U (Hrsg) Psychodynamische Psychotherapien, 3. Aufl. Springer, Heidelberg

Ruhrmann S, Kasper S, Hawellek B, Martinez B, Hoflich G, Nickelsen T, Moller HJ (1998) Effects of fluoxetine versus bright light in the treatment of seasonal affective disorder. Psychol Med 28: 923–933

Rupprecht R, Lesch KP (1989) Psychoneuroendocrine research in depression: I. Hormone levels of different neuroendocrine axes and the dexamethasone suppression test. J Neural Transm 75: 167–178

Rush AJ (1999) Strategies and tactics in the management of maintenance treatment for depressed patients. J Clin Psychiatry 60 [Suppl 14]: 21–26

Rush AJ, Trivedi MH, Wisniewski SR, Nierenberg AA, Stewart JW, Warden D, Niederehe G, Thase ME, Lavori PW, Lebowitz BD, McGrath PJ, Rosenbaum JF, Sackeim HA, Kupfer DJ, Luther J, Fava M (2006) Acute and longer-term outcomes in depressed outpatients requiring one or several treatment steps: a STAR*D report. Am J Psychiatry 163: 1905–1917

Rusting CL (1998) Personality, mood and cognitive processing of emotional information. Three conceptual frameworks. Psychol Bull 124: 165–196

Sachs GS, Gardner-Schuster EE (2007a) Adjunctive treatment of acute mania: a clinical overview. Acta Psychiatr Scand [Suppl] (434): 27–34

Sachs GS, Nierenberg AA, Calabrese JR, Marangell LB, Wisniewski SR, Gyulai L, Friedman ES, Bowden CL, Fossey MD, Ostacher MJ, Ketter TA, Patel J, Hauser P, Rapport D, Martinez JM, Allen MH, Miklowitz DJ, Otto MW, Dennehy EB, Thase ME (2007b) Effectiveness of adjunctive antidepressant treatment for bipolar depression. N Engl J Med 356: 1711–1722

Sagud M, Mihaljevic-Peles A, Muck-Seler D, Jakovljevic M, Pivac N (2006) Quetiapine augmentation in treatment-resistant depression: a naturalistic study. Psychopharmacology (Berl) 187: 511–514

Saletu-Zyhlarz GM, Abu-Bakr MH, Anderer P, Semler B, Decker K, Parapatics S, Tschida U, Winkler A, Saletu B (2001) Insomnia related to dysthymia: polysomnographic and psychometric comparison with normal controls and acute therapeutic trials with trazodone. Neuropsychobiology 44: 139–149

Sampson SM, Rome JD, Rummans TA (2006) Slow-frequency rTMS reduces fibromyalgia pain. Pain Med 7: 115–118

Sanacora G, Kendell SF, Fenton L, Coric V, Krystal JH (2004) Riluzole augmentation for treatment-resistant depression. Am J Psychiatry 161: 2132

Sanacora G, Kendell SF, Levin Y, Simen AA, Fenton LR, Coric V, Krystal JH (2007) Preliminary evidence of riluzole efficacy in antidepressant-treated patients with residual depressive symptoms. Biol Psychiatry 61: 822–825

Sapolsky RM (2000) Glucocorticoids and hippocampal atrophy in neuropsychiatric disorders. Arch Gen Psychiatry 57: 925–935

Sartorius A, Henn FA (2007) Deep brain stimulation of the lateral habenula in treatment resistant major depression. Med Hypotheses 69: 1305–1308

Schatzberg AF (2004) The relationship of chronic pain and depression. J Clin Psychiatry 65 [Suppl 12]: 3–4

Schaub A, et al (2004) Kognitiv-psychoedukative Therapie bei bipolaren Erkrankungen. Hogrefe, Göttingen

Schauenburg H (2006) Depressive Störungen. In: Reimer C, Rüger U (Hrsg) Psychodynamische Psychotherpien, 3. Aufl. Springer Heidelberg

Schlaepfer TE, Lieb K (2005) Deep brain stimulation for treatment of refractory depression. Lancet 366: 1420–1422

Schlaepfer TE, Cohen MX, Frick C, Kosel M, Brodesser D, Axmacher N, Joe AY, Kreft M, Lenartz D, Sturm V (2008) Deep brain stimulation to reward circuitry alleviates anhedonia in refractory major depression. Neuropsychopharmacology 33: 368–377

Schlaepfer T, Greil W (2006) Bipolare Störungen. In: Voderholzer U, Hohagen F (Hrsg) Therapie psychischer Erkrankungen. Elsevier, München, S 127–45

Schöpf J, Rust B (1994) Follow-up and familiy study of postpartum psychoses. Part I: overview. Eur Arch Psychiatry Clin Neurosci 244(2): 101–111

Schou M (1988) Serum lithium monitoring of prophylactic treatment. Critical review and updated recommendations. Clin Pharmacokinet 15: 283–286

Schou M (1998) The effect of prophylactic lithium treatment on mortality and suicidal behavior: a review for clinicians. J Affect Disord 50: 253–259

Schou M (2000) Suicidal behavior and prophylactic lithium treatment of major mood disorders: a review of reviews. Suicide Life Threat Behav 30: 289–293

Schramm E (1998) Interpersonelle Psychotherapie. Schattauer, Stuttgart New York

Schramm E (2003) Interpersonelle Psychotherapie. Schattauer, Stuttgart

Schramm E, Berger M (2006) Unipolare Depression-Psychotherapie. In: Voderholzer U, Hohagen F (Hrsg) Therapie psychischer Erkrankungen. State of the art. Elsevier, München, S 91–104

Schumacher J, Cichon S, Rietschel M, Nöthen MM, Propping P (2002) Genetik bipolar affektiver Störungen. Gegenwärtiger Stand der Arbeiten zur Identifikation von Dispositionsgenen. Nervenarzt 73: 581–594

Seidman SN, Spatz E, Rizzo C, Roose SP (2001) Testosterone replacement therapy for hypogonadal men with major depressive disorder: a randomized, placebo-controlled clinical trial. J Clin Psychiatry 62: 406–412

Seidman SN, Araujo AB, Roose SP, Devanand DP, Xie S, Cooper TB, McKinlay JB (2002) Low testosterone levels in elderly men with dysthymic disorder. Am J Psychiatry 159: 456–459

Seidman SN, Miyazaki M, Roose SP (2005) Intramuscular testosterone supplementation to selective serotonin reuptake inhibitor in treatment-resistant depressed men: randomized placebo-controlled clinical trial. J Clin Psychopharmacol 25: 584–588

Seligmann ME (1975) Helplessness: on depression, development and death. Freeman, San Francisco

Serebruany VL, Glassman AH, Malinin AI, Sane DC, Finkel MS, Krishnan RR, Atar D, Lekht V, O'Connor CM (2003) Enhanced platelet/endothelial activation in depressed patients with acute coronary syndromes: evidence from recent clinical trials Blood. Coagul Fibrinolysis 14: 563–567

Serebruany VL, Suckow RF, Cooper TB, O'Connor CM, Malinin AI, Krishnan KR, van Zyl LT, Lekht V, Glassman AH (2005) Relationship between release of platelet/endothelial biomarkers and plasma levels

269

of sertraline and N-desmethylsertraline in acute coronary syndrome patients receiving SSRI treatment for depression. Am J Psychiatry 162: 1165–1170

Sheline YI, Wang PW, Gado MH, Csernansky JG, Vannier MW (1996) Hippocampal atrophy in recurrent major depression. Proc Natl Acad Sci USA 93: 3908–3913

Sheline YI, Sanghani M, Mintan MA, Gado MH (1999) Depression duration but not age predicts hippocampal volume loss in medically healthy woman with recurrent major depression. J Neurosci 19: 5034–5043

Shelton RC, Keller MB, Gelenberg A, Dunner DL, Hirschfeld R, Thase ME, Russell J, Lydiard RB, Crits-Cristoph P, Gallop R, Todd L, Hellerstein D, Goodnick P, Keitner G, Stahl SM, Halbreich U (2001) Effectiveness of St John's wort in major depression: a randomized controlled trial. JAMA 285: 1978–1986

Shimbo D, Davidson KW, Haas DC, Fuster V, Badimon JJ (2005) Negative impact of depression on outcomes in patients with coronary artery disease: mechanisms, treatment considerations, and future directions. J Thromb Haemost 3: 897–908

Simhandl C, Denk E, Thau K (1993) The comparative efficacy of carbamazepine low and high serum level and lithium carbonate in the prophylaxis of affective disorders. J Affect Disord 28: 221–231

Siniscalchi A, Zona C, Sancesario G, D'Angelo E, Zeng YC, Mercuri NB, Bernardi G (1999) Neuroprotective effects of riluzole: an electrophysiological and histological analysis in an in vitro model of ischemia. Synapse 32: 147–152

Siniscalchi A, Gallelli L, Marigliano NM, Orlando P, De Sarro G (2007) Use of topiramate for glossodynia. Pain Med 8: 531–534

Skinner BF (1953) Science and human behaviour. Macmillian, New York

Smeraldi E (1998) Amisulpride versus fluoxetine in patients with dysthymia or major depression in partial remission: a double-blind, comparative study. J Affect Disord 48: 47–56

Smith E, Rothschild AJ, Heo M, Peasley-Miklus C, Caswell M, Papademetriou E, Flint AJ, Mulsant BH, Meyers BS (2008) Weight gain during olanzapine treatment for psychotic depression: effects of dose and age. Int Clin Psychopharmacol 23: 130–137

Soares CN, Almeida OP, Joffe H, Cohen LS (2001) Efficacy of estradiol for the treatment of depressive disorders in perimenopausal women: a double-blind, randomized, placebo-controlled trial. Arch Gen Psychiatry 58: 529–534

Soares JC, Mann JJ (1997) The anatomy of mood disorders. Review of structural neuroimaging studies. Biol Psychiatry 41: 86–106

Sobocki P, Ekman M, Ovanfors A, Khandker R, Jonsson B (2008) The cost-utility of maintenance treatment with venlafaxine in patients with recurrent major depressive disorder. Int J Clin Pract 62: 623–632

Sogaard J, Lane R, Latimer P, Behnke K, Christiansen PE, Nielsen B, Ravindran AV, Reesal RT, Goodwin DP (1999) A 12-week study comparing moclobemide and sertraline in the treatment of outpatients with atypical depression. J Psychopharmacol 13: 406–414

Sokolski KN (2008) Adjunctive aripiprazole for bupropion-resistant major depression (July/August). Ann Pharmacother 42: 1124–1129

Souza FG, Goodwin GM (1991) Lithium treatment and prophylaxis in unipolar depression: a meta-analysis. Br J Psychiatry 158: 666–675

Spießl H, et al (2002) Unterschiede zwischen unipolaren und bipolaren affektiven Störungen. Fortschritte der Neurologie und Psychiatrie 70: 403–409

Storrow AB (1994) Bupropion overdose and seizure. Am J Emerg Med 12: 183–184

Strain JJ, Smith GC, Hammer JS, McKenzie DP, Blumenfield M, Muskin P, Newstadt G, Wallack J, Wilner A, Schleifer SS (1998) Adjustment disorder: a multisite study of its utilization and interventions in the consultation-liaison psychiatry setting. Gen Hosp Psychiatry 20: 139–149

Strzelecka I (1980) Follow-up evaluation of the prophylactic effect of lithium carbonate in cyclothymia. Psychiatr Pol 14: 421–422

Stuppaeck C, Barnas C, Schwitzer J, Fleischhacker WW (1993) The role of carbamazepine in the prophylaxis of unipolar depression. Neuropsychobiology 27: 154–157

Stuppaeck CH, Barnas C, Schwitzer J, Fleischhacker WW (1994) Carbamazepine in the prophylaxis of major depression: a 5-year follow-up. J Clin Psychiatry 55: 146–150

Sublette ME, Hibbeln JR, Galfalvy H, Oquendo MA, Mann JJ (2006) Omega-3 polyunsaturated essential fatty acid status as a predictor of future suicide risk. Am J Psychiatry 163: 1100–1102

Sullivan PF, Wilson DA, Mulder RT, Joya VR (1997) The hypothalamic-pituitary-thyroid axis in major depression. Acta Psychiatr Scand 95: 370–378

Terman M, Terman JS, Ross DC (1998) A controlled trial of timed bright light and negative air ionization for treatment of winter depression. Arch Gen Psychiatry 55: 875–882

Terman M, Terman JS (2006) Controlled trial of naturalistic dawn simulation and negative air ionization for seasonal affective disorder. Am J Psychiatry 163: 2126–2133

Thase ME (2003) Effectiveness of antidepressants: comparative remission rates. J Clin Psychiatry 64 [Suppl 2]: 3–7

Thase ME, Macfadden W, Weisler RH, Chang W, Paulsson B, Khan A, Calabrese JR (2006) Efficacy of quetiapine monotherapy in bipolar I and II depression: a double-blind, placebo-controlled study (the BOLDER II study). J Clin Psychopharmacol 26: 600–609

Thase ME, Corya SA, Osuntokun O, Case M, Henley DB, Sanger TM, Watson SB, Dube S (2007) A randomized, double-blind comparison of olanzapine/fluoxetine combination, olanzapine, and fluoxetine in treatment-resistant major depressive disorder. J Clin Psychiatry 68: 224–236

Thome-Souza MS, Kuczynski E, Valente KD (2007) Sertraline and fluoxetine: safe treatments for children and adolescents with epilepsy and depression. Epilepsy Behav 10: 417–425

Thompson C (2002) Onset of action of antidepressants: results of different analyses. Hum Psychopharmacol 17 [Suppl 1]: S-7–S32

Tohen M, Vieta E, Calabrese J, Ketter TA, Sachs G, Bowden C, Mitchell PB, Centorrino F, Risser R, Baker RW, Evans AR, Beymer K, Dube S, Tollefson GD, Breier A (2003) Efficacy of olanzapine and olanzapine-fluoxetine combination in the treatment of bipolar I depression. Arch Gen Psychiatry 60: 1079–1088

Tolle R (1971) Prevention of cyclothymia using lithium. Dtsch Med Wochenschr 96: 77–78

Tondo L, Baldessarini RJ, Hennen J, Floris G, Silvetti F, Tohen M (1998) Lithium treatment and risk of suicidal behavior in bipolar disorder patients. J Clin Psychiatry 59: 405–414

Trivedi MH, Fava M, Wisniewski SR, Thase ME, Quitkin F, Warden D, Ritz L, Nierenberg

AA, Lebowitz BD, Biggs MM, Luther JF, Shores-Wilson K, Rush AJ (2006) Medication augmentation after the failure of SSRIs for depression. N Engl J Med 354: 1243–1252

Turmes L, Hornstein C (2007) Mother-baby units in Germany. A report on the status quo. Nervenarzt 78(7): 773–779(7)

Vaishnavi S, Gadde K, Alamy S, Zhang W, Connor K, Davidson JR (2006) Modafinil for atypical depression: effects of open-label and double-blind discontinuation treatment. J Clin Psychopharmacol 26: 373–378

van Zyl LT, Lesperance F, Frasure-Smith N, Malinin AI, Atar D, Laliberte MA, Serebruany VL (2008a) Platelet and endothelial activity in comorbid major depression and coronary artery disease patients treated with citalopram: the Canadian Cardiac Randomized Evaluation of Antidepressant and Psychotherapy Efficacy Trial (CREATE) biomarker sub-study. J Thromb Thrombolysis 11 (Epub ahead of print)

van Zyl LT, Lesperance F, Frasure-Smith N, Malinin AI, Atar D, Laliberte MA, Serebruany VL (2008b) Platelet and endothelial activity in comorbid major depression and coronary artery disease patients treated with citalopram: the Canadian Cardiac Randomized Evaluation of Antidepressant and Psychotherapy Efficacy Trial (CREATE) biomarker sub-study. J Thromb Thrombolysis

Vasudev K, Macritchie K, Geddes J, Watson S, Young A (2006) Topiramate for acute affective episodes in bipolar disorder. Cochrane Database Syst Rev 25(1): CD003384

Vasudev A, Macritchie K, Watson S, Geddes JR, Young AH (2008) Oxcarbazepine in the maintenance treatment of bipolar disorder. Cochrane Database Syst Rev 23(1): CD005171

Versiani M, Amrein R, Stabl M (1997) Moclobemide and imipramine in chronic depression (dysthymia): an international double-blind, placebo-controlled trial. International Collaborative Study Group Int Clin Psychopharmacol 12: 183–193

Versiani M, Cassano G, Perugi G, Benedetti A, Mastalli L, Nardi A, Savino M (2002) Reboxetine, a selective norepinephrine reuptake inhibitor, is an effective and well-tolerated treatment for panic disorder. J Clin Psychiatry 63: 31–37

Victor D, et al (2006) Zur Erfassung der depressiven Persönlichkeitsstörung: Validierung einer deutschen Version des Depressive-Persönlichkeitsstörungs-Inventars (DPSI). Psychotherapie, Psychosomatik und Medizinische Psychologie 56: 56–62

Vieta E, Gasto C, Colom F, Martinez A, Otero A, Vallejo J (1998) Treatment of refractory rapid cycling bipolar disorder with risperidone. J Clin Psychopharmacol 18: 172–174

Vieta E, Gasto C, Colom F, Reinares M, Martinez-Aran A, Benabarre A, Akiskal HS (2001) Role of risperidone in bipolar II: an open 6-month study. J Affect Disord 67: 213–219

Vieta E, Herraiz M, Parramon G, Goikolea JM, Fernandez A, Benabarre A (2002) Risperidone in the treatment of mania: efficacy and safety results from a large, multicentre, open study in Spain. J Affect Disord 72: 15–19

Vieta E, Brugue E, Goikolea JM, Sanchez-Moreno J, Reinares M, Comes M, Colom F, Martinez-Aran A, Benabarre A, Torrent C (2004) Acute and continuation risperidone monotherapy in mania. Hum Psychopharmacol 19: 41–45

Vincent JB (2003) The potential value and toxicity of chromium picolinate as a nutritional supplement, weight loss agent and muscle development agent. Sports Med 33: 213–230

Vinten J, Adab N, Kini U, Gorry J, Gregg J, Baker GA (2005) Neuropsychological effects of exposure to anticonvulsant medication in utero. Neurology 64: 949–954

Vitton O, Gendreau M, Gendreau J, Kranzler J, Rao SG (2004) A double-blind placebo-controlled trial of milnacipran in the treatment of fibromyalgia. Hum Psychopharmacol 19 [Suppl 1]: S27–S35

Voderholzer U, Hohagen F, Klein T, Jungnickel J, Kirschbaum C, Berger M, Riemann D (2004) Impact of sleep deprivation and subsequent recovery sleep on cortisol in unmedicated depressed patients. Am J Psychiatry 161: 1404–1410

Voderholzer U, Hohagen F (2006) Zwangsstörungen. In: Voderholzer U, Hohagen F (Hrsg) Therapie psychischer Erkrankungen, State of the art. Urban & Fischer, München, S 175–187

Volz HP, Murck H, Kasper S, Moller HJ (2002) St John's wort extract (LI 160) in somatoform disorders: results of a placebo-controlled trial. Psychopharmacology (Berl) 164: 294–300

Walpoth M, Hoertnagl C, Mangweth-Matzek B, Kemmler G, Hinterholzl J, Conca A, Hausmann A (2008) Repetitive transcranial magnetic stimulation in bulimia nervosa: preliminary results of a single-centre, randomised, double-blind, sham-controlled trial in female outpatients. Psychother Psychosom 77: 57–60

Weintraub D (2001) Nortriptyline toxicity secondary to interaction with bupropion sustained-release. Depress Anxiety 13: 50–52

Weisler RH, Calabrese JR, Thase ME, Arvekvist R, Stening G, Paulsson B, Suppes T (2008) Efficacy of quetiapine monotherapy for the treatment of depressive episodes in bipolar

I disorder: a post hoc analysis of combined results from 2 double-blind, randomized, placebo-controlled studies. J Clin Psychiatry 29: e1–e14

Wen B, Ma L, Rodrigues D, Zhu M (2008) Detection of Novel Reactive Metabolites of Trazodone: evidence for CYP2D6-Mediated Bioactivation of M-Chlorophenylpiperazine. Drug Metab Dispos 36: 841–850

Westrin A, Lam RW (2007) Long-term and preventative treatment for seasonal affective disorder. CNS Drugs 21: 901–909

Wheatley D (1999) Hypericum in seasonal affective disorder (SAD). Curr Med Res Opin 15: 33–37

Wilens TE, Haight BR, Horrigan JP, Hudziak JJ, Rosenthal NE, Connor DF, Hampton KD, Richard NE, Modell JG (2005) Bupropion XL in adults with attention-deficit/hyperactivity disorder: a randomized, placebo-controlled study. Biol Psychiatry 57: 793–801

Wilkes S (2006) Bupropion drugs today (Barc) 42: 671–681

Will H (1998) Depression: Psychodynamik und Therapie. Kohlhammer, Stuttgart Berlin Köln

Willeit M, Sitte HH, Thierry N, Michalek K, Praschak-Rieder N, Zill P, Winkler D, Brannath W, Fischer MB, Bondy B, Kasper S, Singer EA (2008) Enhanced serotonin transporter function during depression in seasonal affective disorder. Neuropsychopharmacology 33: 1503–1513

Williams AL, Girard C, Jui D, Sabina A, Katz DL (2005) S-adenosylmethionine (SAMe) as treatment for depression: a systematic review. Clin Invest Med 28: 132–139

Williams JMG, Watts FN, MacLeod C, Matthews A (1997) Cognitive psychology and emotional disorders, 2nd edn. Wiley, New York

Williams JW Jr (2006) Maintenance treatment with paroxetine, but not psychotherapy, prevented recurrent major depression in older people. Evid Based Med 11: 111

Willis GL, Turner EJ (2007) Primary and secondary features of Parkinson's disease improve with strategic exposure to bright light: a case series study. Chrono Biol Int 24: 521–537

Wisner KL, et al (1996) Clinical dilemmas due to the lack of inpatient mother-baby units. Int J Psychiatry Med 26(4): 479–493

Wolf J, Fiedler U, Anghelescu I, Schwertfeger N (2006) Manic switch in a patient with treatment-resistant bipolar depression treated with modafinil. J Clin Psychiatry 67(11): 1817

Wolfersdorf M (1999) Suizidalität. In: Berger M (Hrsg) Psychiatrie und Psychotherapie. Urban und Schwarzenberg, München, S 889–906

Wolkowitz OM, Reus VI, Roberts E, Manfredi F, Chan T, Raum WJ, Ormiston S, Johnson R, Canick J, Brizendine L, Weingartner H (1997) Dehydroepiandrosterone (DHEA) treatment of depression. Biol Psychiatry 41: 311–318

World Health Organization (1994) ICD-10, Kapitel V (F): Forschungskriterien. Hrsg von Dilling H, übersetzt von Schulte-Markwort E und Mombour W. Huber, Bern

Xie X, Hagan RM (1998) Cellular and molecular actions of lamotrigine: possible mechanisms of efficacy in bipolar disorder. Neuropsychobiology 38: 119–130

Yalcin AU, Kudaiberdieva G, Sahin G, Gorenek B, Akcar N, Kuskus S, Bayrak F, Timuralp B (2003) Effect of sertraline hydrochloride on cardiac autonomic dysfunction in patients with hemodialysis-induced hypotension. Nephron Physiol 93: 21–28

Yatham LN, Kennedy SH, O'Donovan C, Parikh SV, MacQueen G, McIntyre RS, Sharma V, Beaulieu S (2006) Canadian Network for Mood and Anxiety Treatments (CANMAT) guidelines for the management of patients with bipolar disorder: update 2007. Bipolar Disord 8: 721–739

Yonkers KA, et al (2007/2008) Pharmacological treatment of postpartum women with new-onset major depressive disorder: a randomized controlled trial with paroxetine. J Clin Psychiatry 69(4): 659–665

Young AH, Gallagher P, Watson S, Del Estal D, Owen BM, Ferrier IN (2004) Improvements in neurocognitive function and mood following adjunctive treatment with mifepristone (RU-486) in bipolar disorder. Neuropsychopharmacology 29: 1538–1545

Zarate CA Jr, Payne JL, Quiroz J, Sporn J, Denicoff KK, Luckenbaugh D, Charney DS, Manji HK (2004) An open-label trial of riluzole in patients with treatment-resistant major depression. Am J Psychiatry 161: 171–174

Zhang W, Perry KW, Wong DT, Potts BD, Bao J, Tollefson GD, Bymaster FP (2000) Synergistic effects of olanzapine and other antipsychotic agents in combination with fluoxetine on norepinephrine and dopamine release in rat prefrontal cortex. Neuropsychopharmacology 23: 250–262

Zisook S, Rush AJ, Haight BR, Clines DC, Rockett CB (2006) Use of bupropion in combination with serotonin reuptake inhibitors. Biol Psychiatry 59: 203–210

Zitzmann M (2008) Effects of testosterone replacement and its pharmacogenetics on physical performance and metabolism. Asian J Androl 10: 364–372

Zobel AW, Nickel T, Kunzel HE, Ackl N, Sonntag A, Ising M, Holsboer F (2000) Effects of the high-affinity corticotropin-releasing hormone receptor 1 antagonist R121919 in major depression: the first 20 patients treated. J Psychiatr Res 34: 171–181